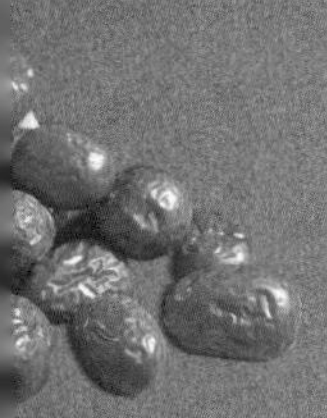

常用食疗技术

主 编 庄建军 何 丹 彭秀丽 王 勇

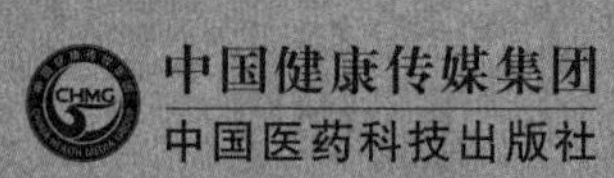

中国健康传媒集团
中国医药科技出版社

内容提要

本教材是研究和应用食疗技术的重要参考用书，包括食疗技术基本理论、药膳制作技术、食材介绍、常见病证的食疗应用等内容。食材主要包括草药和日常食用粮食、蔬菜、水果、肉食、水产等，每种食材内容包括食疗照片、性味、功效及食疗验方等。本书具有很好的艺术欣赏性、实用性和收藏价值。本教材为书网融合教材，即纸质教材有机融合电子教材，教学配套资源（微课、视频等），使教学资源更加立体化、多样化。本书是鲁班工坊培训欧非学员教学用书，亦可供高等、中等中医药院校中药、药剂、中医等专业及中医药工作者使用。

图书在版编目（CIP）数据

常用食疗技术/庄建军等主编.—北京：中国医药科技出版社，2024.5

ISBN 978-7-5214-4626-5

Ⅰ.①常…　Ⅱ.①庄…　Ⅲ.①食物疗法　Ⅳ.①R247.1

中国国家版本馆CIP数据核字（2024）第096290号

本书视频音像电子出版物专用书号：ISBN 978-7-88728-290-3

9 787887 282903 >

美术编辑 陈君杞

版式设计 友全图文

出版 **中国健康传媒集团** | 中国医药科技出版社

地址 北京市海淀区文慧园北路甲22号

邮编 100082

电话 发行：010-62227427　邮购：010-62236938

网址 www.cmstp.com

规格 787×1092mm $^{1}/_{16}$

印张 17 $^{1}/_{4}$

字数 385千字

版次 2024年5月第1版

印次 2024年5月第1次印刷

印刷 天津市银博印刷集团有限公司

经销 全国各地新华书店

书号 ISBN 978-7-5214-4626-5

定价 85.00元

获取新书信息、投稿、为图书纠错，请扫码联系我们。

编 委 会

主　审　张彦文

主　编　庄建军　何　丹　彭秀丽　王　勇

副主编　邱国海　肖　瑜　吴玉红　佘　香　王晓涛　钟　晓

编　委　（按姓氏笔画为序）

马　芳（天津市红星职业中等专业学校）
王　勇（广东江门中医药职业学院）
王晓涛（河南百方千草实业有限公司）
兰　昊（天津市红星职业中等专业学校）
冯英苗（广东江门中医药职业学院）
任秀梅（天津市红星职业中等专业学校）
庄建军（天津市红星职业中等专业学校）
刘　喆（天津市红星职业中等专业学校）
刘慧华（中山市美太保健制品有限公司）
杨荞玮（天津市红星职业中等专业学校）
李苑彤（广东江门市五邑中医院）
李嘉俊（广东江门中医药职业学院）
肖　瑜（广州医科大学）
吴玉红（江西省中西医结合医院　）
吴国荣（江西抚州市南丰县中医院）
邱国海（广东江门市新会区中医院）
何　丹（天津市红星职业中等专业学校）
佘　香（广东江门市新会区中医院）
张伟星（广东江门中医药职业学院）
张晓珊（广东江门市新会区中医院）
张馨方（天津生物工程职业技术学院）
陈金华（广东南方职业学院）
欧阳霄妮（广东江门中医药职业学院）
周素琴（珠海卫生职业学校）
钟　晓（河南百方千草实业有限公司）
饶　军（东华理工大学）
翁桂洲（广东江门市新会区中医院）
黄燕秋（广东江门中医药职业学院）
彭秀丽（广东江门中医药职业学院）
褚　朝（广东江门中医药职业学院）

数字编委会

主　审　张彦文

主　编　郑小吉　庄建军　欧阳霄妮　邱国海　王晓涛

副主编　张伟星　肖　瑜　黄燕秋　张馨方　饶　军

编　委　（按姓氏笔画为序）

马　芳（天津市红星职业中等专业学校）

王晓涛（河南百方千草实业有限公司）

兰　昊（天津市红星职业中等专业学校）

冯英苗（广东江门中医药职业学院）

任秀梅（天津市红星职业中等专业学校）

庄建军（天津市红星职业中等专业学校）

刘　喆（天津市红星职业中等专业学校）

刘慧华（中山市美太保健制品有限公司）

杨荞玮（天津市红星职业中等专业学校）

李苑彤（广东江门市五邑中医院）

李嘉俊（广东江门中医药职业学院）

肖　瑜（广州医科大学）

吴国荣（江西抚州市南丰县中医院）

邱国海（广东江门市新会区中医院）

张伟星（广东江门中医药职业学院）

张馨方（天津生物工程职业技术学院）

欧阳霄妮（广东江门中医药职业学院）

周素琴（珠海卫生职业学校）

郑小吉（广东江门中医药职业学院）

饶　军（东华理工大学）

黄燕秋（广东江门中医药职业学院）

褚　朝（广东江门中医药职业学院）

前　言

Preface

我国食疗历史悠久，自古即有“医食同源”的思想理论，是祖国医药学宝库的一份珍贵遗产。本教材遵循中医药理论体系，以临床实践为基础，通过系统总结，全面阐述食疗技术，让食疗技术得以传承和推广，并加入了一些欧洲及非洲常用食疗食材进行拓展，便于国际交流。

全书分七章。第一章至第三章分别阐述食疗的基本理论、食疗的治法及药膳制作技术等理论实践知识；第四章至第六章分别根据食物类原料、草药类原料和动物药类的各自特点，从来源、性味归经、功效、主治、用法用量、营养成分、药理、使用注意、食疗验方等内容对每味食材或药材进行全面阐述；第七章则着重从临床实际出发，系统阐述内科、妇科、儿科、外伤、五官科等常见病证的食疗应用。本书编写力求做到集科学性、系统性、实用性和先进性于一体，为求更直观、生动的教学。书中还配套制作了相关教学视频供大家学习。本书是中医药鲁班工坊培训学员教学用书，可供高等、中等中医药院校中药、药剂、中医等专业及中医药工作者使用，亦可作为相关研究者的参考用书。

本书的编写出版得到了天津市红星中等职业学校的项目支持，由河南百方千草实业有限公司、广东江门市新会区中医院、广东江门中医药职业学院、广州医科大学、江西省中西医结合医院等单位多名专家协作完成。编写中还参考引用了许多同道的研究资料，在此表示衷心感谢！由于学术水平有限，书中疏漏之处难免，敬请专家和读者提出宝贵意见，以便再版时进一步修正和完善。

编　者

2024年1月

目录

Contents

第一章　食疗的基本理论

食疗是指通过合理的食物选择和搭配，以达到预防疾病、治疗疾病、调理身体和促进健康的目的。食疗既不同于药物疗法，也跟普通的膳食有区别。食疗能够根据食物性味等特性，调节人体的阴阳，促进气血运行，增强机体的免疫力和抵抗力，是一种自然、安全的治疗方法。需要注意的是，食疗只能作为药物或其他治疗措施的辅助手段，主要针对亚健康人群，有特定的健康问题或疾病的患者还需要寻求专业医生的指导和治疗。

第一节　食疗的历史发展概况

食疗历史悠久，自古即有“医食同源”的思想。时间可以追溯到上古时期。彼时，人们生活在恶劣的环境中，时常面临饥饿和疾病的威胁。为了生存，他们开始寻找各种方法维持身体健康。在这个过程中，他们发现了火和各种可食用的植物。随着时间的推移，人们逐渐从生食过渡到熟食，营养状况也得到了改善。神农氏时期，人们开始尝试种植五谷，并学会了根据土地的适宜性来选择种植的作物。同时，他们还尝试了各种草药，通过品尝百草来确定哪些植物可以食用，哪些有毒。在尝试的过程中，人们逐渐了解了食物的疗效和药用价值。《淮南子·修务训》中记载：“神农尝百草为别民可食者，而非定医药也。”这说明在神农时期，人们还没有将药和食明确区分开来。因此，我们可以认为食疗是在这个时期开始萌芽的。

夏朝时期，人们的饮食生活已经逐渐丰富起来。尽管帝王尧的主食以粗粮“粝梁之食”和野菜“藜藿之羹”为主，但人们的食物种类已经开始拓宽，包括了小麦、粟、黍、豆、高粱等，使得饮食文化初具雏形。此外，人们还学会了通过稻、菽、粟等作物酿制酒浆。特别值得一提的是，烹饪在夏朝已经开始受到了重视。据记载，夏朝甚至有专门的烹饪官庖正，这无疑进一步提高了食物的加工水平，使饮食文化更加丰富多样。尽管夏朝时期的饮食文化比较简单，但无论是食材的种植还是食品的烹制，都为后来的食疗文化奠定了重要的基础。

商朝是最早有直接同时期文字记载的王朝，历经了先商、早商和晚商三个阶段。这个时期的饮食文化已经具备了一定的水平，不仅出现了主食和副食之分，还有专门为王公贵族服务的厨师。在早期，人们的食材主要包括谷物如小麦、大麦、粟、黍等，同时也有动物肉类如猪肉、牛肉、羊肉等。另外还有狩猎和采集来的食物，如鸟类、鱼类和果实等。到了中期，人们的饮食开始变得更加丰富多样，煮鱼、烤鸭、炒肉等烹调方式开始出现，同时人们也开始种植稻米和豆类，并采用腌制、晾晒等方法保存食物。值得一提的是，商朝被尊奉为“烹饪始祖”的伊尹在这一时期提出了五味调和的理论，如何搭配食物的味道。他创制的“紫苏鱼片”，可能是我国最早应用中药紫苏来制作的药膳。他的另一个重要贡献是创造了汤液，这是一种以草药为主要原料的食疗方法，将药物煎汤、去渣取汁。商朝晚期，农业生产逐渐成熟，人们对食物的需求也越来越高。人们更加注重饮食文化的精致和多样性，开始制作面食如面条、饺子等，并开始发展酿酒业。动物骨骼的研究显示了牛、羊、鸡等是被频繁食用的动物。总的来说，商朝的饮食文化已经具备了相当高的水平，不仅食材种类丰富，烹饪技艺也越来越精细，并且人们在食物的选择上有了自己的理论指导，对食疗的认识也越来越深入，为中华饮食文化的形成和发展奠定了坚实的基础。

周朝是中国历史上一个重要的朝代，其政治、经济、文化等方面都取得了巨大的发展。在这个时期，食疗作为一种独特的医疗方式也逐渐发展起来。周朝建立了国家级的医疗体系，朝廷设“三公”“九卿”制，并且设专职的膳夫和食医。这种设置使得食疗在当时得到了很大的重视，也为“药食同源”理论的发展奠定了基础。《周礼·天官》中对官职进行了精细的划分，医生被分为四等，分别是食医、疾医、疡医、兽医，其中食医地位最高，居于疾医之上。食医的主要职责是调和王的饮食，使其符合健康要求，这种设置体现了周朝对食疗养生的重视。周朝的食疗思想可以追溯到《黄帝内经》。这部重要的医学著作奠定了我国医学的理论基础，也奠定了“药食同源”理论的发展基础。虽然《黄帝内经》并未设专篇以论食疗，但其中散在各个篇章里的食疗理论已经较为具体和全面，包括饮食有节、五味与人体的关系、饮食宜忌、饮食调养等理论。同时，书中记载的13首方剂中，其中有8首是药食同用的方剂，如半夏秫米汤、四乌鲗骨一芦茹丸，可以称之为最早的药膳。长沙马王堆出土的医药书籍中记录了许多养生方法，其中很多都可以用食物来治疗或调养。总的来说，周朝是中国历史上食疗发展的重要时期。在这个时期，食疗得到了很大的重视和发展，形成了较为完整的理论体系。同时，也出现了一批重要的食疗著作，为后来的食疗发展奠定了基础。《黄帝内经》中提出的许多食疗理论仍然被广泛运用在实践中。

秦汉时期由于时局动荡和社会发展缓慢，药食同源理论的发展并未取得重大进步，但思想上的百花齐放为药食同源理论的发展奠定了坚实的基础。在秦汉时期，药学和医学得到了很大的发展。其中，《神农本草经》是我国现存最早的药学专著，该书详细记载了365种药物，并根据药物的功效将其分为上、中、下三品。其中，有很大一部分药物具有药食两用的特点，这些药物往往是人们生产生活中常见的食物，如生姜、莲子、大枣等。这表明在秦汉时期，人们已经认识到了药物和食物之间的联系，并将其应用于实践中。同时，张仲景作为秦汉时期的著名医学家，不仅被后人尊为医圣，也是饮食疗法的先驱。他所著的《伤寒杂病论》是中医经典著作之一，其中详细阐述了中医理论和方法，同时也在书中运用了食物保健强身、助药治病的方法。虽然张仲景并未刻意论述饮食疗法在伤寒杂病治疗中的重要意义，但他的食疗意识在其行医生涯中早已根深蒂固。此外，张仲景在书中还继承了《神农本草经》和《素问》的理论，并结合个人临床经验，寓药于食，以食疗疾，其中“猪肤汤”“当归生姜羊肉汤”是药食兼备、疗养兼施的典型方剂。他强调了食物的气味、属性、归经、功能与阴阳五行、脏腑经络的统一及其利弊等。因此，张仲景被后世推崇为饮食疗法的奠基人。综上所述，秦汉时期是食疗发展的重要阶段。在这个时期，人们已经认识到了药物和食物之间的联系，并将其应用于实践中。同时，张仲景等著名医学家的贡献也为食疗的发展奠定了基础。

魏晋南北朝时期，食疗得到了进一步的发展。宫廷中兴起了以大枣和胡桃仁为馅的药膳酵面蒸饼，体现了人们对健康饮食的追求。这个时期出现了许多具有代表性的著作，如晋代葛洪的《肘后备急方》记录了许多食疗药膳性质的民间简便方，如海藻治瘿病，羊肝治雀盲，猪胰治消渴症等。此外，晋朝时期还有其他一些著作涉及养生的理论。雷敩的《雷公炮炙论》、虞悰的《食珍录》、陶弘景的《本草经集注》《陶隐居集》《集金丹黄白方》刘休的《食方》、崔浩的《食经》和贾思勰的《齐民要术》等书籍也涉及养生的理论。同时，梁代养生家陶弘景对药物和食物进行了分类，所著的《本草经集注》是继《神农本草经》之后本草史上的又一伟大著作，为食疗的发展作出了贡献。

唐宋时期是我国食疗学发展的重要阶段。在唐朝时期，经济、文化、外交和政治方面都达到了巅峰，中国药膳在理论上得以系统发展，在应用方面也更为广泛。宋朝则在文化和医药保健方面取得了重大进展。在这个时期，出现了许多重要的医学著作，对中医营养食疗学的形成和发展起到了重要作用。唐代名医孙思邈的《备急千金要方》是其中的一部巨著，它提出了“以食疗疾”学说，并详细介绍了食疗、食养、药膳等方面的内容。孙思邈明确指出，“食能排邪而安脏腑，悦神爽志，以资血气”，并认为“若能用食平疴，释情遣疾者，可谓良工。长年饵老之奇法，极养生之术也。”从此，食疗成为一门真正的学问。这部书的内容标志着中医食疗从理论到应用趋于系统和完善，为后世运用饮食疗法防病治病提供了有益的指导。《食疗本草》则是孟诜所著的一部重要著作，它总结了唐代初期本草典籍中失载的一些常用食药，并对它们的功效、食法、禁忌等进行了详细描述。在宋朝时期，陈仕良的《食性本草》、郑樵的《食鉴》、陈直的《养老奉亲书》以及蒲虔贯的《保生要录》等著作都对药膳食疗起到了传承与引领作用。其中，《保生要录》首次提出了四时的饮食五味要求，并对饮食的寒热进行了探讨。此外，宋徽宗下旨编写的《圣济总录》中也记载了大量的食疗保健方，对药膳制作方法和类型方面的创新具有重要意义。

唐宋时期的食疗学经历了从理论到实践的发展过程，为我国传统医学中食疗学科的形成奠定了重要基础。这些著作不仅为人们提供了丰富的食疗知识和实践经验，也为后世学者深入研究和应用食疗学提供了重要的参考和借鉴。

元朝是我国历史上以蒙古族为主要统治者的朝代。在这个时期，蒙医思想进入中医药学领域，加速了中医学理论的创新。同时，药膳文化也得到了发展，如元朝饮膳太医忽思慧所著《饮膳正要》是现存最早的营养学专著。该书总结了古人养生经验和烹饪技术，提出了“春食麦”“夏食绿”“秋食麻”“冬食粟”四时食疗的理论。根据元朝皇帝的需求，书中还设计了许多药膳方剂，如“生地黄鸡”“木瓜汤”“良姜粥”“山药面”等，系统介绍了各种菜谱的功效、配方和制作方法，具有实用价值。此外，元代医学家朱震亨著有众多著作，其中研发了一些典型的滋阴药膳方，如“参麦团鱼”“沙参麦冬炖猪肘”“玉竹心子”。而贾铭所著的《饮食须知》则是第一部从饮食致病的角度探讨食物味性与食用方法的著作。该书指出了食物搭配的相反相忌对人体健康的损益影响及与疾病发生的关系，为人们选择和调配食物提供了借鉴，有效地避免了因食致病和实现益寿养生的目标。综上所述，元朝时期的食疗历史经历了蒙医思想的融入和药膳文化的大放光彩。这些著作不仅丰富了中医药学理论，而且为人们提供了实用的食疗方法和知识。

明朝是继唐宋之后又一个文化盛世。在这个时期，名医和药学家们留下了大量的著作，如《食物本草》《食鉴本草》以及《养生食忌·养生导引法》，这些书籍在当代都有多个版本流行。其中最为璀璨的当属李时珍所著的《本草纲目》。该书中包含了丰富的养生保健内容，被认为是明朝养、疗本草之大成的总结。李时珍以中医五行学说为核心，运用“五味”来阐述五行学说，并衍生出自己独特的理论体系，有力地证实了中医“药食同源”理论。《本草纲目》中记载了大量的食疗内容，包括397种食物，每种食物再细分为果实、肉、根等各个可食部位，共计695味。李时珍特别推崇药粥，书中记载了53种药粥，认为每天早晨食用一碗粥可以滋养肠胃，是一种极为有益的饮食方式。在这一时期，药食同源理论已经基本发展成熟。人们在完善理论的同时，开始利用药食同源理论创造和改进各种药膳方。明代杰出医学家景岳著有《类经图翼》和《景岳全书》，其中的养生思想主要强调“治形保精”和“滋养阳气”，既指出了精在生命活动中的重要性，也强调了节欲保精的必要性。他创制的许多补精血的方剂都使用了具有补益精血、滋养真阴、培固本元作用的食材，对于年老体虚的人来说尤为适宜。他创制的“天麻鱼头”“人参生脉鸡汤”“附片羊肉汤”和“归芪鸡汤”等都是著名的食疗方，至今仍在使用。此外，明代还有一些著作对药食同源理论的发展具有指导价值，如鲍山的《野菜博录》、姚可成的《救荒野谱补遗》、王磐的《野草谱》、屠本峻的《野菜笺》、周履靖的《茹草编》、孟伯山的《养生要括》和吴禄的《食品集》等。这些书对药食同源理论的发展都起到了积极的推动作用。明成祖朱棣的著作《救荒本草》和《普济方》中的养生部分整理了明以前的“药食同源”理论。《救荒本草》共记载了414种野生可食植物，其中包括276种以前未曾记载的食物。每种食物下面都标注了其救饥和治病两种用途，对开辟药食资源做出了巨大贡献。综上所述，明朝时期的食疗历史丰富多彩，名医药家们的著作和理论创新对药食同源理论的发展起到了重要的推动作用。这些食疗知识和方法至今仍然被广泛应用于人们的日常保健中。

清朝是中国历史上最后一个封建朝代，宫廷御膳多以药膳或营养品为主。尤其是慈禧太后，她对养生和药膳、食疗十分注重。在清朝时期，关于中医药和养生的文献史料非常丰富，与“药食同源”理论相关的主要著作有以下几种。尤乘的《食治秘方》是一本介绍食物药用价值的书，对于食物的功效和使用方法进行了详细介绍。沈李龙的《食物本草会纂》是一部系统总结了食物和药物相互关系的专著。龙柏的《脉药联珠药性食物考》是一本将药物按照脉搏特征进行分类的著作，为临床施膳提供了重要指导。文晟的《食物常用药物》和《本草饮食谱》是两本关于食物中药物使用的著作，对于人们的饮食调理起到了重要作用。何克谏的《增补食物本草备考》是对《食物本草会纂》一书的补充和完善。王孟英的《随息居饮食谱》对每种食材都先解释名称，然后详细阐述其功效、性味、宜忌、单方效方甚至是详细制法，同时还对产地的优劣进行比较。章穆的《调疾饮食辨》是一本关于调节疾病的食谱，对疾病预防和治疗有一定的指导作用。袁枚的《随园食单》是一本介绍清代宫廷饮食的书籍，对于了解当时的饮食习惯非常有帮助。费伯雄的《食鉴本草》《本草饮食谱》和《食养疗法》是三本关于食物和药物相互关系的著作，对于药膳食疗有重要影响。顾仲的《养小录》是一本关于养生和食疗的书籍，强调了饮食调理对健康的重要性。李调元父子与李化楠合著的《醒园录》是一本介绍中药配方和烹饪方法的著作，对于中医药的应用有较大贡献。清朝时期的食疗历史丰富多彩，许多重要的著作都对中医药和养生的发展产生了积极的影响。这些著作不仅记录了大量的食物和药物知识，还提供了临床施膳的重要指导，对于后世的药膳食疗研究和发展起到了积极的推动作用。

民国时期，随着西方科学知识的引入，药食同源理论得到了进一步发展。这一时期，许多著作融入了西医学和营养学的知识，对药食两用物品的认识更加深入，使食疗理论更加丰富和科学。这一时期的中药科普著作大多以食疗命名，因为食物同样具有药用价值和治疗作用，更符合人们"厌药喜食"的习惯，易于被读者接受和推广。一些代表性的著作包括张若霞的《食物疗病新书》、杨志一与沈仲圭合编的《食物疗病常识》、程国树的《伤寒食养疗法》、丁福保的《食物疗病法》、上官语尘的《食物常识》、朱仁康的《家庭食物疗法》、秦伯未的《饮食指南》和陆观豹的《食用本草》等。这些著作对中医食养、食疗及药膳的传承起到了重要作用。其中，张若霞的《食物疗病新书》是一部较为重要的著作，它对食物的治疗作用进行了详细的阐述和分类，涵盖了各种常见食物的药用价值和治疗作用。杨志一和沈仲圭合编的《食物疗病常识》也是一部颇具代表性的著作，它详细介绍了各种食物的治疗作用和食用方法，包括蔬菜、水果、肉类、海鲜等。这些著作不仅丰富了中医食疗的理论知识，也为广大读者提供了科学的饮食指导，对民国时期的食疗发展起到了积极的推动作用。

1949年10月以后，国家对中医药的发展十分重视，并陆续成立了不同层次的中医药类院校。部分学校还开设了《中医食疗学》《中医药膳学》课程，为中医药临床、教学和科研工作提供了有力的支持。从事中医药临床、教学和科研工作的专家学者也相继出版了食疗、食补、药膳方面的著作。例如，叶橘泉1973年所著的《食物中药与便方》，书中对"药食兼用"的食物与中药做了全面详细的功能介绍，并列出适用的食疗配方。叶锦先1976年著的《实用食物疗法》一书赠至各省、市图书馆，对中医药膳食疗的教学起到了最为直接的作用。改革开放以后，有关"药食同源"的著作相继问世。翁维健教授1982年出版的《食补与食疗》、彭铭泉教授1985年出版的《中国药膳学》、孟仲法教授1987年出版的《中国食疗学》等著作，为"药食同源"理论与药膳学科的发展开创了新的局面。此外，谭兴贵教授、谢梦洲教授主编的《中医药膳学》也成为了中医药膳学科的重要教材之一。中医药事业得到了长足的发展，中医药膳食疗的研究也取得了显著成果。这些成果不仅丰富了中医药的理论体系，也为广大人民群众的健康提供了有力保障。

欧洲和非洲的食疗历史也有着各自的发展历程和特色。

欧洲的食疗最早可以追溯到古希腊时期。当时的医生已经开始使用各种食物来治疗疾病。希波克拉底（Hippocrates）被认为是西方医学的奠基人，他将疾病视为大自然现象，并且主张疾病是属于全身心的病，是四液失调的结果，提倡整体医学，强调了饮食在健康和疾病中的重要性。在中世纪末，希腊草药学家迪奥斯科里德斯在《药物学》（Materia medica）便采用了草药进行全身整体的治疗。古代医学家认为，人体属于开放的个体，与外在环境有着广泛的关联，将人体生存无可避免的要素，分为空气、饮食、运动、睡眠和清醒、排泄和停滞、感情，并将这几种称为“六大非自然”（six non-naturals）。倡导巧妙地运用“六大非自然”才能维持健康。古代医学家认为，“六大非自然”中格外重要的部分就是与体液直接相关的食物。在古代及中世纪的医学中，食物与药物并无区别，因此，在摄取食物时需详知食物由哪些东西混合而成，混合比例为何，倾向于温、寒、干、湿何种性质?《健康全书》（Tacuinum Sanitatis）作为中世纪营养学指南，将有益健康的事项集结成表，即《健康表》，这张表明确标示出每种食物属于温、干、寒、湿何种性质及强度如何，提倡通过饮食和养生的方式确保健康。一些著名的医生，如帕拉塞尔苏斯（Paracelsus）和赫尔曼·布尔哈夫（Hermann Boerhaave）都强调了食物在健康和疾病中的重要性。在现代时期，欧洲的食疗知识得到了更深入的研究和发展。许多医生、营养学家和研究者都在研究食物的营养成分、功能和疗效。欧洲的许多传统食谱也得到了保护和传承，成为当地文化和历史的重要组成部分。在非洲原住民文化中，食疗有着悠久的历史。许多非洲文化都强调了食物在健康和疾病中的重要性。不同的食材被用来治疗各种疾病，如热带雨林中的植物、草原上的动物和各种传统草药。

总的来说，食疗在中国、欧洲和非洲都有着悠久的历史和独特的文化传统。这些传统知识对于维护人们的健康和生活质量有着重要的作用，并且对现代医学和营养学也有着重要的启示意义。

第二节　食疗理论的基本特点

在中国，中医认为“医食同源”，指的是医学和饮食营养学在实践及理论上的同源性，故食疗理论的基本特点与中医理论有同根同源的关系。在中医理论中，食疗被视为一种非常有效的治疗方法，可以与药物治疗协同作用，增强疗效。且被广泛应用于预防和治疗疾病，以及调理身体和促进健康。因此，食疗理论的基本特点与中医理论有着密切的联系，它们都强调了整体观念、预防为主、个体化差异和综合运用多种方法的思想。

1.整体观念　中医食疗强调整体观念，认为人体是一个有机整体，食疗需要从整体上考虑人体的健康状况，并结合个体差异进行调理。

2.辨体施食　中医食疗注重辨体施食，即根据个体的体质差异进行饮食调理。不同体质的人需要选择不同的食物和烹饪方式，以达到平衡饮食、改善体质的目的。

3.重视脾胃　中医食疗特别强调脾胃的调理，认为脾胃为后天之本，是营养物质消化吸收的主要器官。在食疗过程中，需要注意饮食对脾胃的影响，合理选择食物，避免对脾胃造成负担。

4.强调平衡　中医食疗强调平衡原则，即饮食要与人的生理需求、生活环境、季节气候等因素相协调，达到阴阳平衡、气血调和的状态。

5.注重食疗与药疗的结合　中医食疗与药疗密切相关，常将食物与药物相结合，形成具有治疗作用的食疗方剂。这些方剂结合了食物的营养成分和药物的疗效，能够更好地发挥治疗作用。

6.强调个体化　中医食疗强调个体化原则，针对不同个体的体质、病情、年龄、性别等因素进行个体化的饮食调理。

7.注重养生　中医食疗注重养生，认为合理的饮食有助于预防疾病、保持健康、延年益寿。在饮食调理的过程中，还强调精神调养、起居调摄等综合养生的方法。

第三节　食疗的配伍禁忌

食疗跟药疗一样，也有配伍禁忌，包括食物与食物、食物与药物的配伍禁忌。

1.食物与食物的配伍禁忌　猪肉忌荞麦、鸽肉、鲫鱼、黄豆；羊肉忌醋、铜；狗肉忌蒜、杏仁；鲫鱼忌芥菜、猪肝、狗肉；猪血忌黄豆；猪肝忌荞麦、豆酱、鲤鱼肠子、鱼肉；鲤鱼忌狗肉；龟肉忌苋菜、酒、果；鳝鱼忌狗肉、狗血；雀肉忌猪肝、李子；鸭蛋忌桑椹子、李子；鸡肉忌芥末、糯米、李子；鳖肉忌猪肉、兔肉、鸭肉、苋菜、鸡蛋等。

2.食物与药物的配伍禁忌　猪肉反乌梅、桔梗、黄连、胡黄连、百合、苍术；羊肉反半夏、菖蒲，忌铜、丹砂；狗肉反商陆，忌杏仁；鲫鱼反厚朴，忌麦冬、朱砂；猪血忌地黄、何首乌、蜜；猪心忌吴茱萸；鲤鱼忌朱砂；雀肉忌白术；葱忌常山、地黄、何首乌、蜜；蒜忌地黄、何首乌；萝卜忌人参、地黄、何首乌；醋忌茯苓；土茯苓、威灵仙忌茶等。

食疗的配伍禁忌需要考虑多种因素，包括食物之间的相互作用、药物与食物的相互作用以及季节对食物选择的影响等。应用食疗时需要特别注意这些配伍禁忌，避免产生不良反应或导致疾病。

第四节　食疗的原料剂量与用法

五谷杂粮、菌类、豆类、水果、干果、蔬菜、家畜、水产等日常饮食所用的食物，都可作为食疗的原料。尤其是药食两用的品种，如山药、大枣、百合、党参、天麻等。

安全性是食疗原料的重要特点之一，但是，食疗原料的剂量通常需要根据个体情况和具体治疗方案来确定。不同食材的用量和搭配方式也会因治疗目的、个体体质和疾病情况而异。

一般来说，食疗的原料剂量与用法取决于多种因素，主要如下。

1.个体差异 每个人的年龄、性别、体重、身高、身体状况等因素都会影响食物的适宜剂量。例如，儿童和老人的营养需求与成人不同，需要适当调整食物的剂量。此外，男性和女性的能量需求也不同。一般来说，男性需要的热量比女性更高。

2.疾病状态 不同的疾病可能需要不同的食物和剂量来达到治疗效果。例如，对于感冒患者，可能需要增加摄入富含维生素C的食物来增强免疫力。而对于高血压患者，则需要控制盐的摄入量。

3.其他治疗方法 如果正在接受其他类型的治疗，如药物治疗，食物和药物之间可能存在相互作用。例如，某些食物可能会影响药物的吸收和代谢，因此需要调整食物和药物的摄入时间和剂量。

4.营养需求 根据个体的活动水平和个人需求，可能需要不同类型和量的食物。例如，运动员需要更多的蛋白质和碳水化合物来支持肌肉生长和恢复，而孕妇则需要增加叶酸等营养素的摄入量。

5.食物种类 不同类型的食物含有不同的营养成分，因此其剂量也有所不同。例如，蔬菜和水果是维生素和矿物质的良好来源，但过多的水果摄入可能会导致糖分摄入过多。因此，需要根据个人情况和医生建议来选择合适的蔬菜和水果剂量。

6.烹饪方法 烹饪方法也可能影响食物中的营养成分和其可用性。例如，蒸、煮、烤等烹饪方法可以保留更多的营养成分，而油炸和煎则会破坏食物中的营养成分并增加脂肪和热量的摄入。

特别需要注意的是，即使是天然和健康的食物，过量摄入也可能导致不良反应或副作用。例如，某些食物可能会引起过敏反应或食物不耐受症状，如牛奶、鸡蛋、海鲜等。此外，某些食物中的营养成分如果摄入过量也可能会对身体造成负面影响，如维生素C过量会导致腹泻等。因此，最好是在专业医疗人士的指导下进行食疗，以确保安全和有效性。

第二章　食疗的治法

第一节　食物类原料的特点

食疗又称为饮食疗法，其历史较药物疗法更悠久，是在中医理论指导下，利用食物或药膳的特性来调节机体功能，达到防病治病的一种方法。常用的食物原料包含粮食、蔬菜、野菜、食用菌、果品、禽肉、畜肉、奶蛋、水产品、调味品等种类。

1.粮食类　中医常以“五谷”概称粮食类原料。五谷，指稻、黍、稷、麦、菽。实际上是谷物豆类等粮食作物的总称。

谷物即稻、麦、高粱、玉米等植物的种仁，富含糖类、蛋白质、B族维生素（特别是硫胺素和尼克酸的重要来源），含脂肪较低，多集中于谷胚和谷皮部分，无机盐也较少。谷物中少数性味偏凉（如荞麦、薏苡仁）或偏温（如糯米），大多数性味甘平，能起到强壮益气之功效，对患者则需按其病情寒热虚实辨证选用。谷芽和麦芽又是中医用于消食健脾的常用食物。

豆类包括大豆、豌豆、蚕豆、绿豆、红豆等。豆类食品在中国素有“植物肉”的美称。其含蛋白质的质和量可与各种肉类媲美，其中尤以大豆的蛋白质含量最为丰富，黑豆达49%，黄豆为36%，赤小豆最低，亦达20%；蛋白质中氨基酸的成分亦与肉类食品相近。在日常生活中，豆类食品食法很多，可煮饭熬粥，也可加工成豆腐、豆浆、豆干、腐乳等多种美味食品供作菜肴，故是人们不可缺少的食品之一。更重要的是其中所含脂肪主要为不饱和脂肪酸和磷脂，不含胆固醇，为高脂血症、冠心病、动脉硬化、肥胖症等患者的最佳食品。

2.蔬菜类　凡可做菜的植物统称为蔬菜，一般指人工栽培之品。

蔬菜的营养价值已为人们所公认。它含有大量的水分、丰富的碳水化合物、植物纤维素、维生素C、维生素B、无机盐和芳香物质，是人体内某些维生素、无机盐、糖类等的重要来源。蔬菜的种类很多，可分为茎类，如芹菜、菠菜、白菜等；根茎类，如胡萝卜、芋艿等；瓜茄类，如冬瓜、南瓜、茄子等。蔬菜是防病治病的良药。少数蔬菜性温暖（如香菜、大蒜等），能起到温中散寒，开胃消食的作用；大多数蔬菜性寒凉（如苦瓜、芹菜、茭白、藕等），以清热除烦、通利大小便、化痰止咳等功能为多见。

3.食用菌类　食用菌类包括香菇、蘑菇、猴头菇、木耳、银耳等，味道鲜美，历来受到大众喜爱，被誉为“山珍之王”“庖厨珍品”。食用菌营养丰富，尤其富含较全面的对人体代谢有非常重要作用的氨基酸。所含的蛋白质、维生素也是食物中的“优质品”。食用菌脂肪含量较低，并且多系不饱和脂肪酸，食后不会引起身体发胖。食用香菇、猴头菇、银耳等食用菌，还可以改善机体神经系统功能，提高机体免疫力，能强身健体，延年益寿。因此，食用菌被国际上公认为“营养食品”“保健食品”。食用菌所含营养成分中，有很多治疗功效，如防治高血压、冠心病、恶性肿瘤、贫血、骨质疏松症等。

4.果品类 凡可食的大部分植物的果实、种子及少部分植物的根茎，均归入果品类食物。果品类食物含有丰富的维生素和无机盐等人体必需的营养物质，是人们日常生活中必不可少的物质。果品按其性质和应用习惯，可分以下几类：鲜果类如苹果、梨、香蕉；瓜果类如西瓜、甜瓜、黄瓜等；干果类如白果、花生、松子、芡实等。

5.禽肉类 凡人工饲养或野生鸟类食物，称为禽肉类。“禽”为鸟类的通称。《本草纲目》中收载禽类食物约有80种之多。常作菜肴的有鸡、鸭、鹅、雀、鸽、鹌鹑等。禽肉类食品以甘平性味较多，其次为甘温。甘平益气，甘温助阳，甘淡渗湿通利。禽肉肉质细嫩，营养非常丰富，所含蛋白质多，脂肪少，胆固醇低，结缔组织少，维生素多，食后比猪肉等畜肉更易消化吸收，可做成美味的菜肴，亦可做粥食。病后、产后以及老幼皆宜。

6.畜肉类 凡大部分人工饲养牲畜动物及野生兽类动物的肉及脏器，均属于畜肉类食物。肉类食品是为人类提供动物脂肪和蛋白质的主要来源，为人体正常生理代谢及增强机体免疫力重要的物质基础，含优质蛋白质、丰富脂类物质、碳水化合物、无机盐、B族维生素，且其化学成分与人体组织的化学组成相近，尤其是必需氨基酸的组成接近人体的组成。人体对其吸收率和利用率均高，且味道鲜美，故是人类生存不可缺少的物质。

畜肉性味以甘、咸、温为多。甘能补，助阳益气；咸入血分、阴分，可益阴血；温以祛寒。因此，畜肉营养价值较高，阴阳气血俱补，适用于先天、后天不足或诸虚百损之人。但本品不宜过食，过食某些肉类易引起高脂血症、糖尿病的发生。脾虚、脾湿之人慎食。

7.水产类 水产品类包括淡水鱼、海水鱼类和介壳、蛙、蛇等类动物（海藻、紫菜、海带等植物亦属水产品）。这类食物亦是人类营养物质的主要来源，其中大部分水产类食物肌肉纤维细松，味道鲜美，容易消化，又含丰富的维生素和无机盐、人体必需的氨基酸和不饱和脂肪酸等，多量食用无增加胆固醇之忧，故属人们喜爱的食物。

鱼类药用有悠久的历史。一般认为，淡水鱼中的有鳞鱼和鳝鱼，性平或略偏温，适于体质偏寒之人服食，疮疖、麻疹及热病后的患者不宜多食。无鳞鱼类性平偏凉，适于体质偏热者食用。海产品类普遍含碘较多，故对于缺碘性疾病有很好的治疗作用。很多海鱼的肝脏也是提取鱼肝油的重要来源。介壳类中的龟鳖更是滋阴佳品，适合阴虚火旺体质者食用。

第二节 药物类原料的特点

食疗常用药物均为天然药材。包括植物的根和根茎、果实和种子、茎叶、全草、花、皮以及动物、矿物质等。药膳用药物与食物相比，大多具有明显的寒、热、温、凉之性，其性味的偏性较食物类更为显著，个别药物还有“小毒”，因此使用时需严格注意其炮制剂量的用法。同时药物类原料在配伍宜忌、用法用量、烹调加工等方面均具有严格的要求，必须全面了解掌握。

“药食同源”的品种：在中国经国家卫健委、国家市场监督管理总局批准既是食品又是药品的物品，共110种。主要是中国传统上有食用习惯，民间广泛食用，但又在临床中使用的原料。丁香、八角茴香、刀豆、小茴香、小蓟、山药、山楂、马齿苋、乌梢蛇、乌梅、木瓜、火麻仁、代代花、玉竹、甘草、白芷、白果、白扁豆、白扁豆花、龙眼肉（桂圆）、决明子、百合、肉豆蔻、肉桂、余甘子、佛手、杏仁（甜、苦）、沙棘、牡蛎、芡实、花椒、赤小豆、阿胶、鸡内金、麦芽、昆布、枣（大枣、酸枣、黑枣）、罗汉果、郁李仁、金银花、青果、鱼腥草、姜（生姜、干姜）、枳椇子、枸杞子、栀子、砂仁、胖大海、茯苓、香橼、香薷、桃仁、桑叶、桑椹、橘红、桔梗、益智仁、荷叶、莱菔子、莲子、高良姜、淡竹叶、淡豆豉、菊花、菊苣、黄芥子、黄精、紫苏、紫苏籽、葛根、黑芝麻、黑胡椒、槐米、槐花、蒲公英、蜂蜜、榧子、酸枣仁、鲜白茅根、鲜芦根、蝮蛇、橘皮、薄荷、薏苡仁、薤白、覆盆子、藿香、人参、山银花、芫荽、玫瑰花、松花粉、粉葛、布渣叶、夏枯草、当归、山柰、西红花、草果、姜黄、荜茇、党参、肉苁蓉、铁皮石斛、西洋参、黄芪、灵芝、天麻、山茱萸、杜仲叶。

可用于保健食品的中药名单：人参、人参叶、人参果、三七、土茯苓、大蓟、女贞子、山茱萸、川牛膝、川贝母、川芎、马鹿胎、马鹿茸、马鹿骨、丹参、五加皮、五味子、升麻、天门冬、天麻、太子参、巴戟天、木香、木贼、牛蒡子、牛蒡根、车前子、车前草、北沙参、平贝母、玄参、生地黄、生何首乌、白及、白术、白芍、白豆蔻、石决明、石斛、地骨皮、当归、竹茹、红花、红景天、西洋参、吴茱萸、怀牛膝、杜仲、杜仲叶、沙苑子、牡丹皮、芦荟、苍术、补骨脂、诃子、赤芍、远志、麦冬、龟甲、佩兰、侧柏叶、制大黄、制何首乌、刺五加、刺玫果、泽兰、泽泻、玫瑰花、玫瑰茄、知母、罗布麻、苦丁茶、金荞麦、金樱子、青皮、厚朴花、姜黄、枳壳、枳实、柏子仁、珍珠、绞股蓝、胡芦巴、茜草、荜茇、韭菜子、首乌藤、香附、骨碎补、党参、桑白皮、桑枝、浙贝母、益母草、积雪草、淫羊藿、菟丝子、野菊花、银杏叶、黄芪、湖北贝母、番泻叶、蛤蚧、越橘、槐米、蒲黄、蒺藜、蜂胶、酸角、墨旱莲、熟大黄、熟地黄、鳖甲。

保健食品禁用中药名单（注：毒性或者副作用大的中药）：八角莲、八里麻、千金子、土青木香、山莨菪、川乌、广防己、马桑叶、马钱子、六角莲、天仙子、巴豆、水银、长春花、甘遂、生天南星、生半夏、生白附子、生狼毒、白降丹、石蒜、关木通、农吉痢、夹竹桃、朱砂、米壳（罂粟壳）、红升丹、红豆杉、红茴香、红粉、羊角拗、羊踯躅、丽江山慈菇、京大戟、昆明山海棠、河豚、闹羊花、青娘虫、鱼藤、洋地黄、洋金花、牵牛子、砒石（白砒、红砒、砒霜）、草乌、香加皮（杠柳皮）、骆驼蓬、鬼臼、莽草、铁棒槌、铃兰、雪上一枝蒿、黄花夹竹桃、斑蝥、硫黄、雄黄、雷公藤、颠茄、藜芦、蟾酥。

第三节 不同人群的食疗治法

中医学强调防病治病因人制宜，我们在运用药膳时，也应根据不同人群特点，合理施药膳，如幼儿体质娇嫩，选择原料不宜大寒大热；老人多肝肾不足，用药不宜温燥；孕妇恐动胎气，不宜用活血滑利之品。不注重施药膳的人群特点，乱用药膳，不仅不能达到养生保健、防病治病的目的，还容易出现副作用，甚至毒性反应。

一、幼儿的药膳特点

幼儿与成人比在生理上最主要的区别是幼儿处在不断的生长、发育阶段，尚未成熟与完善，属于稚阴稚阳，脏腑娇嫩，易虚易实。根据幼儿的生理特点易于出现热症、阳症，处于生长期需较多的营养物质，且幼儿脾胃不足，过食生冷、油腻之品极易损伤脾胃，引起消化不良。因此幼儿的饮食应少温补，多样化，富有营养，易于消化，且尤其应注意时时呵护脾胃，以补后天之本，如针对食欲不振、腹胀嗳气的幼儿，根据中医辨证可选用橘皮等理气健脾；针对脾虚少食的幼儿，根据中医辨证可选用山药补脾养胃；针对脾虚湿困的幼儿，根据中医辨证可选用茯苓、薏苡仁等利水渗湿。

幼儿在药膳调理时还应注意宜少食多餐，多进食易消化的食物，避免煎炸等难消化的食物。对于3岁以内的儿童，消化器官较稚嫩，牙没长全，咀嚼能力较差，吞咽活动也不灵敏，不宜吃带骨、刺、壳、筋的食物，如果要吃，在烹饪前应去骨、去刺、去壳、去筋，切碎烧酥煮烂。硬果豆类食品颗粒较大，又比较圆，呛入气管造成窒息，危害极大，如一定要食用，可以煮熟磨碎放入汤粥中食用。含粗纤维的食物应切碎。带刺激性的调味品，如辣椒、咖喱、葱、姜、蒜等有一定的食疗作用，可以少量熟食。有兴奋作用的饮料如酒、咖啡、浓茶等不宜食用。

二、孕妇的药膳特点

妊娠不同时期大多孕妇都会出现一些生理性疾病，如孕早期妊娠呕吐、胎动不安、孕后期水肿、便秘、缺钙等，有的需要到医院进行规范化治疗，有的只要饮食进行合理调配，平衡膳食，营养全面即可。药膳把药物的保健、治疗、预防及增强体质的作用融入日常膳食中，使人们能在必需膳食中享受到食物营养和药物防治调理两方面的作用，如针对孕早期妊娠呕吐的孕妇，根据中医辨证可选用橘皮、砂仁、生姜等防治妊娠呕吐，理气安胎；针对胎动不安的孕妇，根据中医辨证可选用杜仲等补肝肾、强筋骨、养血安胎；针对孕后期水肿的孕妇，根据中医辨证可选用茯苓、薏苡仁等健脾利水祛湿；针对孕期便秘的孕妇，根据中医辨证可选用蜂蜜、黑芝麻等治疗孕期便秘。

孕妇在药膳调理时还应注意适当增加优质蛋白质的摄入，增加钙、铁、碘、锌等无机盐和微量元素的摄入，增加维生素A、B族维生素、维生素C和维生素D的摄入，要少吃盐，少吃甜食及不易消化的油腻荤腥食物，早餐也应少食含有较多纤维的谷物，禁食刺激性的食物如浓茶、辣椒等，同时尽量避免吃生冷食物。

三、成年人的药膳特点

青年时期人体脏腑功能旺盛，各器官组织都处于鼎盛时期。中年期是一个由盛而衰的转折点，脏腑功能逐渐由强而弱，而这个时期的许多人又肩负工作、生活两副重担，往往抓紧时间拼命工作，自恃身体好而忽视了必要保养。中医认为过度劳体则伤气损肺，长此以往则少气力衰，脏腑功能衰败。加速衰老，而过度劳心则阴血内耗，出现记忆力下降，性功能减退，气血不足，久而久之出现脏腑功能失调，产生各种疾病。而中年人的保健调养，《景岳全书》指出“人于中年左右，当大为修理一番，则有创根基，尚于强半”。中年时的补养不但使中年时期身体强壮，也可防治早衰。通过药膳选用补肾、健脾、疏肝等功效的食物，可达到健肤美容、抗疲劳、增智、抗早衰、活血补肾强身的作用。

对于药膳的选用男女有别。女性雌激素分泌最旺盛、精力最充沛的年龄段为20～35岁，超过这一年龄段，就开始进入逐步老化的阶段，身体开始出现各种各样老化和衰竭的症状。35～45岁的女性月经周期和经血量等会逐渐发生变化，内分泌平衡被打破，此外，这一时期生育、育儿及工作等造成的体力消耗，易导致失调、情绪不稳等问题。还会自我感觉发冷、彻夜难眠，清晨起床后仍然疲劳难耐。中医学将这一年龄段看作气血开始衰弱的气血两虚时期，这一年龄段的女性食物养生应积极摄取不使身体发冷的平性及温性食物，应选择食用补气、养血的药膳。45～59岁的女性，闭经的前后10年为更年期，这一时期要经历从生育期过渡到非生育期的诸多重大变化。这一时期，伴随着雌激素的减少，易出现更年期特有的症状，如面部潮红、下半身发冷、焦躁不安、头痛腰痛等。药膳选择方面，应多摄取有助于活血的食材和药材。气的运行瘀滞，易导致焦躁忧虑等心理不调症状，因此有助行气的食材也要积极摄取。

男性的老化是从40岁开始的，一旦进入40岁，男性身体的老化会迅速推进，就像流水一样，一泻而下，身体各种功能的老化伴随着气虚、肾虚而出现。40～55岁的男性已过盛年，到开始出现身体衰老的年龄了，会突然变得易疲劳，脱发、白发问题明显，自我感觉精力减退，易患高血压、糖尿病等生活习惯病，还易患癌症。这一时期男性的突出问题就是“肾虚”，因老化造成的肾衰退，易导致气血少、易疲劳、性功能衰退等问题。因此应选取补气、养血、益肾的材料制作药膳，改善肾虚、气血不足的症状。45～59岁的男性因肾脏功能衰弱，会出现排尿障碍。越来越多的人为腰膝疼痛、前列腺肥大、阳痿等症状烦恼，开始实实在在地感到身体在老化了，还易出现抑郁、焦躁、易怒等情绪的变化。此时肾功能不佳，具有调节自主神经和造血作用的肝的功能也会低下，为提高已衰弱的肾脏功能，制作药膳时应选择强腰膝、气血双补的食材和药材。

四、老年人的药膳特点

老年人由于大半辈子的忙碌奔波，过度劳心劳体，出现脏腑功能的不足，随着年龄的增长也出现了脏腑功能的减退和气血津液的不足，加之青壮年时期所遗留的一些病根，往往虚实交杂，以虚为主，出现心、肝、脾、肺、肾的不足，表现出体力下降、记忆力减退、头晕、失眠、性功能减退、腰酸腿软、腹胀、便秘等。又夹有实证，血脉不通畅，痰湿内阻，出现骨质增生、动脉硬化、组织增生等。此时的饮食治疗应以补养为主。但老年人的补养与年轻人不同，不是一时能达到疗效，应长期坚持，应清淡、熟软，易于消化、吸收，可适当多服用具有健脾开胃、补肾填精、益气养血、活血通脉、通便及延年益寿作用的药膳。

老年人在药膳调理时还应注意多摄入营养丰富且易消化的食物，每餐进食的量要少，不宜过饱，应七八分饱为宜，尤其是晚餐更要少吃，可以采取少食多餐的方法。不宜食用过咸食品，食盐过多易引发高血压病及心脑血管疾病，所以每日的食盐摄入量应控制在6克以下。特别要注意不能摄入易引发高脂血症及心脑血管疾病的肥肉。不要贪食过硬或过黏的食品，以避免消化不良等胃肠疾病。

第四节　常见偏颇体质的食疗治法

中医体质是指人体生命过程中，在先天禀赋和后天获得的基础上所形成的形态结构、生理功能和心理状态方面综合的、相对稳定的固有体质。偏颇体质属于亚健康的范畴，揭示了亚健康状态与疾病发展的内在本质特征。我们在运用药膳时应根据人们的偏颇体质和不同病证特点进行调理。

一、常见偏颇体质的药膳调理

中医学强调个体体质存在差异，如《灵枢·论痛》说："筋骨之强弱，肌肉之坚脆，皮肤之厚薄，腠理之疏密，各不同。"中医体质的分类有多种，根据阴阳学说可分为阴脏人、阳脏人和平脏人三种体质类型；根据五行学说可分为木形人、火形人、土形人、金形人、水形人五种体质类型。（2009年中华中医药学会发布的《中医体质分类与判定》将人体体质划分为9种类型，分别为平和质（A型）、气虚质（B型）、阳虚质（C型）、阴虚质（D型）、痰湿质（E质）、湿热质（F型）、血瘀质（G型）、气郁质（H质）、特禀质（I型）。）除平和质为理想的正常体质外，其余的八种体质都属于偏颇体质。以辨体施膳为药膳调理偏颇体质的原则，因人制宜，通过不同药效的药膳对偏颇体质进行调理，以达到阴平阳秘的平衡状态。

（一）气虚质

体质特征主要表现为：①体型偏虚胖或胖瘦均有，肌肉松软。平素气短懒言，语言低怯，精神不振，肢体容易疲乏，易出汗，舌淡红，舌体胖大，边有齿痕，脉象虚缓。面色萎黄或淡白，目光少神，口淡，唇色少华，毛发不泽，头晕，健忘，大便正常，或虽有便秘但不结硬，或大便不成形，便后仍觉未尽，小便正常或偏多。②偏于肺气虚者易喷嚏，流清涕，舌质淡，脉细弱，常自汗，易患感冒、哮喘、眩晕或兼有体质过敏。偏于脾气虚者多见胃口欠佳，疲倦乏力等症。偏于心气虚者多见失眠等症。

宜选择性平偏温、健脾益气的药材和食材，如山药、土豆、红薯等，粥较易被人体吸收，对气虚质者最适合。气虚者多有脾胃虚弱，因此饮食不宜过于滋腻，应选择营养丰富而易于消化的食品。尽量少吃或不吃空心菜、槟榔、生萝卜等耗气的食物。不宜多食生冷苦寒、辛辣燥热的食物。补应根据寒热虚实和脾胃功能而补，否则可导致脾胃呆滞，出现腹胀、食欲下降。

（二）阳虚质

体质特征主要表现为形体白胖或面色淡白无华、平素畏寒喜暖、四肢倦怠；小便清长或夜尿频多、大便时稀或常腹泻；或口唇清淡、口不易渴或喜热饮；或易自汗出、精神不振、睡眠偏多；或阳痿滑精、宫寒不孕；脉沉迟而弱、舌淡胖。或见腰脊冷痛、夏立清谷；或咳清稀的泡沫样痰，常吐清水。

宜多食用甘温补脾阳、肾阳为主的食物，常用的有羊肉、丁香、生姜、腰果等。吃生姜对缓解阳虚作用明显。宜少吃生冷、苦寒、黏腻食物，如螃蟹、海带、苦瓜、绿豆等，即使在盛夏也不要过食寒冷之品，减少食盐的摄入，以避免肥胖、肿胀、小便不利、高血压，少用抗菌药物和清热解毒类中药，以保护阳气。

（三）阴虚质

体质特征主要表现为形体消瘦，皮肤弹性差，毛发枯焦，口干舌燥，口渴咽干，眩晕耳鸣，大便秘结，小便短赤，或五心烦热，盗汗，腰膝酸软，性格急躁，情绪亢奋，男子遗精，女子经少，甚则出现鼻衄、倒经等症。舌质红，苔少，脉细。或见胁痛眼涩，视物模糊；或见心悸健忘，失眠多梦；或见干咳少痰，咽痛音哑；或见饥不欲食。

宜多食滋阴潜阳食物。常见的有鸭肉、龟、螃蟹、牡蛎等。蜂蜜可滋阴养颜，平时可以多喝蜂蜜水。山药、莲子、百合平时可以多吃。应忌吃煎炸炒爆食品和脂肪含量过高食物，及温燥、辛辣、香浓的食物如丁香、辣椒、姜、韭菜、羊肉等易伤阴。酸甘可化阴，甘寒可清热，因此多数水果都适合阴虚体质，但荔枝、龙眼肉、樱桃、杏、大枣、核桃、栗子等不宜。

（四）痰湿质

体质特征主要表现为体形肥胖、腹部肥满松软。面部皮肤油脂较多，多汗且黏，胸闷，痰多。或面色淡黄而暗，眼胞微浮，容易困倦，或舌体胖大，舌苔白腻，口黏腻或甜，身重不爽，脉滑，或喜食肥甘甜黏，大便正常或不实，小便不多或微混。

宜戒除肥甘厚味，戒酒，忌暴饮暴食、进食速度过快和饱食。食温补脾胃，化痰化湿，健脾利湿，化瘀祛痰的食物，常见的有薏苡仁、玉米等；不宜进食肥甘油腻、酸涩食品、寒凉水果。忌食海鲜、甜饮料、砂糖、饴糖等，应限制食盐的摄入。

（五）湿热质

体质特征主要表现为形体中等或偏瘦。面垢油光，易生痤疮，口苦口干，身重困倦，大便黏滞不畅或燥结，小便短黄，男性易阴囊潮湿，女性易带下增多，舌质偏红，苔黄腻，脉滑数。

宜食用清利化湿的食物，如赤小豆、绿豆、海带、薏苡仁、茯苓等。体质内热较盛者，禁忌辛辣燥烈、大热大补的食物，如辣椒、生姜、芒果、酒等。少吃肥甘厚腻的食物以及温热食品和饮品。最忌讳食用经过油炸、煎炒、烧烤等高温加工烹制而成的食物。

（六）血瘀质

体质特征主要表现为以瘦人居多，往往性格内郁，易心情不快甚至烦躁健忘，平素面色晦暗，皮肤干燥，偏暗或色素沉着，易出现瘀斑。女性多见痛经、闭经，或经血中多凝血块，或紫黑有块、崩漏，或有出血倾向，舌质紫暗，有瘀点或片状瘀斑，舌下静脉可有曲张。

应选择具有活血化瘀功效的食物，如芒果、红糖、黄酒等。酒虽有活血作用，但易伤肝，因此不宜饮用烈性酒，少量饮用葡萄酒、糯米甜酒比较适合女性。不宜食用收涩、寒凉、冰冻之物，如乌梅、柿子、石榴、苦瓜等。不可多吃高脂肪、高胆固醇、油腻食物，如蛋黄、虾、猪脑、奶酪等。

（七）气郁型

体质特征主要表现为形体无特殊，面色晦暗或黄，对精神刺激适应能力差，平时容易忧郁寡欢，喜叹息，易于激动，多烦闷不乐。或有胸胁胀满，或胸腹部走窜疼痛。食量偏少，食后常感胀满不适，多呃逆，睡眠较差，大便多干且无规律，妇女常有月经不调和痛经，经前乳胀，舌质偏暗，苔薄白，脉弦。

应多食用具有理气解郁、调理脾胃功能的食物，如萝卜、丁香、生姜等。少吃收敛酸涩的食物，如乌梅、杨桃、柠檬等，以免阻滞气机，因气滞而血凝。亦不可多食冰冷食物，如雪糕、冰淇淋、冰冻饮料等。

（八）特禀质

体质特征常有先天性缺陷、或有和遗传相关疾病的表现。如先天性、遗传性的生理缺陷，先天性、遗传性疾病，过敏性疾病，原发性免疫缺陷等。若为过敏体质者，常表现为对季节气候适应能力差，皮肤易出现划痕，易形成风团、隐疹等，易患花粉症、哮喘等，并易引发宿疾及药物过敏。

应多进食含维生素丰富的新鲜蔬菜、水果。适当补充高蛋白膳食如瘦肉、动物肝脏、蛋及豆制品等优质蛋白质。避免食用容易致敏和刺激的食物，包括冰冷、油腻、辛辣刺激的食品和虾、蟹等咸寒食品。过敏原若是食物，应尽量设法确定是哪种食物并严格禁食该种食物。

第五节 顺应不同时节的食疗治法

春温、夏热、秋凉、冬寒，一年四季气候不同，养生之道各不相同。我们要根据各个季节、各个节气的特点，或升发，或清热，或润燥，或藏阳。《黄帝内经》中“人与天气相参也，与日月相应也”，只有顺时养生，才能使五脏和谐，只有顺应时节用药膳，才能达到养生保健、防病治病的目的。

自然界的气候变化可直接影响人类的生活。春季送暖，万物复苏，人体的新陈代谢、内分泌和神经系统的活动也逐渐趋于活跃，但春应肝，肝气过于旺盛克制脾土，可影响食欲、消化、诱发肝病，此季我们应施以疏肝健脾的药膳进行调养。夏季天气炎热，气温高、日照强，户外工作者最容易发生中暑，轻者头晕、视物模糊、心悸胸闷、恶心乏力，重者危及生命，此季应施以清热消暑的药膳进行调养。秋季天气干燥，昼夜温差增大，容易发生秋燥症、过敏症和肠胃疾病。另外，秋天气温的陡降容易引起各种呼吸道疾病。进入深秋，气温进一步降低，加上冷空气的侵袭，气管炎和哮喘等呼吸道疾病患者往往会病情加重。此季我们应施以清肺润燥的药膳进行调养。冬季天气寒冷，万物萧瑟，人体免疫力降低，身体各器官都容易发生功能紊乱，易引起胃痛、冠心病、气管炎等各种疾病，关节炎、科室等常见病也容易在此时复发或加重，即使最常见的感冒也变得久拖不愈。此季我们应施以温补类的药膳，扶正辟邪且达御寒之功。

睿智的中国人又将一年四季分为二十四节气，而二十四节气是华夏祖先根据太阳在黄道（即地球围绕太阳公转的轨道）上的位置及地面气候演变的次序，将全年分为二十四个阶段，每个阶段相隔15天左右。每个节气的气候特点不一样，药膳调理也有差别，遵循节气养生调药膳，能扬长避短，事半功倍获得健康，如立春节气宜“省酸增甘”，多吃“升发”食物，巩固肾阳，宣发阳气，防风邪，平肝火；夏至节气宜清淡可口，养护脾胃，多喝汤水，避免吃容易上火的食物；秋分节气宜养阴润燥，适当温补，多吃蔬果，预防燥邪，保持阴阳平衡；立冬节气宜平和进补以“封藏”，少咸增苦，预防流感等。

第三章　药膳制作技术

药膳制作，必须首先讨论药物和食物的结合方式，同时还要研究制法与调味料的选择。如此，才能制成色、香、味、形、效俱全的药膳，才能符合药膳美味可口、长期使用、缓建其功的特点。

第一节　药物和食物的结合

药膳是由药物与食物相配伍，按照一定的结合方式而构成的特殊膳食。因此，药物和食物如何结合得当，使之既有养生保健、治疗疾病的作用，又美味可口，是药膳制作时首先需考虑的问题。

药膳中药物和食物的结合方式主要包括药食共制、药食分制两类。

一、药食共制药膳

药食共制药膳是指将药膳所用药物和食物同时进行制作，属于传统食疗习惯上的结合方式。

药食共制药膳结合方式的优点是制作工艺比较简便，能使药物和食物中的有效成分直接进行复杂的化学反应，相互作用，以达到“药借食力，食助药威”的目的，并可使一些脂溶性的有效成分易于析出，发挥相应的功效。

药食共制结合方式又可分为药食同见的药膳、不见药物的药膳两类。

（一）药食共制、药食同见的药膳

1. 结合方式　药食共制、药食同见的药膳，指药物和食物无论制作时，还是成膳时始终在一起的结合方式。药食同见的药膳根据成膳后药材是否可食又分为可食药与不可食药两种，前者如银杞明目羹、沙参炖肉等，其中枸杞子、沙参为可食药；后者如天麻鱼头、田七炖鸡等，其中天麻、田七（即三七）为不可食药。

2. 适应范围　药膳中选用比较名贵的药材（如人参、天麻、冬虫夏草等），以及无不良气味的色鲜、形美的药材（如黄芪、党参、枸杞子等），均可采用药食共制、药食同见这种结合方式。

3. 结合优点　此法除有药食共制结合方式的优点外，还可以使药膳中所使用名贵药材眼见为实，更能给进膳者以良好的感官刺激，增强脾胃受纳、运化功能，更好地发挥药膳的功效。

（二）药食共制，不见药物的药膳

1.结合方式　药食共制、不见药物的药膳指在制作过程中，药物和食物充分结合，在“膳借药力”之后将药材（药渣）除去，成膳后不见药物的结合方式。

2.适应范围　药膳中所用药物味数较多、用量较大，或药材形态、颜色难看，均可采用药食共制、不见药物的结合方式，如八宝鸡汤、十全大补汤、小儿七星茶等。

3.结合优点　药食共制，不见药物的药膳既有药食共制结合方式的优点，又避免了对感官能产生不良刺激的药物与进膳者从感官上接触，最大限度地降低了这些药物对进膳者食欲以及脾胃受纳、运化功能的不良影响，所以可达到药膳所期望的功效。

二、药食分制药膳

（一）结合方式

药食分制药膳是指在药膳制作过程中，先将药物和食物分别采用不同的方式进行提取和制作，然后再按规定和要求组合在一起的结合方式。

组合方式：药物水煎后取汁，再用药汁与食物混合制作；药物制成粉末，再与食物共同制作等方式。前者如杜仲腰花，杜仲水煎取汁，然后将杜仲汁兑入芡汁后分为两半，一半腌渍腰花，一半爆炒腰花后勾芡成菜；后者如何首乌粥，何首乌研粉，之后先煮谷米至七八成熟，再下何首乌粉同煮至粥熟。

（二）适应范围

药食分制药膳的方法适用于药膳中含有不适气味、难看色泽和形态不佳的药材，如川芎、熟地黄、乌梢蛇等；药膳中的药物和食物不宜采用同一方法进行制作如杜仲腰花中的杜仲、首乌肝片中的何首乌、地黄牛肉丸中的熟地黄，以及含有太多药材的药膳等。

（三）结合优点

药食分制法的优点是能使药膳剂量准确、质量稳定制法科学，也适用于工业化生产的需要。

第二节　药膳制法与调味品的选择

药膳是含有药物，具有养生保健、预防疾病、治疗疾病作用的特殊膳食，同时还有缓见其功、长期使用的特点。因此，药膳的制法与调味品的选择非常重要，是药膳制作时必须重视的问题。

一、药膳制法选择

（一）选择有效成分容易溶出的制法

由于药膳含有药物，且药物是药膳主要起“功效”的原料。因此药膳制作必须尽可能

地促使有效成分析出、避免有效成分损失，以期良好地发挥药效。

煮法、炖法、蒸法等热菜类菜肴制法，以及汤羹、药粥等制法，是通过水、油等溶媒与温度的作用，使药物与食物有效成分充分地溶解析出的同时，也不易破坏、损伤其有效成分，所以这些制法在药膳中最为常用。如石斛煮花生、黄芪炖鲈鱼、参归蒸鳝段、山药羊肉汤、良姜羊肉羹、苁蓉羊肾粥等。

药酒，因酒是一种良好的溶媒，其主要成分乙醇可使药物与食物所含有的水溶性有效成分、脂溶性有效成分得到最大限度地溶解，更好地发挥药物与食物的功效，故亦为药膳常用的制法，如五加皮酒、龟龄集酒、人参枸杞子酒等。

（二）选择制法及其用法简便的制法

药膳由食物和药物两部分构成，且以膳食形式运用，不像药剂所用均是药物，故其针对性与特效性较药剂要差，但药膳的特点是缓见其功，需要长期食用方能起效。所以药膳制法及其用法必须简单、便利。

药膳制法中，菜肴、汤羹粥饭、茶饮等多是现备现做，其中汤羹、药粥、药茶制作简便，特别是汤羹、药粥不仅制作简便，而且有效成分容易溶出、易于消化，很受人们的欢迎。

药酒、膏滋等常是一次制好，可供长期饮用、食用，极为方便。另外，近年来各地利用现代化食品制作工艺研发出一系列糖果、蜜饯、饮料、罐头等药膳新品，如枇杷糖、薄荷糖、山楂蜜饯、九制陈皮、凉茶、酸梅汤、甲鱼药膳罐头、参杜乌鸡药膳罐头等，在达到功效的同时体现了方便使用、长期应用的特点。

二、药膳调味料选择

药膳是具有保健、预防、治疗作用的特殊膳食，美味可口是其基本特点，因此制作、烹调药膳时调味料（又称调料）的选择显得格外重要。

（一）甘甜气味药材药膳，少用调味料

多数药膳常用甘甜、甘淡或无不良气味的药物，少有辛酸苦劣之味。一般情况下，药膳经加工制作后都具有其自身的鲜香口味，不宜再用调味品改变其本味。

（二）其他气味药材药膳，宜选味佳调味料

少数药膳可能配伍了一些非甘甜、甘淡气味或不适气味的药物。此时应根据具体情况，适量选用糖、盐、味精、料酒等味佳的调味料，以达到膳品可口、常食不厌的效果。

（三）动物与滋腻药膳，宜选辛香调味料

鸡、鸭、鱼、肉、龟、鳖等动物食物，动物内脏、蹄筋、肉皮、鞭类等动物原料，阿胶、鹿角胶、龟板胶、鳖甲胶等药胶，以及黄精、生地黄等滋腻类原料组成的药膳，由于其常有滋腻碍胃，影响药物、食物有效成分吸收的副作用，因此常需在此药膳中加用辛香

调料，以增进脾胃的纳运功能，促进药物与食物有效成分的吸收。如黄芪鲈鱼用生姜、葱白、料酒等调味；阿胶羊肝用生姜、蒜末等调味；黄精烧鸡用生姜、葱白等调味。

另外，牛肉、羊肉、鹿肉、狗肉、鞭类及某些水产品等动物原料，多有腥、膻、臊等异味，宜加用些辛香调味料以除去异味，使用膳者能够接受并按要求使用。如牛肉、羊肉在烹调时宜加草果；鹿肉、狗肉烹调时宜加柏木块；鞭类烹调时宜加葱段、生姜、料酒同煮；水产品烹调时常加葱段、生姜、胡椒。

（四）根据病证宜忌，辨证选择调味料

生姜、葱、蒜、花椒、胡椒、草果、桂皮、小茴香、八角茴香等常用的调味料本身具有浓烈的香味，且性质温热，具有发汗解表、行气活血、温阳散寒、通脉止痛等功效。所以凡是风寒表证、气滞证、血瘀证、阳虚证、寒证、痛证等病证，宜用此类辛香调味料调味，同时在药膳的配伍中可将调味料的辛香作为一个方面的功效成分综合考虑，视为药膳原料的有机组成部分。但辛香调味料由于有破气、损阴、伤血等弊端，因此对有气虚、血虚、阴津亏损等病证的人群宜慎用或忌长期使用。

第三节　药膳原料前期加工技术

药膳原料主要分为食物原料与药物原料两大类，因此在药膳制作之前，应分别对食物和药物进行前期加工和处理。另外，现代药膳制作为了保证药膳质量的稳定，保持药物或食物有效成分在制作膳品时不被破坏，常将药膳原料采用现代技术加工成液体以备使用。

一、食物原料前期加工技术

药膳在制作前，必须依照一定方法对药膳所用的食物原料进行前期加工处理，使其既满足烹调、制作工艺的需要，又符合防病治病的要求，以制备出色、香、味、形、效均佳的药膳。

（一）食物原料前期加工的目的

食物原料的前期加工是指在药膳烹调制作之前对药膳原料中的食物原料进行初步的、基本的加工，为进一步烹调、制作提供条件的方法，其目的主要有以下四个方面。

1.除去杂质异物，保证药膳纯净　未经前期加工的食物原料多带有一定的泥沙、杂质、皮毛、筋膜、内脏等非食用部分，制作药膳前必须经过严格分离、清洗，达到洁净的要求，保证药膳纯净。如动物类鲜活食物应宰杀、热水烫除皮毛、开膛去除内脏等杂物，干果等食物应敲碎去除硬壳，除去这些非食用部分，才能保证药膳的纯净。

2.选取适用部位，更好发挥作用　很多食物原料的不同部位具有不同作用，为了发挥药膳的作用，在药膳制作之前必须加以分离，选取适用部位。如莲子肉有补脾止泻、益肾固精的功效，而莲心（胚芽）有清心除烦的作用，故需分开使用。

3.矫正不良气味，增强药膳美味　某些食物原料尤其是动物类原料有特殊的气味，常

不被人们所接受，而经过前期加工则能改善或消除不良气味，做成药膳后则有利于提高膳品的香味。如羊肉的膻味、猪腰的腥臭味、紫河车的异味、鲜笋的苦涩味等，经过前期加工处理可消除其不良气味，制作出美味的药膳。

4.调整并且缩短药膳的制作时间　通过切制、研磨等前期加工，使药膳食物原料由大变小，以调整并且缩短药膳的制作时间，既节约能源又有利于进食者的咀嚼与消化，可满足不同人群对药膳的多种要求。

（二）食物原料前期加工的技术

药膳中所用的食物原料，有鲜品和干品之分，鲜品多作菜肴药膳使用，干品则适用于各种类型的药膳。不同种类食物原料的前期加工方法各有不同，现按鲜品和干品食物原料简介如下。

1.鲜品食物原料的前期加工方法　鲜品食物原料主要按选料、洗净、去杂、漂制、焯制和切制等程序，做好制膳前的加工处理。

（1）选料　鲜品食物因多作菜肴药膳使用，故应选新鲜质佳、形优色美的原料，以保证药膳制作的形色效果。

（2）洗净　植物类鲜品食物，如蔬菜、瓜果等，多带有泥沙等不洁之物，应先剔除杂草、黄叶、老茎及须根等，再洗净泥沙、虫卵。动物类鲜品食物，常在去除毛杂后，洗净血水污物，才能进行进一步的加工制作。

（3）去杂　植物类鲜品食物中的蔬菜瓜果以及根茎类的食物表皮粗厚，大多应先除去粗皮或外皮，瓜类蔬菜还要除净瓜蒂、瓜瓤等不能食用的部位，如南瓜、冬瓜、丝瓜等；花类蔬菜要去除老纤维，削去污斑，挖除蛀洞黑斑、花柄等不能食用的部分，如西兰花、韭菜花等；豆荚类蔬菜要掐去豆荚顶、尖及两侧的老筋，同时去除虫蛀部分，如四季豆、豇豆等；种子、果实类食物，应剥去种壳或敲除硬壳，取出种仁，如毛豆、蚕豆、花生、桂圆、松子、板栗、核桃等。

动物类的鲜活食物中禽类先应宰杀，热水烫除皮毛，去净爪皮、喙壳、舌膜、羽毛及茸毛，开膛去除内脏杂物，如鸡、鸭、鹌鹑、鸽子等；畜类动物宰杀后，应净膛，洗净至无血、毛、污物，然后按不同部位分档取料。此外，还有些动物类的食物应去除表皮杂物，如鲜鱼去鳞、活虾剪除头足等。

（4）漂制　某些食物具有血腥、苦等不良气味，可用水漂的方法去除异味。如鲜紫河车漂除血腥气味，牛鞭漂去腥臭，鲜竹笋、苦刺花漂除苦涩味等。

（5）焯制　对含有血水的动物肉类鲜品食物，在制膳尤其是制作汤羹药膳之前，需将动物肉放入沸水中焯数分钟，焯去血水泡沫，使肉嫩汤清味鲜，如鸡肉、鸭肉、猪肉、牛肉羊肉等。焯制鹿筋、牛鞭时，需放入葱、姜、料酒同煮，消除腥臭等不良气味。

（6）切制　鲜品食物切制比较讲究刀法和形状。就刀法而言，有横切、斜切等不同，具体应视食物而定，尤其是动物肉类，一般按肌纤维的走向逆向横切为佳，这样易于熟烂，脆嫩爽口。就形状来说，一般的切制规格有片、块、丁、段、丝等，要求既要整齐划

一、清爽利落，同时还要方便烹调，即切制得大、小、厚、薄、方、圆均匀一致，方便制作。

另外，肉类食物在有些药膳中需切制如糜如泥，以利于制作肉丸或包子、饺子、肉饼等的馅料，也应在制膳前做好切制准备工作。

2.干品食物原料的前期加工方法　干品食物原料简称干料、干货，因质地干硬，在制膳前应做浸泡等加工准备工作，具体按净选、胀发、漂制、切制和碾碎等程序进行。

（1）净选　干品食物原料，应先挑选形色较佳的原料，剔除变色形坏之品以利于制膳的视觉美观。同时，用清水洗净食物表面的灰尘杂物，晾干备用。

（2）胀发　胀发是干料、干货最常使用的基本加工方法。根据食物硬度的不同，干品食物胀发方法分为冷水发、热水发、盐发、油发与碱水发。

1）冷水发　是把干品原料（即干货）拣净杂质后，直接投放于冷水中浸泡，使其缓慢吸水胀发。本法适用于质地软嫩、体形较小的原料，如木耳、香菇、黄花菜、海带、虾米、海蜇等的胀发。

2）热水发　是指将干货放在温水或沸水中，或再经继续加热，使其快速吸收水分，胀大、回软。本法适用于粗硬老韧的原料，根据原料的质地，可采用不同的方法，如海带、腐竹、粉丝等相对体小质嫩的干料以及可用冷水发的干料，可直接放入热水中浸泡，不再继续加热，使原料缓慢胀发；海参、鱼翅等体形大、质地坚实、腥膻臭异味较重的干料，可先煮后焖，使其里外同时发胀；鱼翅、鱼骨等煮焖不透的干货以及质地坚实、形体较小、鲜味充足的干货，可加水或加水与葱、姜、料酒后上笼屉蒸透。

3）盐发　是指将干货放在盛有大量盐的锅中加热翻炒，再焖一段时间，使原料胀发。用该法胀发后的原料还要用温水洗去盐分和油脂。本法适用于骨质、甲壳、蹄筋、干肉皮或质地坚硬的干料，如鱼骨、蹄筋、鱼肚、肉皮等的胀发。

4）油发　是指将干货放在温油锅中油炸，并不时翻动，使原料膨胀。用该法胀发后的原料还要用温水或碱水浸泡，碱水浸泡者还要用清水漂去碱味。本法适用于鱼肚、蹄筋等的胀发。

5）碱水发　是指将干货先经冷水浸泡，再放到5%的碱水溶液中浸泡一定时间，使原料尽快胀发，胀发后的原料还要用清水漂去碱味。本法适用于质地十分坚硬的干货，如鱿鱼、海参、蹄筋、鞭类等的胀发。

（3）漂制　干品食物原料的漂制方法与要求基本与鲜品食物相似，但干品食物原料的漂制主要目的是除去食物中过多的盐分，如咸鱼、火腿、腌肉需漂去盐分。

（4）切制　干品食物原料的切制方法与要求基本与鲜品食物相似。胀发后，干品食物原料较为松脆，切制时更应注意形状美观、不宜太小，以防烹制菜肴时破碎、断裂，有损美观。干品肉类一般不宜制成肉末制作肉丸或做馅料。

（5）碾碎　干品食物原料用于制作面点、羹粥等药膳时，有时需做碾碎处理。碾碎前对食物应先干燥，以易于碾碎。碾碎为粗粉或细粉，应视食物种类和制膳剂型而定。如制面点多宜碎细粉；制作羹、粥可碎成颗粒状的粗粉。

二、药物原料前期加工技术

药膳在制作之前，必须依照一定方法对药膳所用的药物原料进行前期加工处理，以备制膳。药物原料的前期加工一般称为中药炮制。中药炮制属传统制药技术，是中药学的有机组成部分，为中药临床用药安全提供了有力保证。

（一）药物原料前期加工处理的目的

药物原料的前期加工是指在药膳烹调、制作之前对药膳原料中的药物原料进行初步的、基本的加工，为进一步烹调、制作提供条件的技术。其目的有以下四个方面。

1.降低或消除药物的毒性或副作用 为了保证药膳使用的安全性，必须在烹调、制作前对具有毒性或副作用的药物进行炮制处理，以降低或消除药物的毒性或副作用。如半夏生用常出现呕吐、咽喉肿痛、失声等毒副作用，经白矾、石灰、甘草等炮制，制成清半夏、法半夏等即可降低或消除其毒副作用。

2.转变或缓和药物性能 不同的药物，各有其不同的性味，为了更好地适应实际需求，或避免性味偏盛带来的副作用，可通过炮制转变或缓和药物的性能作用。如生萝卜味辛、甘而凉，下气宽中，可治食积脘腹胀满；熟萝卜味甘而平，兼以益胃，可治中气虚衰所致食积证。又如大黄，生用泻下峻猛，具有泻下清热的作用，主治热结便秘；炮制后不仅泻下缓和或不具备泻下作用，而且炮制方法不同，其功效亦有所不同，像大黄醋炒有活血化瘀作用，主治瘀血诸证，大黄炒炭有止血作用，主治出血诸证。

3.提高或增强药物的效用 药物除了通过配伍来提高其效用之外，还可通过炮制等方法以提高其效用。如多数种子类药物有硬壳，其药效不易被析出，经炒制后种皮爆裂，便于成分析出，增强效用。醋炒香附、青皮、白芍等，可使他们的收敛作用增强，适用于肝病急症的治疗。白矾水浸泡去皮的梨子，不仅能防止梨变色，而且还能增强祛痰作用。

4.保证药膳质量，利于工业化生产 为了避免某些含挥发性成分的药物受热后有效成分的流失，以及满足工业化生产的需要，会采用现代技术对某些药物的有效成分进行提取分离，制成一定的剂型，以保证药膳质量稳定、用量准确，利于工业化生产。如将冬虫夏草、人参提取成冬虫夏草汁、人参精等。

（二）药物原料前期加工的方法

药膳中所用的药物原料，亦有鲜品和干品之分，用作菜肴多取药物鲜品，其他类型药膳多用药物干品居多，且多为市售饮片。

鲜品药物原料的前期加工方法基本同鲜品食物原料的前期加工方法。

干品药物原料的前期加工方法一般可分为净选、软化、切制与炮制等，在具体应用过程中，可单独或同时使用几种方法。

1.净选 购买来的中药饮片干品，应选择形色较佳、大小均匀的，去除有斑点或变色的部分，再用清水洗净、控干生水，以备制膳之用。

购买来的中药干品药材，应拣去或筛除药材中夹杂的泥沙、杂质及虫蛀、霉变的部分，并把不同的药用部分分开，以备制膳之用。除去非药用部位的方法有以下十种。

（1）去根去残茎　茎或根茎类药物须除去残根，如荆芥、麻黄、薄荷等；根类药物须除去残基，如龙胆草、丹参、威灵仙等；若同一类植物根、茎均能入药，但二者作用不同，须分离、分别入药，如麻黄根能止汗，茎能发汗解表，故须分开入药。

（2）去枝梗　为使用量准确，某些果实、花叶类药物入药，应去除老茎枝、柄蒂等，如五味子、花椒、辛夷等。

（3）去皮壳　皮类药材可用刀刮去皮、苔藓及其他不洁之物，如厚朴、杜仲、黄柏、肉桂等；果实类药物须去壳取仁，如草果、白果等；种子类药物应去种皮，如苦杏仁、桃仁等。

（4）去毛　有些药物表面或内部，常着生许多绒毛、鳞片或须根，服后可刺激咽喉引起咳嗽或其他有害作用，应采用刷、砂烫、刮、燎、挖等方法去除，如知母、鹿茸骨碎补、金樱子等。

（5）去心　去心主要包括去根的木质部分和枯朽部分、种子的胚、花类的花蕊、某些果实的种子以及鳞茎的茎等，如地骨皮、五加皮、牡丹皮、远志等。

（6）去核　有些果实类药物，常用果肉而不用核（或种子），其中有的核（或种子）属于非药用部分，有的果核与果肉作用不同，故须分别入药，如山楂、山茱萸、花椒等。

（7）去芦　“芦”又称“芦头”，一般指药物的根头、根茎、残茎、茎基、叶基等部位。《修事指南》指出，“去芦者免吐”，并沿用至今。需去芦头的药物如人参、党参等。

（8）去瓤　《本草蒙筌》中有“去瓤者免胀”的记载，故有些果实类药物须去瓤使用，如枳壳、枳实等。

（9）去头尾、皮骨、足、翅　部分动物类或昆虫类药物，需要去头尾或足翅，以除去有毒部分或非药用部分，如乌梢蛇、蕲蛇等均去头及鳞片，蛤蚧须除去鳞片、头、足。

（10）去残肉　某些动物类药物，如龟甲、别甲等，均须除去残肉筋膜，纯净药材。

2.软化　中药饮片或药材多为干品，其在切制前必须经过软化处理，以使药物质地由硬变软，便于切制。常用软化药物的方法有以下五种。

（1）淋法　淋法即喷淋法，是用清水喷淋或浇淋药材适用于气味芳香、质地疏松的全草类、叶类、果皮类和有效成分易随水流失的药材的软化，如薄荷、香薷、枇杷叶、陈皮等。

（2）洗法　洗法即淘洗法，是用清水快速洗涤药材。适用于质地松软、水分易渗入及有效成分易溶于水的药材的软化，如石斛、蒲公英、紫菀等。

（3）泡法　泡法是用清水将药材浸泡一定时间，使其吸收适量的水分。适用于质地坚硬、水分较难渗入的药材的软化，如天花粉、木香、三棱等。

（4）漂法　漂法是用大量水、多次漂洗药材。适用于毒性药材、用盐腌制过的药物及具腥臭异常气味的药材的软化，如附子、肉苁蓉、昆布、海藻等。

（5）润法　润法是把泡、洗、淋过的药材，用适当器具盛装，或堆积于润药台上，以湿布遮盖，或继续喷洒适量清水等液体，保持湿润状态，使药材外部的水分徐徐渗透到药物组织内部，达到内外湿度一致。适用于个体粗大、质地坚硬且有效成分难溶或不溶于水的根类或藤木类药物的软化，如何首乌、鸡血藤、苏木等。

3.切制 为了进一步地烹调与制作，软化后的中药饮片特别是药材需按要求切制成一定规格的片、丝、块、段等。根据药材性质及制膳要求，常见的饮片类型和规格有：极薄片，如羚羊角、鹿角、苏木等；薄片，如白芍、乌药、天麻等；厚片，如茯苓、山药、天花粉等；斜片，如桂枝、甘草、黄芪等；直片（顺片），如大黄、附子、何首乌等；丝，如厚朴、青皮、荷叶等；段（节），如薄荷、益母草、党参等；块，如阿胶块、何首乌、茯苓等。

药材切制时需注意刀工技巧，其厚薄、大小、长短、粗细等均应整齐划一，方能保证膳品的美观。另外，主料（食物）与配料（药物）在切制时需注意形态上的协调、适中，因为是药膳，是药食结合的特殊膳品，所以原则上应该突出药材。

4.炮制 经过净选、软化、切制后的药材，根据具体需要的不同，需依照一定方法进行炮制。药膳所用药材炮制的常用方法有炒法、煮法、蒸法与炙法等。

（1）炒法　将净选、软化、切制后的药材，置炒制容器内，用不同火力加热，并不断翻动或转动使之达到规定要求。

炒法有清炒法、加辅料炒法两种。

1）清炒法　又称单炒法，即不加任何辅料的炒法。根据火候及程度不同，清炒法又分为炒黄、炒焦和炒炭等。炒黄能使原料松脆，便于粉碎或煎出药效，还可矫正异味，如炒黑芝麻、炒莱菔子；炒焦能增强药物消食健脾的功效或减少药物的刺激性，如焦山楂、焦栀子；炒炭可使药物增强或产生止血、止泻作用，如姜炭、乌梅炭。

2）加辅料炒法　又称合炒法，即加入辅料的炒法。根据所加辅料的不同，加辅料炒又分为麸炒、米炒、土炒、砂炒、蛤粉炒和滑石粉炒等。麸炒可避免油脂过多或气味燥烈引起的呕吐，并增强健脾益胃的作用，如麸炒川芎、麸炒白术；米炒可增强健脾和胃的功能，如米炒党参；砂炒可使质地坚硬的药材酥脆而便于药膳的制作，另外亦可祛除腥臭味。

（2）煮法　将净选后的药材，加辅料或不加辅料置锅内，再加适量清水同煮。

煮法有清水煮法、药汁煮法和加固体辅料煮法三种，清水煮法如清水煮乌头，药汁煮法如甘草水煮远志，加固体辅料煮法如豆腐煮藤黄等。

无论是哪种具体的煮法，其炮制的主要目的都是为了降低药物的毒性或副作用。

（3）蒸法　将净选或切制后的药材，加辅料或不加辅料置蒸制容器内蒸制。

蒸法有清蒸法、加辅料蒸法两种，清蒸法如清蒸黄精；加辅料蒸法如酒蒸肉苁蓉、醋蒸五味子、黑豆汁蒸何首乌等。

蒸法的目的除了消除或减少原料的副作用之外，还有一些其他目的，如改变药物性味，扩大用药范围，如地黄蒸后药性转温，功能由清变补；保存药效、方便贮存，如桑螵蛸蒸后杀死虫卵而便于贮存，黄芩蒸后破坏酶类而保存苷类有效成分；便于软化切片，如木瓜、天麻等蒸后软化效果理想，切片形状美观。

（4）炙法　将净选或切制后的药物与液体辅料拌炒，使辅料逐渐渗入药物组织内部。

炙法根据药物所用辅料不同，可分为蜜炙、酒炙、醋炙、姜炙、盐炙和油炙六种。

1）蜜炙　药物和蜂蜜（需用炼蜜）拌炒，多用于止咳平喘、补脾益气的药物，如百部、款冬花、紫菀、黄芪、甘草、党参等。

2）酒炙　药物和酒（多用黄酒）拌炒，多用于活血散瘀、祛风通络药物以及动物类药物，如川芎、当归、乌梢蛇、紫河车等。

3）醋炙　药物和醋（需用米醋）拌炒，多用于疏肝解郁、散瘀止痛的药物，如乳香、柴胡、延胡索等。

4）姜炙　药物和姜汁拌炒，多用于祛痰止咳、降逆止呕的药物，如黄连、竹茹、厚朴等。

5）盐炙　药物和盐水溶液拌炒，多用于补肾固精、疗疝镇痛、滋阴降火的药物，如杜仲、益智仁、小茴香、荔枝核、知母、黄柏等。

6）油炙　药物和食用油脂（包括动物和植物油脂）拌炒，多用于温肾壮阳或酥脆药物，使药物易于打碎和烹制，如羊油炙淫羊藿，可使淫羊藿具温肾壮阳作用；豹骨、三七、肉皮等油炙后能使其质地酥脆、易于打碎和烹制，同时还可矫正药物不良气味。

三、药膳原料液体制备技术

药膳原料液体制备是为了保证药膳质量的稳定，保持药材食物（食物多是药食两用品种）有效成分在制作膳时不被破坏，采用现代技术提取药材、食物中的有效成分，精制成药液，留待备用的方法。

药膳原料提取原则是使用不同溶剂将所需成分尽可能提出，不提或少提其他成分。要求提取溶剂要有良好的稳定性，不与原料发生化学反应，同时对人体无毒、无害。

药膳原料液液体制备过程一般可分为浸提、过滤分离、除杂以及浓缩等。

（一）药膳原料的常用浸提方法

药膳原料（包括药材、药食两用品种）的浸提方法主要有煎煮法、浸渍法、渗漉法、回流法和水蒸气蒸馏法等。

1.煎煮法　煎煮法系指用水作溶剂，加热煮沸浸提原料有效成分的方法。适用于有效成分易溶于水，且对湿、热较稳定的药膳原料的提取，如杜仲汁、鸡汁等的煎取。

本法提取率高，原料中的多数有效成分都可被提取出，但不耐热和含挥发性成分的药材、食物不宜用煎煮法。

2.浸渍法　浸渍法系指用规定量的有机溶剂（多用白酒或乙醇），在一定温度下，将原料浸渍一定时间提取有效成分的方法。适用于遇热易挥发、有效成分易被破坏以及含黏性物质较多的药膳原料的提取。浸渍法具体可分为冷浸渍法、热浸渍法与多次浸渍法，其中冷浸渍法、热浸渍法可直接制得药酒，如养生酒、八珍酒等的制备。

本法溶剂用量较大、利用率较低，有效成分不能完全提出。另外，本法不能用水做溶剂，通常用白酒或乙醇等有机溶剂，故应密闭浸渍，以防溶剂挥发损耗。

3.渗漉法　渗漉法是指将适度粉碎的药膳原料置于渗漉筒中，由上部连续加入溶剂（常用乙醇、酸性或碱性溶液），从下部收集渗滤液进而提取原料有效成分的方法。适用于贵重、有效成分含量低的原料的提取。渗漉法具体可分为单渗漉法、重渗漉法、逆流渗漉法和加压渗漉法，如当归、远志等有效成分的提取。

本法提取率高、节约溶剂，但因为不加热，故原料中某些有效成分不易提出。

4.回流法　回流法系指用易挥发的有机溶剂（常用乙醇）提取药膳原料成分，其中挥发性溶剂馏出后又被冷凝，流回浸出器中以浸提原料，这样周而复始直至有效成分提取完全的方法。适用于质地较硬、浸渍法提取较难的原料的提取，如川贝、冬虫夏草等有效成分的提取。

本法溶剂用量较小、浸提完全，但由于连续加热，浸提液受热时间较长，因此不适宜受热易被破坏的原料的提取。

5.水蒸气蒸馏法　水蒸气蒸馏法系指将含有挥发性成分的药膳原料与水或水蒸气共同加热，使挥发性成分随水蒸气一并馏出，并经冷凝提取挥发性成分的方法。适用于有挥发性、能随水蒸气蒸馏的药材、食品成分的提取，如玫瑰、金银花等有效成分的提取以及玫瑰露、金银花露等的制备。

本法需要将原料加热，主要适用于花卉类药材、食物有效成分的提取和露（芳香水）的制备，不适用于化学性质不稳定成分的提取。

6.其他浸提方法　浸提新技术层出不穷，这些新技术也在原料有效成分的提取中逐步使用，以下对此做简要介绍。

（1）超临界流体提取法　超临界流体提取法通常称为超临界流体萃取（supercritical fluid extraction，简称SFE、SCFE），是一种以超临界流体（supercritical fluid，简称SF、SCF）代替常规有机溶剂对原料有效成分进行提取和分离的新型技术。其原理是利用流体（溶剂）在临界点附近某区域（超临界区）内与待提取、分离物中的溶质具有异常相平衡行为和传递性能，且对溶质的溶解能力随压力和温度的改变而在相当宽的范围内变动，利用这种SCF作溶剂，可以从多种液态或固态混合物中萃取出待分离组分。

常用的SCF为CO_2，因为CO_2性质稳定，无毒，不易燃易爆，价廉，有较低的临界压力和温度，易于安全地从混合物中分离出来。超临界CO_2萃取法与传统提取方法相比，最大的优点是可以在近常温的条件下提取分离，几乎保留产品中全部有效成分，无有机溶剂污染残留，产品纯度高，操作简单，节能。灵芝、大蒜等有效成分的提取可使用本法。

（2）超声波提取法　超声波提取法（ultrasonic extraction，简称UE）是采用超声波辅助溶剂进行药物等有效成分提取的新型技术。其基本原理主要是利用超声波产生高速、强烈的空化效应和搅拌作用，破坏植物药材等的细胞，使溶剂渗透到药材等细胞中，缩短提取时间，提高提取率并能保护药物等有效成分。本法与常规提取法相比具有省时、节能、提取效率高等优点。

黄芩、益母草等有效成分的提取可用本法。

（3）微波提取法　微波提取法（microwave extraction method，简称MEM）是利用微波来提高萃取率的一种新技术，其原理是在微波场中，吸收微波能力的差异使得基体物质的某些区域或萃取体系中的某些组分能被选择性地加热，从而使得被萃取物质从基本或体系中分离，进入到介电常数较小、微波吸收能力相对差的溶剂中，因此可有效提高提取物纯度。本法与常规提取法相比，具有设备简单、适用范围广、提取效率高、节省时间、节省溶剂、环保、安全等优点。红景天、槐花等有效成分的提取可用本法。

（二）药膳原料提取液的过滤分离方法

药膳原料（包括药材、药食两用品种）经过浸提可获得提取液，过滤分离提取液中的沉淀，制得澄明药膳原料液体的方法主要有沉降分离法、离心分离法与滤过分离法三种。

1.沉降分离法　沉降分离法系指固体微粒依据本身重力在液体介质中自然下沉使之与液体分离的方法。

该法简便易行，但耗时长，药渣沉淀吸附药液多，对提取液中固体物含量少、粒子细而轻以及提取液易腐败变质者不宜使用。

2.离心分离法　离心分离法是指通过离心使提取液中固体与液体或两种不相混溶的液体，产生大小不同的离心力而达到分离的方法。

该法效率高，可作为醇沉工艺的替代方法。

3.滤过分离法　滤过分离法系指将提取液（滤浆）通过多孔的介质（滤材），使固体微粒被截留，液体经介质孔道流出，而达到固液分离的方法。

本法滤过方式有表面滤过和深层滤过两种，前者因提取液中大于滤过介质的微粒全部被截留在滤过介质表面而得名，实际操作中常在提取液中加滑石粉、纸浆等助滤剂，以改善滤渣的性能、提高滤速；后者因微粒被截留在滤器深层的长而弯曲的孔道中而得名，适于颗粒细小且含量较少提取液的分离。滤过分离法的具体方法有常压滤过、减压滤过、加压滤过及薄膜滤过四种。

（三）药膳原料提取液的除杂及浓缩方法

1.提取液的除杂方法　药膳原料提取液，一般含大量杂质，宜采用适当方法除杂，以获取有效成分较高的、精制的原料提取液。常用的除杂精制方法有水提醇沉法、醇提水沉法、超滤法、盐析法、酸碱法、透析法、萃取法、澄清剂法以及大孔树脂吸附法，其中以水提醇沉法应用最为广泛。以下简单介绍水提醇沉法、醇提水沉法两种方法。

（1）水提醇沉法　水提醇沉法又称水醇法，是利用不同浓度乙醇使水提浓缩液达到不同含醇量，低分子有效成分溶于烯醇溶液中，高分子杂质析出沉淀，固液分离后，使水提液得以精制。本法适用于大多数药膳原料提取液的精制，蛋白质、糊化淀粉、黏液质、油脂、脂溶性色素、树脂树胶及部分糖类等高分子杂质可以被除去。

（2）醇提水沉法　醇提水沉法亦称醇水法，是先以适宜浓度的乙醇提取药膳原料的有效成分，再用水除去提取液中脂溶性杂质，使醇提液得以精制的方法。

本法适用于含蛋白质、黏液质、多糖等杂质较多的原料的提取纯化，使树脂、油脂、色素等脂溶性杂质可以被除去。

2.提取液的浓缩方法　药膳原料提取液一般在单位容积内有效成分含量低，需进一步浓缩以提高浓度，由此获取浓度较高的精制原料提取液。常用的浓缩精制方法有蒸发浓缩法、蒸馏浓缩法两种。

（1）蒸发浓缩法　蒸发浓缩法是通过加热使提取液水分蒸发进而浓缩精制的方法。

本法是浓缩提取液的重要手段，具体有常压蒸发浓缩、减压蒸发浓缩、薄膜蒸发浓缩和多效蒸发浓缩四种，其中以前两种方法应用较广。常压蒸发浓缩适用于有效成分耐热，而且溶剂又无燃烧性、无毒害作用、无经济价值的提取液的浓缩；减压蒸发浓缩适用于有效成分对热不稳定的提取液的浓缩，本法既能浓缩提取液又能回收乙醇等溶剂，为目前较为先进的蒸发浓缩方法。

（2）蒸馏浓缩法　蒸馏既是浸提方法，又属浓缩工艺，就蒸馏浓缩而言是将提取液在蒸馏器内加热到汽化，通过冷凝回收溶剂，同时浓缩精制提取液的方法。

本法常用于有机溶剂浸提原料的提取液，以便回收溶剂，降低成本。蒸馏浓缩法又分为常压蒸馏浓缩、减压蒸馏浓缩两种，前者适用于有效成分受热不易破坏的提取液的浓缩，后者适用于有效成分遇高温易被破坏的提取液的浓缩。

第四节　传统药膳的制作技术

传统药膳是在中医理论指导下，将药物和食物进行配伍组方，采用传统制作工艺制成的具有养生保健、防病治病作用的膳食。其既不同于一般的药剂，又有别于普通的膳食，是一种兼有食物美味和药物功效的特殊膳食。

传统药膳主要由药膳菜肴、药膳汤羹、药膳面点、药膳粥饭、药膳茶饮、药膳酒剂和药膳膏滋等种类组成，是中医学和传统烹饪学、药剂学技术相结合的产物。

传统药膳制作工艺比较复杂，药膳师不仅要通晓中医学理论，熟悉每种药物和食物的特性，还要熟练掌握传统烹饪学、药剂学的常用制作技术，如此才能制作出色、香、味、形、效俱佳，既能果腹、满足人们对美味食品的追求，同时又有保健、预防、治疗作用的特殊膳食。

一、药膳菜肴的制作技术

药膳菜肴一般可分为热菜药膳、凉菜药膳两类。

（一）热菜药膳的制作技术

热菜药膳是最常见的药膳菜肴之一。热菜药膳的制法很多。通常多采用以水或蒸汽作为传热介质的烹调方法，如炖、焖、煨、煮、烧、扒、蒸、烩等；也可适当选用炒、爆、熘、炸等以油作为传热介质的烹调方法。

热菜药膳的调味应以清鲜平和为宜，突出原汁原味，多用咸鲜、咸甜和咸香味型等。

由于一年四季气候变化不同、地方口味习惯各有差异，因此也可适当使用纯甜酸甜、香辣和鱼香味等其他味型，使药膳菜肴的口味能够满足大多数人的需要。

1.炖法

（1）炖法的概念　炖法是将经过前期加工处理后的食物原料与药物原料同置于锅内放入清水及调料，先武火加热至沸，再用文火长时间加热，炖至原料酥烂的加工方法。此为直接上火炖的加工方法。

此外，也可以将前期处理好的食物原料与药物原料同置于大汤碗内，加入清水及调料或封上桑皮纸，或使用耐热的保鲜膜封好碗口，然后将大汤碗置于蒸锅或蒸笼中蒸制，称蒸炖；也可以将大汤碗置于放有适量水的锅中，隔水炖制，称隔水炖。

（2）炖法的用料与初加工　炖法多使用动物性食物原料，如鸡肉、鸭肉、鸽肉、牛肉、羊肉、猪排骨等，也可根据药膳制作的需要，适量搭配某些根茎类或叶菜类的植物性食物原料，如山药、土豆、莲藕、胡萝卜、白萝卜、大白菜等，此外，黄豆、花生、莲子等也可用作炖菜的配料。

炖法一般需对食物原料进行初加工，主要包括洗涤、去皮、动物内脏处理、刀工成型、焯水等。原料一般加工切成块、段、条等形状，小型原料也可整个使用。

（3）炖的方法　炖制药膳时，药物的投放分为两种情况：一是补益类药物，如人参、黄芪、冬虫夏草等，稍加清洗后，可直接与动物性食物原料同放入砂锅内，加清水炖制即可；二是非补益类药物，如三七、砂仁、雪莲花等，稍加清洗后，最好用布包扎，然后与动物性食物原料同放入砂锅内，加清水炖制，药膳制成后，应取出药包。炖制药膳菜肴时，加水要适量，以漫过原料高度3～5cm为宜，以保持其原汁原味。加热时先用武火煮沸，然后撇去汤面浮沫，使汤汁清澈；放入姜、葱、料酒、盐等调料后，改用文火慢炖1～3小时至原料酥烂即可。

炖制的药膳菜肴大多具有汤汁清澈、菜质酥烂、口味鲜醇的特点，如人参、黄芪、淮山炖乳鸽，当归、人参炖母鸡，虫草炖鸭等。

2.焖法

（1）焖法的概念　焖法是将切制加工后的食物性原料经焯水或过油等初步热处理，使其成为半成品后，再与药物同置于锅内，加调料和适量汤汁或清水，用文火焖至原料酥烂，再用中火收稠汤汁的方法。

（2）焖法的用料与初加工　焖法多使用动物性食物原料，如鸡肉、鸭肉、鹅肉、兔肉、猪肉、牛肉、羊肉等，也可使用部分植物性食物原料，如茄子、茭白、南瓜、鲜笋、四季豆等。

焖法对食物原料常需初加工成块、段、条等形状，或用自然形状的小型原料。

（3）焖的方法　将加工好的半成品放入砂锅内，再放入经过前期处理的药物或药物成分，加入姜、葱、料酒、酱油、糖、盐等调料，放入适量的汤汁或清水，盖好锅盖，用武火烧沸后，再改用文火焖至原料酥烂，最后用中火收稠汤汁即可。在焖制过程中，要正确掌握调味品的投放，汤水的量宜一次加足，但咸味调料不宜过早加足，可在中火收汁时适当给予补充，以免味咸。在收汁时，要注意适当搅动，防止原料粘底。

焖制的药膳菜肴一般具有形态完整、色泽红亮、质感酥烂、汁浓味醇的特点，如参芪红焖鸭、归地焖羊肉、板栗焖猪肉等。

3.煨法

（1）煨法的概念　煨法是将已经切制加工的食物原料经焯水或煸炒，再与中药同置于锅内，加适量清水和调料，用武火烧沸，撇去汤面浮沫，再用中文火长时间加热至原料酥烂、汤色浓白的加工。

（2）煨法的用料与初加工　煨法多用动物性原料及部分植物性原料。

煨法一般需将食物原料初加工成块、段等形状，部分小型原料也可以整用。

（3）煨的方法　将预先处理好的动物性食物原料和药物或药物成分同置锅内，放入适量清水，加生姜、葱、料酒、盐等调料，煨至原料酥烂、汤色浓白时即可。如需加入某些根茎类的植物性食物原料作配料，可在主料八成烂时添加。动物性食物原料多加工成块状，其加热时间可根据原料质地的老嫩而定，一般为1～2小时。

煨制的药膳菜肴，既注重菜，也注重汤，一般具有汤汁浓白、质感酥烂、口味鲜香醇厚的特点，如川贝雪梨煨猪肺、二母煨甲鱼、金针菜黄豆煨猪蹄等。

4.煮法

（1）煮法的概念　煮法是将经过前期加工处理后的食物原料与药物同置于锅内，加适量清水或汤及调料，先用武火烧沸，再改用中文火加热至原料成熟的加工方法。

（2）煮法的用料与初加工　煮法既适用于动物性原料，也适用于植物性原料。

煮法一般需将食物原料初加工成片、条、丝、段、小块等小型易熟的形状。

（3）煮的方法　煮制时间约为30分钟。煮制的菜一般都讲究使用好汤，成品或半菜半汤，或菜多汤少。

煮制的药膳菜肴一般具有口味清鲜，质感或软烂，或滑嫩，或爽脆等特点，如芡实煮老鸭、酒酿煮荸、桂圆煮鸡蛋等。

5.烧法

（1）烧法的概念　烧法是将已切制加工的食物原料经焯水、煸炒、油煎或油炸等处理后，与药物同置于锅内，加入清水或汤，先用武火烧沸，继用文火烧至原料酥烂，再用武火收稠汤汁的加工方法。

（2）烧法的用料与初加工　烧法食物原料可荤、可素，也可荤素结合，视所制菜肴的要求和个人习惯而定。常用的动物性原料有牛肉、猪肉、羊肉、兔肉、鸡肉、鸭肉、鹅肉、鹌鹑、海参、鲍鱼、甲鱼、鳜鱼、黄鱼等。植物性原料有茄子、豇豆、四季豆、南瓜、豆腐等。

烧法使用的食物原料形状较大时，多初加工成块、段、条等形状或扁平的原料，如虾、甲鱼、鳜鱼、武昌鱼等，可以整烧。

（3）烧的方法　炒锅置武火上，放适量油烧热，下姜、葱煸香，放入预先处理好的食物原料煸炒片刻，加入黄酒、适量清水或汤及相应的调料，烧沸后，改用文火烧至原料酥烂，再用武火收稠汤汁即可。烧菜的时间可视所用原料的荤素、老嫩、数量多少进行把握，一般需30～60分钟。所加入的清水或汤要适量，避免汤水过多，耗时过长，或汤水不足，容易烧干。在烧制过程中，除了使用姜、葱、料酒、调料等调味外，可使用咸味调味品，如酱油、黄酱、盐等。调料要分2次投放，前期投放70%的量，待原料酥烂、武火收汤时，视菜肴的色泽和口味，再决定第2次投放调料的数量，防止烧菜的颜色过深或味道过咸。在武火收汤时，分两种情况。动物性原料收汤时，因汤中胶质丰富，通常无须勾芡；植物性原料收汤时，通常需要用水淀粉勾薄芡。

烧法按汤汁的颜色可分为红烧（用酱油、糖等着色，用酱油等作咸味剂）、白烧（不用酱油调味、上色，只用盐作咸味剂）两种；按特殊调味则可分为葱烧、蒜烧、酱烧等多种。

烧制的药膳菜肴大多具有色泽光亮、质感酥烂、汁稠味浓的特点，如木瓜烧带鱼、板栗烧仔鸡、黄芪烧鲤鱼等。

6.扒法

（1）扒法的概念　扒法是将经过前期加工处理后的食物原料在扣碗（盆）或锅中码放整齐，再添加处理好的药物，加入适量汤水和调味品，或蒸或烧，使原料酥烂入味的加工方法。

（2）扒法的用料与初加工　扒法所用食物原料以动物性原料为主，也可用植物性原料，或荤素结合使用。

既有主料又有配料的扒菜，由于各原料成熟时间不同，在正式扒制前，应对难以成熟的动物性原料进行初步热处理，使各原料的成熟时间基本一致。

（3）扒的方法　扒法一般可分为蒸扒、烧扒两种。

1）蒸扒　多用武火、沸水、水蒸气蒸至原料酥烂并入味，出笼，滗出汤汁，将扣碗（盘）扣于盘内。炒锅上火，倒入滗出的汤汁烧沸，用水淀粉勾流滴芡，淋入少许芝麻油，起锅浇在菜上即成。

2）烧扒　多先用武火烧沸，再改用文火长时间焖烧至原料酥烂并入味，出锅前，用水淀粉勾流滴芡，淋入少许芝麻油，将菜完整地装入盘内即可。

另外，由于成菜颜色的不同，扒又有红扒、白扒之分。红扒是在烹饪时加入酱油或糖色着色，使成品呈酱红色；白扒是在烹制时不加有色调味品，使成品色泽呈现原料的本色。

扒制的药膳菜肴具有造型整齐、质感酥烂、明油亮芡、原汁原味的特点，如田七蒸扒鸡、葱扒海参、扒五香仔鸽等。

7.蒸法

（1）蒸法的概念　蒸法是利用水在煮沸过程中所形成的蒸汽对原料进行加热并使其成熟的加工方法。

（2）蒸法的用料与初加工　蒸法所用食物原料主要有鸡肉、鸭肉、鱼肉、猪肉、牛肉、羊肉及部分根茎类的蔬菜等。

蒸制药膳菜肴一般先将食物原料和药物进行前期处理。

（3）蒸的方法　蒸制药膳菜肴需将前期处理过的食物原料和药物同放于容器中，再加入适量清水或汤，并用姜、葱、料酒、盐等调味，置蒸箱或蒸笼内蒸熟。所用蒸汽的大小、蒸制时间的长短，应视原料质地而定，质老、块大、难熟的原料宜武火长时间蒸制；质嫩、块小、易熟的原料宜中火长时间慢蒸。

蒸法有清蒸、粉蒸之别。清蒸是指将加工好的食物原料和药物同置于容器内，加入适量清水或汤，以及调料，上笼蒸熟的制法，如灵芝蒸甲鱼、冰糖蒸莲子、枸杞子蒸鸡等。粉蒸是指将加工好的食物原料放于容器内，用适量调料和少量汤汁调味。拌匀，放入药汁和适量米粉再拌匀，上笼蒸熟的制法，如荷叶粉蒸鸡、二黄蒸牛肉、银杏粉蒸鸭等。

由于原料不同，蒸制的药膳菜肴一般可以形成两种质感。一种是酥烂，另一种是软嫩，但均具有形态比较完整、原汁原味的特点。

8.烩法

（1）烩法的概念　烩法是将易熟的两种或两种以上的小型食物原料，或是经过初步熟处理的食物原料，刀工处理后与药物同置于锅内，加汤汁及调味品，用中火烧沸至原料入味，再勾芡稠汁成菜的加工方法。

（2）烩法的用料与初加工　烩法所用食物原料多初加工成片、条、小段、小块、茸、泥等，如鸡片、猪肚条、笋段、山药块、虾茸、肉泥等；而小型食物原料多整用，如鸽蛋、鲍鱼、乌鱼蛋、虾仁、银杏、蘑菇、蚕豆等。大多数食物原料在加工成型后，都要进行初步熟处理，如焯水、煮、蒸、油炸等，使其成熟或成为半成品，少数细小易熟的食物原料可以直接烩制。

（3）烩的方法　烩法通常要用好汤，同时要勾芡，勾芡的黏稠度应根据菜肴的质感要求而定，以食用时清爽不糊、不掩盖菜肴的色泽和形状为宜。

烩制的药膳菜肴具有汤菜合一、色泽淡雅、清鲜爽口的特点，如枸杞子烩虾丸、银耳烩鸽蛋、杜仲烩酥腰等。

9.炒法

（1）炒法的概念　炒法是将经过前期加工处理后的小型原料放入盛有少量油的锅内，用武火加热，快速翻炒至原料成熟的加工方法。

（2）炒法的用料与初加工　炒法所用食物原料多加工成丁、条、丝、片等形状。生的动物性食物原料在炒制前一般都要上浆，熟料则无须上浆；植物性食物原料一般都不上浆。大多数炒菜都要勾芡，只有部分干煸的荤菜和生炒的蔬菜无须勾芡。

（3）炒的方法　炒法一般可分为生炒、熟炒和滑炒三种。

1）生炒　又称生煸、煸炒，是将加工成丝、片、丁、条等形状的原料直接放入热油锅中，用武火炒至原料成熟的烹调方法。主料一般不上浆，在热油锅内翻炒至六成熟时，加入调料，继续翻炒至原料成熟即可。生炒时锅要滑、火要旺、油要热。掌握好投料的顺序和时间。单一料的生炒，可一次下锅；多种料的生炒，应先下主料或质老的料，待其断生时，再下配料，以保证原料成熟时间一致。药膳有桃仁炒韭菜、猪油炒苦瓜、炒竹笋等。

2）熟炒　是将动物性原料先进行初步熟处理，使其成为熟料，然后切制、组配成形，再放入热油锅中，用武火速炒而成的烹调方法。熟炒的主料必须为熟料，配料可以是易熟的生料，如青椒、芹菜、蒜苔、大葱等。在刀工切制时，除要求大小一致、厚薄均匀外，丝要切得粗一些、短一些，片要切得大一些、厚一些。熟炒的菜有些需要勾芡，有些无需勾芡，视具体菜肴而定。药膳有砂仁炒肚片、香菜炒肥肠、烤鸭丝炒冬笋丝等。

3）滑炒 是将动物性原料加工成片、丝、丁等形状，经上浆，放入四成热（约120℃）的温油锅中滑油至断生后滤油，再用少量油在武火上速炒并调味成菜的烹调方法。本法适用于质嫩无骨的动物性原料，如鸡脯肉、猪里脊肉、虾仁等。滑炒的原料基本都要上浆，可用蛋清浆、水粉浆、苏打浆等。上浆时，要用适量的盐、黄酒、姜葱汁等对原料进行预先调味，反复抓拌，使原料上劲，否则原料易出水或脱浆。滑炒菜肴一般具有色泽光亮、质感滑嫩的特点，如菊花炒鸡片、银杏炒鸡丁、首乌炒猪肝等。

炒制的药膳菜肴因是武火速成的，故一般具有汁少汁浓、质感爽脆滑嫩、口味鲜香浓郁的特点。

10. 油爆法

（1）油爆法的概念 油爆法又称爆炒，是将经过刀工或上浆处理后的动物性原料，放入五成热（约150℃）的油锅中加热至原料刚熟后滤油，用武火热油炒制配料，然后再倒入主料，兑入汁芡快速颠炒成菜的加工方法。

（2）油爆法的用料与初加工 油爆法的原料多选用动物性食物原料。

油爆法一般需将食物原料初加工成花刀块、片、丁等形状。

（3）爆的方法 用于油爆的原料有些需要上浆，如腰花；有些不需要上浆，如鱿鱼卷，但菜肴出锅前都要勾兑汁芡。

油爆的药膳菜肴多是武火速成，具有色泽光亮、脆嫩爽滑、汁紧味浓的特点，如骨爆两样、翠皮爆鳝鱼、杜仲爆羊腰等。

11. 熘法

（1）熘法的概念 熘法是将经过前期加工处理后的原料通过油炸，或滑油，或蒸，或煮的方法加热成熟，再浇淋调味汁成菜的烹调方法。

（2）熘法的用料与初加工 熘法所用原料既可以是动物性原料，也可以是植物性原料。

熘法食物原料一般需加工成丁、片、块等，有些原料（如鱼、虾之类）则可整用。

（3）熘的方法 根据原料成熟的方法，熘法可分为脆熘、滑熘和软熘三种。

1）脆熘 是将经过前期加工处理后的原料油炸成熟后，趁热淋上黏稠味汁的方法。成菜外脆里嫩、口味酸甜，如桃仁咕噜鸡等。

2）滑熘 是将动物性原料加工成片、丝、丁等形状，经上浆，放入温油锅中滑油至断生，滤油后，再倒入经勾芡的调味汁中，在武火上快速搅炒均匀的成菜方法。滑熘与滑炒的方法基本相同，所不同的是滑熘菜肴口味多酸甜、滋汁也多，如黄芪汁煽鲈鱼片等。

3）软熘 是将质地柔软细嫩的原料经过前期加工处理后，或蒸熟，或汆熟，再浇上烹制后的黏稠味汁的方法。软熘药膳菜肴具有质感软嫩、口味鲜嫩的特点，如香菜熘肥肠等。

12.炸法

（1）炸法的概念　炸法是将经过前期加工处理后的原料放入盛有多油量的热油锅中，经初炸、复炸两次加热，使原料里面成熟、表面酥脆的加工方法。

（2）炸法的用料与初加工　炸法的原料一般需加工成片、条、段、块等形状，小型原料（如小鱼、虾、花生仁等）可以整用。炸的原料有些需要提前用姜、葱、黄酒、盐、酱油、糖、香料等调味料腌制入味。不好提前腌制的，可以在菜肴炸熟后，配麻酱油、花椒盐、番茄沙司等调料蘸食。

（3）炸的方法　初炸使原料里面成熟，其油温多控制在120～150℃；复炸使原料表面酥脆，其油温多控制在180～210℃。通过两次油炸，使原料形成外脆里嫩的口感。在炸制过程中，要经常用勺翻动原料，使原料受热均匀，防止原料焦底。

根据原料表面是否需要挂糊或拍粉，炸法又分为清炸、挂糊炸两种。

1）清炸　又称干炸，是将经过前期加工处理后的原料不挂糊、不拍粉，直接放入热油锅内炸至原料成熟的方法。

2）挂糊炸　是将经过前期加工处理后的原料经挂糊或拍粉，再放入热油锅内炸至原料成熟的方法。

炸制的药膳菜肴一般具有香气浓郁、外脆里嫩的特点，如山楂肉干杞菊香肝、韭花面拖虾等。

（二）凉菜药膳的制作技术

凉菜药膳是用食物、药物原料，进行生品加工制作，或是用原料经制熟处理后，再经加工后冷食的药膳菜肴。凉菜药膳常用制作方法主要有拌、炝、腌、冻、卤、酱等方法。

1.拌法

（1）拌法的概念　拌法是将可以生食的蔬菜、水果等原料辅以不能生食的动物、植物性原料经加热成熟、再放凉的熟料，切制加工成一定的形状，放入容器中用调味品拌制成菜的加工方法。

（2）拌法的用料　拌法所用原料很多，可荤可素，也可荤素结合。

（3）拌的方法　拌法可分为生拌、熟拌与凉拌等。

大多数生拌、凉拌的原料都要用清水洗净，控水后，切制成所需形状，再进行调味、拌匀即可。熟拌的原料一般采用煮、蒸、酱、卤等方法进行加热，原料成熟后，要将其放凉，然后切制成片、丝、条、丁等形状，再用调料调味、拌匀即可；也可将切制后的熟料在盘内码放整齐，浇上调味汁后食用。

拌制的药膳菜肴具有清爽利口、理气开胃的特点，如蒜泥拌马齿苋、葱油拌莴苣、陈皮汁拌牛肚等。

2.炝法

（1）炝法的概念　炝法是将可以生食的蔬菜和不能生食但经加热成熟并放凉的熟料，切制加工成所需形状，放容器中用调味品拌制，并淋上适量热花椒油或热辣椒油成菜的加工方法。

（2）炝法的用料　适合于炝法的原料很多，可荤可素，也可荤素结合。

（3）炝的方法　炝法可分为生炝、熟炝两种。

1）生炝　是把可以生食的蔬菜，在清洗、控水、切制后，用调料直接炝拌的方法，如蒜泥炝黄瓜、麻油炝海蜇等。

2）熟炝　是先将不能生食的动物、植物性原料加热成熟，并放凉，然后切制成所需形状，再用调料炝拌的方法，如姜末炝菠菜、芥末炝腰片等。

炝法与拌法在原料选用、切制加工及调味方法上有很多相似之处，但炝法所用调味品口味要比拌法稍浓一些，同时还要淋上热花椒油或热辣椒油，因此其特点为辛香爽口、理气开胃。

3.腌法

（1）腌法的概念　腌法又称腌渍法，是将可以生食的蔬菜、水果等原料浸在调味卤汁中，或用调味品拌匀，腌制一定时间以排出原料中的部分水分，使原料入味的成菜方法。

（2）腌法的用料　适合于腌法的原料很多，可荤可素，也可荤素结合。

（3）腌的方法　腌法根据所用主要调料的不同，又可分为盐腌、糖腌、醋渍、酒腌和糟腌法等。

1）盐腌　是利用盐的渗透作用使原料入味的加工方法。盐腌比较适用于一些有特殊气味的生食原料，如白萝卜、洋花小萝卜等，经盐腌后，原料中的部分水分被排出，这样可以带出一些异味，使原料具有更好的风味。其制作方法是：将可以生食的植物性原料摘剔、洗净后，切制成片、丝、条、丁、小块等形状，置于容器内，加适量盐拌匀，腌制一定时间后，取出原料，挤去水分，再用香油、葱油、姜汁、糖、味精等调料调味、拌匀即可。药膳有葱油萝卜丝、盐腌白菜等。

2）糖腌　是利用糖的渗透作用使原料入味的加工方法。糖腌比较适用于部分生食蔬菜和水果类原料，如胡萝卜、西红柿、芒果、鳄梨等。糖腌主要用糖，也可用蜜，有时也可加少许盐以体现“味的对比”，有时也可加少量的醋或鲜柠檬汁而使成菜甜酸可口、果香浓郁。与盐腌不同的是，糖腌后的凉菜无须挤水，也不用咸鲜味、辛辣味的调味品，多数也不用油，只有少部分的凉菜可使用适量橄榄油增味。药膳有蜜汁番茄、糖渍鲜龙眼等。

3）醋渍　是利用食醋浸渍原料使其入味的加工方法。所用食醋以酿造醋为佳。醋渍的凉菜具有特殊的风味。为了缓解醋的酸味，也可在醋渍的凉菜中添加适量的糖。药膳有糖醋黄瓜、糖醋大蒜等。

4）酒腌　又称醉腌，是利用白酒或黄酒、盐等调料浸渍原料，使其入味或发酵成熟的加工方法。酒腌主要依赖酒精的发酵作用和盐腌的渗透作用，在容器密封的条件下，经过一段时间的浸渍，使原料入味或发酵成熟。醉腌按原料的生熟与否，可分为生醉、熟醉两种。生醉用时较长，为5～15天，多选用质嫩味鲜的河鲜、海鲜原料，如醉蟹、醉虾、醉泥螺等。熟醉用时很短，为1～5小时，多选用质嫩味鲜的熟料，如醉鸡、醉豌豆苗等。

5）糟腌　是将原料置于酒、糟、盐等调料混合的浸渍液中，密闭发酵至原料成熟的加工方法。糟腌与酒腌的加工方法基本相同。由于糟是生产酒之后留下的副产品，因此糟也有酒的某些口味。在糟中添加适量的八角、桂皮、花椒等香料（实为调料），再以盐、糖、味精等调料进行调味，可使糟香更加突出，这也是糟腌与酒腌的区别。烹饪加工中的糟腌与食品加工中的糟腌不同。烹饪加工中的糟腌是利用自制的糟汁浸泡原料，无须发酵。其制作过程是将酒糟和黄酒以1∶3的比例调拌均匀，加入经煮制、调味、放凉后的香料水，搅匀后，浸泡、静置1~2小时，使糟味、酒味与香料水融合，然后再将其搅匀，取一块纱布折成双层，蒙在一个容器上，倒入糟、酒、香料水的混合物，包起纱布进行调制，使糟汁流入容器中，澄清后，再将加工好的原料浸泡其中，至原料入味即成。药膳有糟香猪肚、糟香毛豆等。

腌法制成的药膳凉菜大多具有新鲜脆嫩、清爽利口的特点。

4.冻法

（1）冻法的概念　冻法是将富含胶原蛋白的原料，经煮制、卤制或酱制，在原料成熟、酥烂的过程中，原料中的胶原蛋白会逐渐析出与汤融和，待其冷却后，汤汁即凝固成冻的加工方法。

（2）冻法的用料　冻法多用富含胶原蛋白的动物原料，如猪皮、蹄筋等。

（3）冻的方法　冻只是凉菜的一种特殊成型的状态，而非制作方法，其实质的制法应为煮、卤、酱等制法。食用时，将制成的冻切成所需的形状，放于盘内，添加适量调料调味即可。凝胶类的冻菜大都具有晶莹剔透、质感柔滑、清新爽口的特点。药膳有牛筋冻、猪蹄冻等。

5.卤法

（1）卤法的概念　卤法是将经过腌制、焯水、过油等前期加工处理后的原料，放入已制好的卤水中（老卤尤香，所用药物用布袋扎好后也可同置于卤水中），用武火煮沸，撇去汤面浮沫，改用中文火煮至原料成熟或酥烂的方法。

（2）卤法的用料　适合卤法的原料除大多数肉类、禽类等动物性原料外，也可用少数植物性原料（如豆腐、腐竹、竹笋、蚕豆、花生、黄豆、芸豆等）。

（3）卤的方法　卤制时间需根据原料质地老嫩而定。当原料卤制成熟或酥烂时，取出原料放凉，再切制成所需形状，如片、块、段等，装盘即成。如果卤菜口味合适，则不必浇上卤汁；如果卤菜口味偏淡，则可以浇上少许卤汁。

卤制的药膳菜肴大多作为冷菜使用，具有质感酥烂、香气浓郁、滋味醇厚的特点。药膳有丁香鸭、卤羊肝等。

另外，烹饪界常有“南卤北酱”之说，即酱法与卤法（红卤法）制作方法基本相同，所用原料又都以肉禽类动物性原料为主。相比较而言，北方人多用酱法，南方人多用卤法；从菜肴外观上看，酱制的菜肴多色重味浓，红卤制的菜肴常色浅味轻。酱制的药膳有陈皮酱牛肉、豆豉酱猪心等。

二、药膳汤羹的制作技术

药膳汤羹是最常见的药膳菜肴之一，其便于制作，营养成分不易损失，药效易于发挥，还利于脾、胃的消化吸收，因此汤羹是药膳菜肴中最重要的形式之一。

汤与羹虽均为汤水较多、连汤带水的菜肴，但仍有一定的差别。

汤是将经过前期加工处理后的动物、植物性原料，置于锅中，加适量清水、调料，采用炖、煨、煮、氽、涮等烹调方法，加热至原料酥烂或成熟的加工方法。汤中的原料可以是带骨的，也可以是无骨的；原料的形状可以是整形的，也可以加工成块、段、粗条、片、丝等形状。汤有浓汤、清汤之分，均无需勾芡。

羹是将经过前期加工处理后的动物、植物性原料，置于锅中，加适量清水、调料，采用炖、煨、煮、熬的烹调方法，加热至原料酥烂的加工方法。羹中的原料必须是无骨的，或是经过去骨处理的；原料的形状多以小丁、细丝、细条为主，不使用整形原料。羹在制作中常需勾芡，外观呈黏稠的糊状，汤汁与原料相互交融。

药膳汤羹是在普通汤羹的基础上，适当加入某些药物制成。若加入的药物是药食兼用的，可直接与主料混合同烹；若加入的药物不宜直接食用，可将其先行煎煮，去渣取汁后与主料同烹，或将药物用纱布袋包扎后与主料同烹，待料熟汤成时，捞出药包即可。无论是汤，还是羹，既可使用单一原料制作，也可添加适当的配料进行制作。为了使药膳汤羹也能如普通汤羹一样味美适口，在添加药物时要注意适当取舍和适量使用。

（一）药膳汤的制作技术

药膳汤的制作大多采用炖、煨、煮、氽、涮等烹调方法。此处仅介绍氽、涮两种制法。

1.氽法

（1）氽法的概念　氽法是将经过前期加工处理后的小型易熟的动物、植物性原料，放入沸水或沸汤中，用武火加热，使原料在短时间内很快成熟的一种烹调方法。

（2）氽法的用料与初加工　氽法的原料，无论是动物性的，还是植物性的，必须是新鲜、质嫩、易熟的小型原料。

小型原料可直接使用。大型或整只的原料，如鸡、肉、鱼、笋等，必须加工成薄片、细丝、细条、茸泥等，才能使用。根据所制汤菜的需要，切割好的原料有些可能需要上浆，如鸡片、鱼片、猪里脊片等；有些可能需要焯水，如笋片、菠菜、油菜心等，其目的主要是为了去除原料的异味，保证原料的嫩度、口感和汤汁的纯净度。

（3）氽的方法　原料氽制时，既可以用水，也可以用汤，但必须在汤、水煮沸后方可下料。氽制的原料因形小易熟，故不宜久煮，汤沸料熟即成；调味时，通常使用无色或白色的咸鲜味类的调味品调味，如盐、味精等，有些汤还需要使用葱、姜、黄酒、胡椒粉、香油等调味品调味。一般说来，浓汤宜白，清汤宜清。

氽制的药膳汤大多具有汤宽量多、口感细嫩、汤鲜味美的特点。药膳有茉莉花氽鸡片、减菜猪肝汤、杜仲腰片汤等。

2.涮法

（1）涮法的概念 涮法是利用火锅中的沸汤对原料进行加热并使其成熟的一种烹调方法。虽然一年四季均可使用涮法，但最宜于秋冬季节使用。

（2）涮法的用料与初加工 涮法的原料多选用新鲜、质嫩、易熟的动物、植物性原料。

涮法所用原料应先行洗涤后，再做刀工处理。动物性原料一般多加工成薄片、粗条、丸子等形状，如羊肉片、肥牛片、猪里脊片、鸡片、鱼片、鲜鱿鱼片、虾丸、鱼丸、肉丸等；植物性原料多加工成厚片、小段、小块等形状，小型易熟的叶茎类蔬菜也可整用，如山药、大白菜、腐竹、豆腐、蘑菇、黄豆芽、绿菜花、菠菜、小油菜等。

（3）涮的方法 取火锅一个，倒入预先制好的红汤、白汤或清汤等汤料，煮沸。将所要涮的原料分别装在盘中，围于火锅四周，并准备好相应的调料碟，即可涮食。

用涮法制作药膳，可将所用的药物或药物的汁液放入火锅汤中同煮，也可将药物的汁液与所蘸的调料混合。

涮制时，原料不可一次投放过多，通常先涮荤料，后涮素料，即涮即食。涮食时，可以用筷子夹住原料，将其浸放于火锅内的沸汤中烫至刚熟，然后再蘸以调料佐食；也可以取适量原料直接置于沸汤中，用筷子拨散，待汤沸料熟后，用小漏勺捞出，蘸以调料佐食。

涮制的药膳汤的特点是原料多样、即涮即食、宜菜宜汤、质嫩味鲜。药膳有天麻鱼头火锅、黄芪鲫鱼火锅、白果鸡火锅等。

（二）药膳羹的制法

将前期加工好的所需原料，包括主料、配料和辅助性原料，放入锅内，倒入原汤，加入预先处理好的适量药物或药物成分，用文火将其煮沸，煮沸约15分钟后，加入适量调料进行调味，并用水淀粉勾芡至汤汁黏稠时即成羹。用动物性原料制成的羹，以咸鲜味为主；用植物性原料制成的羹，可以是咸鲜味的，也可以是甜味的。

制羹时，原料与汤水的比例要恰当；羹汤勾芡后，火不宜大，并要用勺不时地搅动，以防黏底。

炖、煨、煮、熬而成的药膳羹，具有汤汁与原料交融合一，汁稠味浓，质感酥烂，易于咀嚼、消化和吸收的特点。药膳有良姜羊肉羹、归参鳝鱼羹、银耳羹等。

三、药膳面点的制作技术

面点即面食与点心的合称，是以面粉、米粉等粮食类原料为主料制成的用于正餐或正餐之外的米面类食品，如面条、包子、饺子、馒头、花卷、馄饨、烧卖、松糕、馅饼、元宵、米线、面疙瘩等。

（一）药膳面条的制作技术

1.面条的概念 面条指用面粉加水和成面团，之后压制或擀制成片，再切或压，或使用搓、拉、捏等方法，制成条状或小片状，最后经煮、蒸、炒、烩、拌等烹调方法加工的一种食品。

面条一般可分为机制、手工面条，干（挂面）、湿面条，以及单纯、花色面条三类。其制法可分为擀压、拉抻、挤压与刀削等。面条的烹调以煮为主，也可采用蒸、炒、烩、拌等方法加工。面条可以热食，也可以冷食；可以是汤面，也可以是干拌面；可以是光面，也可以是加有不同配料的面。面条口味随个人喜好而异，随地方风味特点而不同，可以通过添加不同的调料和辅料制成咸鲜、香辣、酸辣和酸甜等多种特色风味。

药膳面条主要是在面条的配料、汤汁或面粉中添加适量的药物或药物成分烹制而成，属花色面条的范畴。在制作药膳面条时，若使用市场上供应的成品面条，可将所要添加的药物煎汤取汁后，与面条的高汤混合使用；药食兼用的食物经炖、焖、煨、煮等预先处理后，可直接作为面条的配料和高汤一起使用。如人参鸡汤面、羊杂面、山药面等。

另外，很多药膳汤都可以作为煮面条的高汤，药膳汤中的原料只要是无骨的或经过去骨处理的，也都可以作为汤面的配料。如果要将所添加的某些药食兼用的原料加入面粉中，可将其洗净、晾干，研磨成粉后与面粉拌匀，用水和面；也可煎汤取汁后，放凉，再用其和面，但面条需要手工擀制。

2.面条的制法　现以手擀面条中的鸡蛋面为例，介绍面条的制法。

（1）面团调制　取中筋面粉500g置于盆内，加鸡蛋清3只、冷水约110ml（冷水中可加少许盐和匀，可使面条劲道并有味），调制成稍硬一些的面团，并用力揉匀、揉透至面团光滑，盖上洁净的湿布，饧30～50分钟。在和面时，蛋清一次性加入，冷水宜分次加入为好。若不用蛋清，冷水的用量约为210ml。若将冷水和面改为鸡清汤（也可用牛肉清汤、羊肉清汤、鲫鱼汤等）和面，面条的营养价值更高、口味更好。

（2）面条擀制　将饧好的面团置于案板上，撒少许干面粉，稍揉后，用稍长、稍粗一点的擀面杖将其擀压成厚薄均匀（2～3mm）的面皮，扑少许干面粉，再叠成“Z”字形，用刀切成宽窄适宜的面条。面皮切条后，将其抖开，即成手擀面条。

（3）面条煮制　将锅置于武火上，倒入足量开水（即所谓“宽汤窄面”，以防止煮面时糊汤）煮沸，将面条抖去余粉，放入锅中，用筷子拨散，煮沸后，面条即成熟，如果面条较宽，可加少许冷水，略养，然后将面条捞出，放入大碗中，加入预先制好的调辅料、汤料、配料等，用筷子拌匀即可。

在夏季，若要制作凉拌面，可将煮熟的面条捞入冷开水中，最好在冷开水中加适量冰块，使面条迅速变凉，过凉后捞出面条，控去水，先用适量香油拌匀，再添加相应的调辅料、配料等拌匀即可。

（二）药膳包子的制作技术

微课

1.包子的概念　包子指一类用发面做皮，用菜、肉或糖等做馅，通过蒸制或煎制而成的外形为半球形的食品。

药膳包子是在普通包子的馅料中，添加适量的药物或药物成分制作而成。所添加的药物可以煎汤取汁，也可以研磨成粉，有的也可以直接作馅，如山药茯苓包子、豆沙包子、当归羊肉包子等。

2.包子的制法　现以当归羊肉包子为例，介绍包子的制法。

（1）面团调制　取面粉500g置于盆内，加酵母粉10g、白砂糖8g，先和匀，再加温水250ml，和成面团，并用力揉匀、揉透，使面团光滑，然后盖上洁净的湿布，放在较为温暖的地方，饧发至面团发酵。

鉴别面团是否发酵成功，可揭开湿布，用手指轻按面团，面团有弹性，并略有下陷，柔软光滑；或用手拍打面团，"嘭嘭"作响；或用刀切开面团，剖面孔洞小且多均匀分布，说明面已发好。

（2）馅料制作　取羊后腿肉500g，洗净，加工成肉泥，放盆内，加入预先加工好的当归汁50g、黄酒25g、花椒水15g、姜末25g、葱花50g、酱油15g、盐5g、鸡精5g、白砂糖15g、胡椒粉3g、豆油25g，搅拌上劲，再放入韭黄末150g、香油15g搅拌均匀，即成当归汁韭黄羊肉馅。若无韭黄，可用韭菜、香菜等代替。

（3）包皮制作　将饧发好的面团置于案板上，撒少许干面粉，稍揉后，搓成粗条，摘成12个面剂，用手掌按扁，再用擀面杖将其擀成直径约10cm、四周稍薄中间稍厚的包子皮，也可用手掌直接按压成皮。

（4）包馅成型　取包子皮1张，左手托皮，掌心略凹，用竹刮子或汤匙上馅后稍加按压，然后用右手拇指、食指和中指捏、托住包子皮的边缘，按逆时针方向将其逐一捏出约30个褶皱，每捏一道褶子时，右手的中指要紧顶住拇指的边缘，让捏出褶皱以后的包皮从中间通过，夹出一道包子的"嘴边"，同时每捏一道褶子时，拇指和食指要将包子皮的边缘微微向外拉一拉，使包子形成"颈项"，收口捏成"鲫鱼嘴"，即成包子生坯。另外，包包子时，左、右手的动作要相互协调，右手按逆时针方向包捏，左手托带馅的包子皮，按顺时针方向转动，以利于包子的包捏成型。

（5）烹制成熟　将包子生坯整齐地放于笼中，盖上盖，饧发约10分钟（夏季饧发约5分钟，冬季饧发约15分钟）。在包子饧发时，将蒸锅放武火上，倒入开水烧沸，然后将放在笼中发好的包子放在蒸锅上，蒸10～15分钟即成。蒸包子时，要求武火、沸水、热笼、足气。蒸好的包子一般以色白、暄腾、馅美为准。

包子除了蒸制以外，也可以生煎，但生煎包子的个头要比蒸的略小一些。生煎包子的做法是：将平底煎锅置于中火上，烧热，放适量油滑锅后，将包子生坯整齐地排放在煎锅内，盖上盖，煎至包子底部微黄时，均匀地淋入适量开水，迅速地盖上盖，焖7分钟左右，至包子成熟时，开盖，再淋入适量油，用锅铲沿包子底部将包子铲动，文火煎至底部金黄时，出锅装盘即可。

（三）药膳饺子的制作技术

微课

1.饺子的概念　饺子指一种用水调面做皮，用菜、肉等做馅，通过煮制、蒸制或煎制等而成的外形为微扁、半圆形的食品，有些地方亦称"扁食"。

饺子多以面粉制皮（如水饺），也偶有使用澄粉、糯米粉制皮（如广东虾饺、苏式油饺等）。饺子的馅料与包子的馅料大致相同，可荤可素，或荤素结合。饺子按成熟方法可分为水饺、蒸饺与煎饺三类。一般情况下，水饺面团以冷水或温水和面；蒸饺面团以温水或热水烫面，煎饺分生煎、熟煎两种，生煎饺子有时又称锅贴，熟煎饺子就是将煮熟的饺子油煎后再食用。

药膳饺子是在普通饺子的馅料中，添加适量的药物或药物成分制作而成。药物或药物成分添加的方法与包子相同，如茯苓肉饺、枸杞子鲜虾饺、大葱猪肉饺子等。

2.饺子的制法　现以大葱猪肉水饺为例，介绍饺子的制法。

（1）面团调制　取中筋面粉500g置于盆内，放少许盐，用冷水约250ml调制成面团，并用力揉匀、揉透至面团光滑，盖上洁净的湿布，饧30分钟。冬天可用温水和面，以缩短饧面的时间。

（2）馅料制作　将猪前腿肉500g洗净，加工成肉泥，放盆内，加鸡蛋2个、黄酒25g、姜末15g、酱油30g、盐5g、鸡精5g、白砂糖15g、胡椒粉2g、精炼油25g，搅拌上劲。取大葱250g择洗干净，切成葱末，放入肉泥内，加香油30g搅拌均匀，即成大葱猪肉馅。为了便于包制，可将馅料置于冰箱的保鲜室内保藏，使其进一步上劲。

（3）饺皮制作　将饧好的面团放在案板上，撒少许干面粉，稍揉后，搓成直径约2.5cm的长条，摘成或切成60～70个剂子，逐一用手压扁，再用擀面杖将其擀成直径6～7cm、厚约1mm、边缘稍薄中心稍厚的饺皮。

（4）包馅成型　取饺皮1张，左手托皮，掌心略凹，用竹刮子或汤匙上适量馅料并稍加按压，将带馅绞皮对折后，先捏紧饺皮边缘的中间部分，然后再捏紧饺皮边缘的两边，即成饺子生坯。将饺子生坯整齐排放，待煮。

（5）烹制成熟　将锅置于武火上，倒入足量开水（以防煮饺子时糊汤）煮沸，放入饺子，立即用锅铲贴锅底将其划散，使饺子既不黏底，也不互相黏连，盖上锅盖，待煮沸后，揭开锅盖，改用文火将饺子煮熟，也可继续用武火加热，但必须分2次或3次加入适量冷水，将饺子养熟，待再沸时，即可用漏勺将饺子捞出，放在盘内，供食。吃饺子时，可以配蒜蓉、香醋蘸食，也可根据个人喜好配其他调料佐食。

（四）药膳糕团的制作技术

微课

1.糕团的概念　糕团是糕与团的统称，泛指以米粉为主料，或掺和面粉，或添加其他原料，经加工、熟制而成的米粉类食品。一些淀粉含量高的豆粉、板栗粉、山药粉、菱粉等亦可作为主料用于制作糕团。

糕多采用蒸制的方法加工而成，也有少数采用烘烤之法，故大多数的糕具有松软、黏糯、香甜的特点。团即团子，有时也称圆子，泛指球形或圆形的米粉类食品，一般情况下，有馅者称团子，无馅者称圆子。团子多采用蒸、煮的方法加工而成，有时亦可采用油炸的制法制作，因其常用煮法制成，故亦称汤团或汤圆。汤圆有时也叫元宵，但南方多称汤圆，北方多称元宵；实际就制作方法讲，汤圆是包出来的，元宵是滚出来的。

药膳糕团是在普通糕团的基础上添加适量药物或药物成分所制成的糕团。以药食兼用的食物原料所制成的糕团与普通糕团无异，如莲子糕、枣泥山药糕、八珍糕等、芝麻汤团、人参鸡油汤圆、油炸麻团等。

2.糕团的制法　以下仅就莲子糕和芝麻汤团的制法作介绍。

（1）莲子糕的制法

1）莲子加工　取干莲子250g，洗净，放入不锈钢锅内，加足量开水浸泡至莲子胀开，倒去水，再加足量开水，上武火煮沸后，离火，待其稍凉，去除莲子皮，洗净，是否去莲心，可根据需要而定。莲子去皮后，放入锅内，加适量水煮至酥烂，并收干多余汤汁，倒入容器中，用饭勺将莲子压成细泥，加糖桂花3g、白砂糖40g，拌匀，待用。

2）糯米加工　取糯米250g，淘洗干净，放入容器内，加适量冷水浸泡约20分钟，控去水，放蒸锅内蒸成糯米饭，取出，趁热用擀面杖将糯米饭捣烂，越细越好，放入莲子泥，搅拌均匀，即成莲子糕的半成品。

3）成型蒸制　取长方形不锈钢饭盒1个，在饭盒内抹上少许香油，将莲子糕的半成品放入饭盒，用饭勺将其按实、按平，扣在案板上，用刀切成方块或菱形块，放入盘内，上笼蒸热即可。

（2）芝麻汤团的制法

1）馅料加工　取黑芝麻或白芝麻300g，淘洗干净，控去水，晾干，放炒锅内，用文火炒熟、炒香，绝不可炒焦，然后碾磨成末，放入容器内，加适量绵白砂糖和化开的熟猪油，搅拌均匀，放冰箱内冷藏，使化开的熟猪油凝固，即成黑芝麻糖油馅。

2）面团调制　取糯米粉500g放入容器内，用适量的70～80℃热水烫粉，用擀面杖搅拌，和成面团，再用手揉匀、揉透，盖上热的湿布，以防表面吹干。

3）包捏成型　揪一小块和好的糯米粉面团，用手掌搓成球状，再用右手拇指在球状面团的中间压出一个小窝，用小勺填装适量馅料，再轻轻捏拢口端并搓圆，即成汤团生坯。在包捏、搓圆、成型时，如果面团黏手，可使用适量干粉；如果面团稍干，出现裂缝时，可蘸一点热水于手掌中将其搓圆。将搓制好的汤团放在撒有少许干粉的面板上，并用较干的湿布盖好，以防汤团开裂。

4）煮制成熟　将锅置于中火上，倒入足量的水，烧沸，下汤团，用勺轻轻转动，防止其黏底，待煮沸后，改用文火，并加少许冷水，养制，待再沸时，再点少许冷水养制，保持汤面微沸，直至汤团全部漂浮于汤面即可捞出食用。

（五）药膳馅饼的制作技术

微课

1.馅饼的概念　馅饼是由饼皮包裹馅料，经烙、煎、烤、炸等方法制作而成。馅饼按所用面团的性质可分为面粉类、米粉类和杂粮面类馅饼；按所用面团是否发酵可分为水调面、发酵面和油酥面馅饼；按馅料性质可分为荤馅饼、素馅饼和荤素结合馅饼；馅料口味可分为咸味类、甜味类馅饼等。一般说来，馅饼以现做现食为宜，以皮薄、馅多、味美者为佳。

药膳馅饼是在普通馅饼的基础上添加适量药物或药物成分所制成的馅饼。添加的药物或药物成分要适量，并应以药食兼用的品种为主。药物可以煎汤取汁或研磨成粉，将其加在饼皮中，也可以将其加在馅料内；药食兼用品种可以直接做馅，如牛肉馅饼、萝卜丝馅饼、黄花菜肉饼等。

2.馅饼的制法 这里仅以萝卜丝馅饼为例，介绍药膳馅饼的制法。

（1）面团调制 取面粉500克置于盆内，加酵母粉6克、白砂糖10克和匀，加温水250ml和成面团，并用力揉匀、揉透，用洁净的湿布盖好，也可盖上保鲜膜，饧发约30分钟。在和面时，宜分次加水，以免加水过多、面团太软。在面团揉制过程中，要求做到“三光”，即面团光、手光、容器光。

（2）馅料制作 取白萝卜750克，切去头尾，刨去皮，洗净，用刨子擦成细丝，加适量盐拌匀，腌渍约15分钟后，用双手手掌相合挤去萝卜丝中多余的水，但不宜挤得太干，放入盆内，加葱花50克、姜末15克、白胡椒粉5克、白砂糖15克、鸡精少许、香油50克拌匀，即成萝卜丝馅料。根据需要，馅料中也可添加适量的虾米（用水泡软，剁细）或猪肉泥等。

（3）饼皮制作 将饧发好的面团置于案板上，撒少许干面粉，稍揉后，搓成粗条，摘成10～12个面剂，用手掌按扁，再用擀面杖将其擀成直径10～12cm、四周稍薄、中间稍厚的饼皮。

（4）包馅成型 取饼皮1张，左手托皮，掌心略凹，用筷子或汤匙上馅，并稍加按压，然后用右手按包子包法制成包子状，放在案板上，用手掌轻轻按压成厚度约1cm的圆饼，即成馅饼生坯。

（5）烹制成熟 将平底煎锅置于中文火上烧热，放少许油滑锅（也可以不放油，放油为煎，不放油为烙），再放入生的馅饼，用文火煎制或烙制成熟即可。在煎制或烙制过程中，要适时翻动馅饼，使其两面都要成熟，颜色也基本相同，有时还需要盖上锅盖稍焖，使饼皮较为松软。

四、药膳粥、饭的制作技术

药膳粥、饭是利用粳米、糯米、小米等粮食类原料，再选配适当药物，经烹饪加工所制成的特殊的粥和饭。

（一）药膳粥的制作技术

药膳粥是将部分药物的治疗作用和米粥健脾养胃、补中益气的食疗效果有机地结合起来，寓药物于米粥之中，具有扶正祛邪、不伤正气、易于消化的特点。

药膳粥制作方法有以下三种。

1.谷米与药物同煮法

（1）制法 一般先将粳米、糯米等谷米择选淘洗干净；再将鲜品药物（如山药、莲藕、萝卜等），或一些易于煮烂、多具补益作用的干品药物（如枸杞子、莲子、百合等），清洗干净，有些原料还需要经过浸泡、刀工或焯水处理，之后与谷米同置锅内，加适量清水，用武火煮沸，再改用文火煮至米粒膨开、粥汤黏稠适中即可。如黑芝麻粥、核桃粥、酸枣粥等。

（2）技术要求

1）米与水的比例　一般情况下，米与水的比例为1∶6或1∶8。煮粥的水宜一次加足，一气煮成，才能达到稠稀均匀、米水交融的特点。

2）煮粥的时间　以水沸腾开始计算，煮粥通常需20～40分钟，若要将米粒完全煮烂、煮化，如粤式煲粥，则可适当延长煮制的时间。另外，北方煮粥有加碱的习惯，此法易破坏米粥中的维生素B_1、维生素B_2和叶酸，故不可取。

3）调味　煮粥时应视所用原料的情况和个人的口味习惯，有些需要调味，有些则无须调味。米粥中如果添加了羊肉、羊肾、鲤鱼等动物性原料，为了去除其腥膻异味，要酌加姜、葱、黄酒、盐等调料进行调味；米粥中如果添加了枸杞子、莲子、大枣等植物性原料，可以不调味，也可以加适量白砂糖、红糖或蜂蜜进行调味。

2.先煮谷米，后下药物同煮法

（1）制法　一般先将谷米淘净，置锅内，加适量清水煮沸，待米粒煮至胀开时，再加入经过前期加工处理的药物或其他食物原料，煮至药味析出、原料酥烂、粥汤黏稠时即成。如何首乌粥、金银花粥、虾仁韭菜粥等。

（2）技术要求　米与水的比例、煮粥的时间、调味同前。后下的药物应以药粉、药汁为主，须前期将药物研磨成粉或煎汤取汁，如何首乌粉、板栗粉、当归汁、黄芪汁等；后下的食物原料，应以易于熟烂的小型原料为主，有些还需要切成丁、粒、丝等形状，如旱芹、韭菜、金银花等。

3.先煮药物或药食兼用的原料，后下谷米同煮法

（1）制法　一般先将药物或难以煮烂的药食兼用的原料清洗干净，难以咀嚼和吞咽的药物需用布包扎紧，放入水中煮至药味析出，取出药包，留汤待用，有些药汤还需沉淀和过滤，然后放入谷米，煮制成粥；药食兼用的原料，有些需经过浸泡、刀工或焯水处理，然后入锅煮至原料酥烂，再放入谷米，煮制成粥。如果动物性原料是带骨头或是有骨刺的，在放入谷米前，必须取出原料，剔净骨头或骨刺，原汤还需过滤去渣。如芡实粥、茅根赤豆粥、肉苁蓉羊肉粥等。

（2）技术要求　煮制药物或药食兼用的原料时，加水量视药物煮制时间的长短和药食兼用原料熟烂的程度以及谷米的数量而定，比例大致同前，也可适当增加水量，以保证煮成的粥具有适中的黏稠度。

（二）药膳饭的制作技术

药膳饭是在煮饭或蒸饭时添加适量补益类或性味平和的药物或药物成分所制成的特殊米饭。根据所制药膳饭的需要，可选用粳米、糙米、糯米、黑米等作为米饭的主料，再配制适量的药物或药物成分以及亦药亦食的原料进行制作，制法有煮、蒸两种。

1. 煮制方法

（1）制法　取适量的米置于容器内，先行摘选，摘去沙砾、稻壳及稗子，然后用冷水淘洗 2 次或 3 次，切勿久淘，也无须用力搓洗，以免损失米表层的营养成分。米淘净后，控去水，倒入电饭煲的内胆中，加入经预先处理过的药物或亦药亦食的原料，拌匀，再倒入开水（也可以用煎煮药物的汤水或炖鸡、煨肉的汤水），盖上盖，煮制成饭。如南瓜饭、野鸭菜饭、红糖粟米饭等。

（2）技术要求

1）米与水的比例　煮饭时，加水要适量，水多则饭烂；水少则饭硬，或夹生。

一般情况下，粳米与水的比例约为1∶1.2，米与水的比例约为1∶1.3，糯米或黑米与水的比例约为1∶1。若米饭中所添加的其他原料（如新鲜蔬菜或莲子、大枣等），在煮制时出水或吸水，则米与水的比例要在上述范围内做适当微调，使煮好的米饭饭粒饱满、质地软糯。

2）其他要求　刚煮好的米饭虽然可以即刻食用，但焖制数分钟后再食用，口感更佳。

2. 蒸制方法

（1）制法　蒸饭在米的取用数量、摘选、淘洗上与煮饭相同，其具体做法是：将米放入容器内，加入经预先处理过的药物或亦药亦食的原料，拌匀，再倒入开水（也可以用前煮药物的汤水或炖鸡、煨肉的汤水），再将其置于蒸锅或蒸笼内，盖上盖，用武火、沸水、热锅（笼）蒸 30 分钟左右至米饭成熟、软糯即可。如姜汁牛肉饭、八宝糯米饭、党参大枣饭等。

（2）技术要求

1）米与水的比例　蒸饭时，因蒸汽充足，故米与水的比例较煮饭要略少一些。

2）其他要求　若年长者或幼儿要吃软烂一些的米饭，而年轻者要吃稍硬一些的米饭时，在蒸饭前，可将容器内的米有意地堆出一个适度的斜坡，使坡下的米浸水多，坡上的米浸水少，如此蒸制好的米饭就会一边软、一边硬，各得所需。某些地方的人习惯将米先煮至半熟，然后再将其捞出，放入蒸锅、蒸箱或蒸笼内蒸饭，俗称“捞蒸饭”，因其丢弃了米汤，使米饭中原有的营养物质受到较大的损失，故不可取。

五、药膳茶饮的制作技术

药膳茶饮一般按制作技术可分为药茶、药膳饮品和药膳鲜汁三类，由于使用方法均同日常饮茶，因此统称为茶饮。药膳茶饮取材容易、使用方便、节省原料，是传统药膳中深受人们喜爱的种类之一。

（一）药茶的制作技术

药茶指含有茶叶或不含茶叶的食物与药物经干燥或粉碎混合制成的粗末制品，或加入黏合剂制成的块状制品，前者称为粗末茶，后者称为块状茶。药茶常无须煎煮，用时用沸水冲沏即可像日常饮茶一样频频饮服，故名代茶饮。

以下以粗末茶、块状茶为例，介绍药茶的制法。

（1）粗末茶制法　将药茶方的各味经晒干或烘干，或切小，或制粗末，然后搅拌均匀，最后用防潮性能好的纸张或聚乙烯薄膜袋分剂包装。简单做法是，按药茶方要求，将茶叶等食物与药材（市售食物与药材已经过干燥、切制）一同放入茶杯中，用沸水冲沏代茶饮服。如清气化痰茶、清宫减肥仙药茶、桑菊茶、山橙麦芽茶等，前两者为含茶叶的药茶，后两者为不含茶叶的药茶。

另外，粗末茶制成后用滤纸或纱布分装成3～6g的小袋，即为袋泡茶，是目前最流行、最有发展前途的药茶。如西洋参茶、绞股蓝茶、清热明目茶等。

（2）块状茶制法　将药茶方的各味晒干或烘干，研成粗粉，加入黏合剂（如稀面粉，或将方中无挥发成分的食物与药材浓煎成膏后作为黏合剂），混合均匀，揉成团块，再制成小方块形或长方块形，亦可制成饼状，置通风阴凉处晾至半干，再晒干或低温烘干，最后用防潮性能好的纸张分块包装。如午时茶、神曲茶、苦丁药茶等。

（二）药膳饮品的制作技术

药膳饮品指以食物、药材、水等为原料，用煎煮的方法制成的饮品。用时可像平常饮用饮料一样服用。

药膳饮品的制法是将药膳方的各味原料用水浸泡，通过加水煎煮的方法提取药液，药液经沉淀、过滤、澄清后即可。根据要求，有些药膳饮品可加入白砂糖、冰糖或蜂蜜调味，如橘茹饮、龙眼枣仁饮、荷叶葛蒲饮等。

（三）药膳鲜汁的制作技术

药膳鲜汁指新鲜果菜或药材榨得的汁液。用时可像日常喝茶、饮用饮料一样服用。

药膳鲜汁的制法是将药膳方的各味用水洗净，捣烂、压榨取得汁液，或直接用榨汁机榨汁获取汁液，如白萝卜汁、鲜姜萝卜汁、鲜藕柏叶汁等。

六、药膳酒剂的制作技术

药膳酒剂是一类含有酒精的药膳，一般按制作技术分可为药酒、药膳醪糟和醴酒等。药膳酒剂制作简单、起效迅速、保存期长、使用便捷。

（一）药酒的制作技术

药酒即将食物、药材用酒浸渍制成的液体，在传统制法中也有加入食物、药材酿造制成的药酒。

1.浸渍法　浸渍法即用酒直接浸渍食物、药材制作药酒的方法，具体又分为冷浸法与热浸法两种，前者制法简单，尤其适合家庭药酒配制；后者是一种古老而有效的药酒制法。

冷浸法以酒为基料，无须加热，浸渍食物、药材制成的酒剂。适用于有效成分容易浸出的单味或味数不多的药酒，以及含有挥发性成分的药酒的制作。

热浸法以酒为基料，需经加热，浸渍食物、药材制成的酒剂。适用于味数较多的药酒，以及用冷浸法有效成分不易浸出的药酒的制作。

（1）制法

1）冷浸法制法　将准备好的食物、药材置于容器中，或以绢袋盛放原料再置于容器中，按要求放入基料酒后密封，浸泡一定时间。浸泡期间需经常晃动酒器，使原料与酒充分接触而溶出有效成分。至规定时间，取上清液，压榨药渣，压榨液与上清液混合、静置、过滤即可。如三仙酒、养生酒、人参枸杞子酒等。

2）热浸法制法　将准备好的食物、药材置于容器中，按要求放入基料酒后密封，然后把装有原料和酒的容器放在水锅中炖煮，至沸后立即取出置常温下浸泡一定时间。浸泡期间需经常晃动酒器，至规定时间，取上清液，压榨药渣，压榨液与上清液混合、静置、过滤即可。如八珍酒、百岁酒、白花蛇酒等。

（2）技术要求

1）基酒的要求　白酒、黄酒、米酒皆可，而以白酒、黄酒最为常用。白酒一般以50°～60°为宜，黄酒一般以30°～50°为宜，而滋补类药酒浓度应稍低一些，祛风除湿类、活血祛瘀类药酒以及温里祛寒类药酒浓度应稍高一些。

2）原料的要求　食物或药材原料经过适当加工处理，如拣去杂质、洗净泥沙、切制碾磨、装袋扎口等。原料一般要切成薄片、碎片、小块，或碾成粗末，有的矿石类与介壳类原料还需磨成细粉，但不可过碎过细。粗末原料泡酒，一定要用绢袋或纱布袋盛装并扎紧袋口。

3）酒与原料的比例　食物或药材吸水量多的，酒与原料的比例是100克原料用800～1000毫升酒；食物或药材吸水量少的，酒与原料的比例是100克原料用500～700毫升酒。一般来说，以浸泡后的原料约占全部药酒体积的1/3较为合适。

4）药酒浸渍的时间　冷浸法一般需浸泡2周左右，热浸法需浸泡1周左右。植物类原料的药酒浸泡1～2周即可，动物、矿物类原料的药酒需浸泡4周以上，有些贵重原料的药酒可反复浸泡2次或3次。一般而言，当药酒的颜色不再加深，表明原料的有效成分已经停止渗出，药酒泡好。另外，夏天用浸渍法制药酒的时间可稍短一些，冬天用浸渍法制药酒的时间可稍长一些。

2.酿造法　酿造法即加入食物、药材酿造制作酒剂，属于传统药酒制法之一。

（1）制法　将谷米用水浸泡，使其吸水膨胀，再蒸煮成干粥状，冷却到30℃左右，之后加入食物、药材粗末或鲜汁或煎好的食物、药材提取液和酒曲，搅匀后置于陶瓷钵或搪瓷盆内加盖糖化发酵。1～2周发酵即可完成，然后经压榨、过滤取得澄清酒液。酒液应加热至70～80℃，以杀灭酵母菌及杂菌而方便贮存。如白术酒、茵陈酒、五加皮酒等。

（2）技术要求

1）谷米　常用糯米或黄黏米。

2）谷米与酒曲的比例　一般以谷米2500克加酒曲100～150克为宜。

（二）药膳醪糟的制作技术

醪糟又称酒酿、江米酒、甜白酒，是用糯米（北方又称江米）加入酒曲发酵制成的。

醪糟本身即为亦食亦药的品种，而药膳醒糟则是加上药材或药食两用品种酿成的特殊醪糟，或普通醪糟加上药食两用品种或药材经烹制后的醪糟。

药膳醪糟的制法包括药膳醪糟及醪糟与食物、药材同煮等。

1.药膳醪糟的制法 药膳醪糟的制法基本同药酒的酿造法。醪糟醒发完成后，无须压榨、过滤、澄清，即可按要求食用。如桑椹醪、薏苡仁醪、薏苡仁茯苓醪等。

2.醪糟与食物、药材同煮的制法 醪糟与食物、药材同煮的制法，是药膳醪糟运用最多的形式，具体做法是按要求取醪糟适量，与食物或药材加水同煮，沸后加糖或不加糖食用。如酒酿银耳、鸡蛋红糖醪糟、大枣醪糟蛋花汤。

（三）醴酒的制作技术

醴酒即果酒、甜酒，是以水果为主料酿制的药膳酒剂。

醴酒是由水果酿制的酒，水果、酒本身均有养生保健、防病治病的作用，因此醴酒属于药膳范畴。

1.制法 醴酒常用水果酿制，因水果表皮会有一些野生的酵母，加上一些糖，常无需再额外添加酵母或加用白酒也能有一定的发酵作用。但此法往往较费时，也容易被污染，所以也可添加白酒或加上酵母酿制。

醴酒的家庭制法：将水果洗净，沥干水，切碎或不切碎，一层水果一层糖放在容器内，加白酒或不加白酒，经4周左右即可发酵成酒。取上清液，药渣压榨，压榨液与上清液混合、静置、过滤即可。如杨梅醴醇、桂圆醴、桑椹醴等。

2.技术要求

（1）水果的要求 须挑选新鲜且外表无损伤的成熟果实，软果类常用葡萄、桑椹、草莓、杨梅、猕猴桃等，硬果类常用苹果、桃子、李子、山楂、石榴等。水果必须洗净、沥干水，软果类常不用切碎，硬果类需切碎，石榴要去皮。

（2）酒与糖的要求 酒，用白酒、米酒皆可，浓度以35°为宜。糖，用白砂糖、冰糖均可，冰糖需打碎。

（3）水果、糖、酒的比例 水果、糖、酒的比例一般是2∶2∶1，按一层水果一层糖的顺序放在容器内，最后倒入白酒。软果类因其表皮附有酵母菌，故制作酵酒时，亦可不加酒，水果、糖的比例一般以1∶1为宜。

（4）渍的时间 一般需浸泡2周以上，软果类酒需浸泡2～3周，硬果类酒需浸泡3～4周。浸泡1周糖化开后，尚需经常晃动容器，使原料与酒充分接触而溶出有效成分。

七、药膳膏滋的制作技术

膏滋又称“膏方”，是将食物或药材一起煎煮、浓缩，加入糖类或动物胶制成的稠厚、半流体状的膏状物。如桂圆参蜜膏、姜枣龙眼蜜膏为加入糖类制成的膏方，龟鹿二仙膏、秦伯未眩晕膏方为加入动物胶制成的膏方。

膏滋既不同于一般药剂侧重于疾病的治疗，又有别于普通药膳既可专业制作，亦可自制自用，而是一种需由医师处方、药师制作，并且主要用于虚证调补、慢性病调治的特殊药膳品种。

学习药膳膏滋制作技术，应了解以下一些常用术语。

素膏：是指在配伍中未加鹿茸、鞭类、紫河车等动物性药材，或未用阿胶、鹿角胶、龟板胶等动物胶来收膏的膏方。

荤膏：是指在配伍中加有鹿茸、鞭类、紫河车等动物性药材，或选用阿胶、鹿角胶、龟板胶等动物胶来收膏的膏方。

蜜膏：亦称“糖膏”，是指选用蜂蜜、冰糖、白砂糖、红糖和饴糖等糖类来收膏的膏方。

清膏：亦称“稠膏”，是指将食物或药材一起煎煮、浓缩后的膏状物，其经收膏后即成膏滋。

饮片：包括药材、食物，食物多为药食两用品种。

细料：是指膏方处方中参茸类等贵重药材的统称，是膏方中体现补益虚损的重要组成部分。

药胶：亦称“动物胶”，是指膏方中阿胶、鹿角胶、龟板胶、鳖甲胶等的统称，有补益虚损、收膏成型的作用。

辅料：膏方之中常指黄酒，其本身具有温中散寒、活血通络的功效，主要用于浸泡阿胶、鹿角胶等动物胶，使之软化、溶解，还能祛除药胶的腥膻气味，另外亦可加强药材或食物在体内的运化吸收。

挂旗：亦称“扯旗”，为膏滋制作过程中判断收膏效果的重要标准之一，指以木铲或搅棒铲取或取膏汁并水平提起，膏汁沿铲边或棒边呈片状垂下或滴下成三角旗形状。

滴水成珠：为膏滋制作过程中判断收膏效果的重要标准之一，指以木铲或搅棒铲取或蘸取膏汁，滴入清水，膏汁短时间内保持珠状而不马上散开溶解。

开路方：是针对脾胃功能欠佳，平时经常出现纳差纳少、腹胀腹泻、舌苔厚腻的膏方使用者，在使用膏方前由开具膏方的医师开具健脾、化湿、开胃的汤药供使用者服用，待脾胃运化功能复常后，然后再使用膏方综合调理。

（一）原料准备

根据医师的处方，精选地道药材或食物，按饮片、细料、药胶、辅料、糖类等逐一分类，严格根据原料的不同加工要求分类处理，以确保效用。

1.饮片　一般宜20～40味，重量为3000～5000克，在一些特殊情况下药味、药量可更多、更大。处方时如药味过少，易致效用不显，并且成膏不足；但若盲目追求大处方，药味过多、药量过大，则造成目的不明，原料浪费。

2.细料　人参、枫斗、芝麻、桂圆肉、核桃仁、冬虫夏草、海马、海龙、鹿茸等贵重药物或食物须单用小锅另炖或另煎取汁，或研成极细的粉末，待收膏时再直接兑入或掺入反复煎煮、过滤后的药汁或清膏之中。另外，应根据个人实际需要、经济状况酌情选用细料，切勿滥用。

3.药胶　可按不同药胶各自的功效特点针对不同体质而辨证选用，可单选一味，或多胶合用。一般每料膏方参考用量为200～500克。在膏滋制作前，应先将选用的药胶用黄酒浸泡软化，隔水炖或蒸至烊化备用。

4.辅料　膏方之中辅料常指黄酒，最好是质量上乘的绍兴黄酒（即老酒）。一般每500克药胶用250～500毫升黄酒浸泡。

5.糖类　常用的糖类有蜂蜜、冰糖、白砂糖、红糖和饴糖等，其既可改善膏方的口感，还有一定的补益作用，也有助于膏方的固定成型。一般用量为250～500克，制膏前需做预加工。糖尿病患者等特殊人群可用一些低热量的甜味剂代替，常用的有元贞糖、木糖醇、甜菊糖、阿斯巴甜等，但具体选择、用量、比例等应严格按其产品使用说明进行换算，不可滥用，作为糖类替代品的甜味剂在制膏时可直接加入，无需预加工。

（二）制作方法

膏滋的制作方法包括浸泡饮片、煎煮药汁、浓缩清膏、收膏成型与存放储存等。

1.浸泡饮片

（1）容器　砂锅，或搪瓷、不锈钢等材质的桶、盆或锅。

（2）浸泡　将药材饮片（药胶除外）、食物（多为药食两用品种）放入容量相当的容器内，加适量清水，令其充分吸收膨胀，稍后再加水使水面高出原料10cm左右，继续浸泡。

（3）时间　浸泡时间不少于6小时。

2.煎取药汁

（1）容器　陶锅、砂锅为好，搪瓷、不锈钢等材质的盆、桶、锅亦可。

（2）煎汁　先以武火煮沸，继以文火保持微沸，持续煮沸不少于2小时，取出药汁，此为头煎；另加水淹过原料，武火煮沸后再以文火持续煮沸1小时，取出药汁，此为二煎；根据需要，亦可再煎煮1次或2次，分别称为三煎、四煎。煎煮次数以原料无硬心、煎液味淡为宜。将数次药汁合并，加上压榨汁，静置、沉淀、过滤，药汁备用。

（3）时间　煎煮时间为2～5小时。

3.浓缩清膏

（1）浓缩　将反复煎煮、过滤后的药汁置于锅内，加入另炖或另煎取汁的细料药液（也可在收膏时加入），武火煮沸，之后改用文火，不断搅拌至药液呈稠糊状，使其浓缩，取少许药汁滴在能吸水的纸上，以不渗水为度，此为清膏。

（2）标准　清膏浓缩成功的标准是取少许药汁滴在能吸水的纸上，以不渗水为度。

4.收膏成型

（1）收膏　在清膏中加入炼糖、炼蜜或已炖或蒸至烊化的药胶，放在文火上慢慢熬炼，不断用木铲或搅棒搅拌，直至能“挂旗”或“滴水成珠”，及时加入另炖或另煎取汁的细料药液或研成极细粉末的细料粉末，充分搅拌，熄火停煮，即成膏滋。

（2）标准　收膏成型成功的标准是“挂旗”或“滴水成珠”。

5.盛放与储存

（1）盛放　待收好的膏冷却后，装入清洁、干净的瓷质容器内，先不加盖，用干净纱布将容器口遮盖上，放置一夜，待完全冷却后，再加盖。

（2）储存　膏滋应在干燥、避光、通风处储存。由于其使用时间较长，因此对膏方的储存要求较高。每次使用膏方时宜用干净、干燥的固定汤勺，以免把污物、水分带入膏方引起霉变。若储存一段时间后膏面出现霉点，可去霉点，重新熬透，如上法装瓶、罐继续使用。若膏面出现霉点较多且在膏方深处亦见霉点或口感有异味时，说明膏方已变质，就不能再使用了。

第五节　现代药膳的制作技术

现代药膳是在中医药理论指导下，将中药与相应的食物原料相配，利用现代食品制作技术制成的具有养生保健、防病治病作用的特殊膳食。其在保持传统药膳色、香、味、形、效特点的基础上，兼具食用方便、易于存贮运输、适于批量生产和市场推广等特点。本章主要围绕药膳糕点、药膳糖果、药膳蜜饯等具备成熟生产工艺且市场受众较广的现代药膳展开。

由于现代药膳具有现代工业产品的固有属性，只有提高产量才能降低成本，因此要求现代药膳在产品设计开发初始即突出产品功能，主要功效不超过两项，功效应尽可能满足较大人群的保健需求，这样的产品才利于大批量生产。同时，配方应简单，原料和配料的采购应方便，最好不用需长途运输的原料，以降低成本。

一、药膳糕点的制作技术

药膳糕点指以五谷为主要原料，搭配药食两用的中药以及糖类、油脂、蛋、奶、果料等其他辅料，经过调制、成型、熟制等加工工序，制成的特殊膳食品。药膳糕点具有营养丰富、造型精美、味美可口、食用方便等特点。

（一）药膳糕点的制法

1.原料准备　首先将面粉、米粉或其他粮食类粉料与油、糖、蛋、水等调和成适合加工各种糕点的面团或面糊。其次将药物煎水，滤去药渣，取澄清液代替清水调制面团，或将药物打成细粉，以一定比例调配于粮食类粉料中。

2.成型工艺　面团调制好后，进行成型工序。先将面团摘坯，分成等份的小团或小块。再用手搓成各种形状的糕点坯，或将面坯填入模具，冲压成糕点生坯。对于包馅类的糕点，则将摘坯后的小面团擀皮，放上馅料，卷或包制成型。

若调制的是面糊或面浆，则将面糊或面浆装入下端装有铜质花嘴的布袋，花嘴朝下，将面糊或面浆均匀地挤压在烤盘上。有条件者，可利用机械方法完成成型工序。

3.熟制工艺 糕点生坯成型后，转入熟制工序。

（1）烘烤 将糕点生坯均匀地盛放在0.5～0.75mm厚的铁板上，送入烤炉内，选择合适的炉温，调整炉内湿度，经过一定时间的烘烤，生坯就成为具有特定风味和色泽的成品。烘烤类的糕点色、香、味、形良好，且具有松、脆、酥、软的特点，如茯苓夹饼、淮山鲜奶饼等。

（2）蒸制 蒸制是把生坯放在蒸屉里，在常压或高压下利用水蒸气传递热量，制成糕点的方法。蒸制糕点水分能得到很好的保留，不会焦化，具有松、软、滑、糯的特点，如八珍糕、马蹄糕等。

如有需要，可在糕点成品上进行糖膏和油膏的装饰。待冷却后，进行包装和贮藏。

（二）药膳糕点制作的技术要求

1.原料 制作糕点的原材料种类较多，需根据所制糕点预期的食疗功效、口感、风味、适宜人群选择相应的主料、辅料和药材。

（1）主料、辅料 糕点主料主要选用麦粉（面粉）和米粉。若要制作疏松、柔软有弹性的糕点，应选择麦粉；若要制作入口细腻黏糯的糕点，则要选择米粉。

辅料用于增加糕点风味、突出花色、提高质量，如糖、盐、醋、八角茴香、花椒等调味料可以去除原料中的不良异味，增加成品的色泽、香气和滋味；油脂、酵母等用于调节面团的性质。

无论是主料还是辅料都应注意食品安全，对腐烂、发霉、变味、虫蛀、鼠咬以及带有病菌、毒素的主料和辅料都不得选用。

（2）药材 选择药材时，应以味道口感较好、不影响糕点风味的甘甜或酸甘的药物为主，尽量不要选择苦、辛味药物。若选择山药、葛根、薏仁、茯苓、芡实等以淀粉成分为主的药物，在配方上，也应适量加入米粉、面粉，以增加糕点的可塑性和口感。以粉状掺入米粉、面粉中的药材需预先处理，将霉烂变质的中药材和杂质去除，洗净、晒干，再将干燥的药材碾成粉末，依据需要过箩过筛后，即可用于制作药膳糕点。有的药材在碾碎前需经炒制，炒制时使用文火。

2.调制 在一个配方中，各种原料的量要互成比例，才能达到产品的质量要求。

（1）加水

1）水量、水温 应根据药膳糕点具体情况选择相应的加水量。加水量应结合选用原料的情况而定，如面筋含量高的面粉，加水量相对较多。用同一种面粉制作不同的药膳糕点时，应根据具体情况选择合适的水量，如制成相同软硬程度的面团，鸡蛋、糖浆、油脂用量多，则加水量需相应下调；又如遇到天气干燥或面粉自身含水量少的时候，则加水量应增加。

2）加水方法 在调制面团时，根据形成面团的性质确定是否要一次性加水。对面团的延伸性要求较高、需要形成较多面筋时，可分次加水；反之，不需要形成太多面筋时，可一次性加水。

（2）加糖　面粉的吸水率会因加糖量的增加而降低。由于面团吸收的水分减少，形成的面筋也相应减少，因此含糖量越高的面团弹性和延伸性越低，糕点成品较干燥、疏松。糕点加糖量的多少可依据需要而定，但总体而言，加糖量应低于总液体量（即面团中添加的蛋、奶、糖浆中含有的水分和添加的水的总和），这样才能保证糖的充分溶解，否则糕点表面易出现黑色斑点。

（3）加油脂　和糖一样，油脂也影响面粉的吸水率，加入的油脂越多，面团越松散，成品也越酥脆，反之，成品较松软。

（4）加盐　适量的盐可使面筋的弹性增加，但加盐并非越多越好。由于盐能溶解蛋白质，因此过多的盐会使面团变质，反而破坏了面团的弹性和延伸性。

（5）投料次序　严格按照先油、水、糖、蛋等材料，最后面粉的顺序投料。将油、水、糖、蛋等材料充分搅拌使之乳化后，再加入面粉，否则影响面团质量。

（6）静置时间　根据面团特性确定静置时间。调制酥性面团，要求调制速度快、时间短，在和成面团后迅速成型，以减少面筋的生成，一般用机械搅拌，时间为6～12分钟，夏季为3～4分钟。相反，调制延伸性大的筋性面团，则需要长时间静置、慢速度搅拌，时间长达30～40分钟，且需静置一段时间，才能使水和面粉有足够的时间发生反应，形成面筋。但静置时间也不宜过长，否则面筋会遭到面团中蛋白酶的破坏，使面团软烂不成型。

3.成型　摘坯要求摘口整齐不毛，摘出的小团或小块重量接近。在糕点生坯成型过程中，无论是手搓还是利用擀面棍等工具，均要求用力均匀，保证产品形状一致，外表光滑，内部组织均匀细腻，夹馅者不能露馅。

4.熟制　根据糕点品种特点确定熟制方法。

（1）烘烤　烘烤前，需将生坯装盘，应选用导热性能良好的金属烤盘，我国目前多选用0.5～0.75mm厚的铁板。生坯在烤盘内摆放应均匀，不疏不密。若过于稀疏，烤盘裸露的地方火力集中，会使糕点表面干燥，甚至焦糊；若过于紧密，则生坯接受的火力不足，影响糕点的成熟，且易引起黏连，破坏糕点外形。

烘烤过程中，应掌握合适的炉温、烘烤时间及炉内湿度。炉温越高，糕点成品表面的色泽越重。烘烤的时间应根据炉温高低相应调整，一般情况下，炉温高则烘烤的时间短，炉温低则烘烤时间长。炉内湿度对糕点品质的好坏有着直接的影响，炉内湿度太大，易使糕点表面出现斑点；炉内湿度太低，糕点上色差，表面粗糙，无光泽。

（2）蒸制　水沸后上笼，盖严笼盖，武火足气蒸制，中途不可断汽、不可减少汽量、不可揭盖。根据需要掌握蒸制时间，成熟后立即下笼，时间过长则制品形态坍塌、色泽不佳。

5.包装　一定要待糕点凉透后才能包装。刚制熟的糕点质地偏软，冷却后包装可以保持糕点造型，更重要的是为了防止糕点霉变。冷却的方式一是自然冷却，二是吹风加速冷却。自然冷却时应尽量减少搬动，保持成品间的距离。吹风冷却不适用于带酥皮糕点或是酥性糕点，以防掉皮、掉渣。包装时要求包装物清洁、干燥，包装物大小与糕点的装入量相符，最好严密封口，并在外包装上标明生产日期和限用时间。

二、药膳糖果的制作技术

药膳糖果是以蔗糖、液体糖浆（饴糖、淀粉糖浆）等为主要原料，经过熬煮，加入药材或药材的浓缩液以及香料、色素、果料等食品添加剂，经过调和、冷却、成型等工艺，制成具有不同形态、结构和香味的、耐保存的甜味固体食品。

糖果的花色品种繁多，如熬煮糖果、焦香糖果、充气糖果、凝胶糖果、胶基糖果等。药膳糖果最常见的品种为熬煮糖果。

熬煮糖果是以砂糖、淀粉糖浆为主要原料，添加一些香味料，经过熬煮而成的脆性糖果。由于此种糖果含水量较低（$<2\%$），因此又称为硬糖。制作硬糖主要包括配料、化糖、熬糖、冷却、调和、成型、拣选、包装等工序。

现以熬煮糖果为例介绍药膳糖果的制作。

（一）药膳糖果的制法

一般熬煮糖果的制作方法为：在锅内放适量水，加入白砂糖或其他甜味原料（如饴糖、麦芽糖等），搅拌使之完全溶于水中，形成糖溶液。将糖溶液置于武火上熬制，不断搅拌，至用铲子挑起糖汁即成丝状而不黏手为宜，端锅离火。经熬煮的糖膏出锅后，在糖膏失去流动性前加入色素、香料等配料，充分搅拌，使这些物料在糖膏中均匀分散。将糖液倒在冷却盘上，稍凉后，将糖制成所需形状，即成。

制作熬煮糖果时，添加药材的方法主要有以下几种。

1.单煎药汁，溶糖熬膏 将药物洗净，去除杂质，加水煎煮。将煎取的药汁代替清水，溶解白砂糖，进行糖膏的熬煮。适宜久煎的药物可采用此种制法，如止咳梨膏糖、人参糖等。

2.混煎药汁，兑入糖膏 将药物洗净，去除杂质，与其他辅料混合后加水熬煮，将药汁浓缩，备用。当熬煮好的糖膏出锅后，在糖膏失去流动性前兑入浓缩药汁，不断搅拌，使其在糖膏中均匀分散。一般性药物或不宜久煎的药物适用于此种制法，如苦丁茶润喉糖、乌梅紫苏叶糖等。

3.固体原料，拌入糖膏 某些以原料形态呈现在糖果中的药食两用的药材品种，如花生、芝麻、核桃、陈皮、乌梅、生姜等，在彻底清洁之后，可根据实际情况粉碎成所需的大小，花生、芝麻、核桃一类的干果应经油炸或炒熟。在糖膏出锅后，投入糖膏中，充分拌匀混合，如芝麻糖、花生糖等。

（二）药膳糖果制作的技术要求

1.配料 根据配方确定糖果中各种成分的固形物含量，对含湿量较大的物料要进行固形物含量的换算，以便获得精确的物料含量。

2.化糖 化糖即将糖溶于水或药液的工序。化糖时也可以使用文火加热，但化糖的最高温度不能超过100℃，并要经常搅拌，促使糖分布均匀，并避免黏锅和焦化。

3.熬糖　熬糖指将糖液中多余的水分去除，浓缩糖液，以便形成透明坚硬的硬糖，即熬制糖膏的过程。在熬制的过程中，要注意随时搅拌，使糖和其他甜味原料全部溶于水中。锅内温度一般控制在160℃左右，若火势太猛，砂糖容易出现返砂，即重新结成砂糖颗粒，饴糖容易出现深色影响成品色泽，并容易出现糖糊味。

4.调和与冷却　调和是在糖膏失去流动性前，加入药物浓缩汁、色素、香料等，并使之在糖膏中均匀分散的过程。调和与冷却是相伴而生的，在糖膏的调和过程中，糖膏逐渐冷却。调和应掌握适当的时机。温度太低，糖膏黏度太大，加入的物料不容易调和均匀。若添加的物料中有香料，温度太高，香料容易挥发，造成糖果中香气成分减少，糖液温度降至85℃左右时加入香料比较合适。

将药物浓缩汁、色素、香料等加入糖膏后，需要立即进行混合搅拌，使加入的物料分散均匀。冷却后糖膏从流动性很大的液态转变为缺乏流动性的半固态，使糖膏具有最大的黏度和可塑性。

5.成型　成型指将半固态的糖膏进行切割、拉条、压制等操作，形成最终产品的过程。为避免糖膏温度过低，出锅困难，在调和完成后，应立即倒入表面涂抹有油脂的冷却盘中。成型应在糖膏冷却到80℃左右时进行，因为此时的糖膏软硬适中，可塑性最强。成型后的糖果应继续留在案板上，待凉透后再行包装，以保证糖果的形态及存放时间。

三、药膳蜜饯的制作技术

药膳蜜饯是以蔬果或药材为原料，用蔗糖或蜂蜜腌制加工制成的特殊膳食品，多具有补益性质。

（一）药膳蜜饯的制法

药膳蜜饯种类繁多，制作工艺个别环节的差异是药膳蜜饯分类的主要依据。总体来说，药膳蜜饯的主要制作工序有以下几个步骤。

1.鲜品初步处理　鲜品初步处理即对用于加工的蔬果或材料进行分级、洗净、去皮、切分或切缝、刺孔、划线等处理。这一系列工序可使糖分及其他调料易于渗入，避免原料失水干缩，并可缩短煮制时间。

2.硬化处理和果坯腌制

（1）硬化处理　硬化处理是将原料置于石灰、氯化钙、亚硫酸氢钙等稀溶液中，浸泡一段时间，使原料硬化的处理方法。原料经过硬化处理后，蜜饯口感硬脆，也可避免有些果料在糖煮过程中软烂不成型而影响成品外观。

（2）果坯腌制　果坯腌制主要用于凉果类、话化类蜜饯的制作，如九制陈皮、丁香榄、甘草金橘等。果坯腌制包括腌渍、暴晒、回软、复晒等工序，其中腌渍是主要工序。腌渍就是将盐加入原料中，静置一段时间，腌渍后的原料称为果坯。根据需要，有时加盐腌渍和加明矾、石灰硬化保脆工序可同时进行。腌渍完成后，将果坯置于阳光下暴晒制成干坯，或做水坯保存。

3.硫处理 在硬化、腌制之后，需要将果坯进行硫处理，即用硫黄熏蒸或用亚硫酸溶液浸泡果坯。硫处理的主要目的在于保证蜜饯成品的色泽明亮，同时亦可在糖煮过程中促进原料对糖液的渗透吸收。

4.漂洗和预煮 经过硬化、着色、腌制、硫处理等任何一道工序处理的原料，在糖制前都需漂洗或预煮。进行这一工序的目的在于去除经以上步骤处理后果料中残留的各种添加剂，避免对制品外观和口感产生不良影响，同时预煮还有排氧、钝化酶活性和防止制品氧化变色等作用。如果果坯经硫处理后，未充分漂洗脱硫即进入糖制工序，用马口铁罐包装成品时，过量的二氧化硫会腐蚀铁皮而产生氢胀。

5.糖制或蜜制 糖制或蜜制是蜜饯生产过程中的关键环节，直接决定成品的品质和产量。糖制或蜜制依据制作温度的不同，主要分为加热和冷浸两种。

（1）加热糖渍 此法适用于肉质紧密的原料的加工。加糖煮制加工迅速，但原料的色、香、味及维生素损失较多，可根据需要一次或多次煮成。

1）一次煮成法 是将预处理的原料放入锅中，加入砂糖，一次煮成成品的方法。本法工艺简单，浸泡设备占用量小，适用于含糖量较高、肉质坚实、耐煮的原料，如苹果、沙枣等，但煮制时间长，原料容易被煮烂，糖分的渗入不均匀，原料失水过多而出现干缩现象。

2）多次煮成法 是通过加热和冷却交替进行，促进糖分渗透的加糖煮制法。本法能使糖分充分、均匀地渗入原料内部，由于煮制时间短，原料的营养成分能够得到较好的保存，且不易煮烂变形，因此产品饱满肥厚、透明美观。本法适用于细胞壁较厚难于渗糖、固形物含量高而含糖量少、易于煮烂的柔嫩及含水量大的原料。本方法的缺点是多次煮制费工、费时，需要容器较多，加工周期较长。

（2）冷浸糖渍或蜜制 冷浸糖渍或蜜制即加糖或加蜂蜜腌制，但制作过程不需加热的糖制方法。本法适用于肉质柔嫩，高温处理后容易软烂破裂，不能保持一定形状，或加热后产生涩味的原料。因不受热处理，产品原料的营养成分、色泽风味和原有形态都能得到较好的保存。此外，大多数以药物为辅料的药膳蜜饯常在冷浸糖渍这一工序添加药物。

6.烘干和上糖衣 烘干和上糖衣是蜜饯制品成品前的最后一道工序。

（1）烘干 烘干是指在糖煮后，将果实从糖液中捞出，沥干，置于竹篱或烘盘中，送入烘房进行烘干的过程。

（2）上糖衣 制作带糖衣的果脯蜜饯时，在烘干后需进行上糖衣处理。将烘干后的产品放入糖液中浸渍片刻，取出，散放在筛盘上，再行烘干即可。

7.整理和包装 干态蜜饯在烘干完成后，常出现收缩变形甚至破碎的现象，因此待蜜饯冷却后，需经过整形和分级，再装入包装容器内。

湿态蜜饯在完成糖煮工序后，沥去糖液，按质量分拣后，进行装瓶，然后倒入一定浓度的糖液，封盖杀菌保存。

（二）药膳蜜饯制作的技术要求

药膳蜜饯成品的整体要求是：形态完整饱满，糖分完全渗透至组织内部，透明或半透明，本色或染色，质地柔嫩无硬渣，含糖量在60% ~70%。

1.原料选择 应选择果实肉质紧密、可食部分多、煮制时不易腐烂、不易变色、成熟度在八九成、糖酸比适宜的品种。果实过生，制成的蜜饯达不到应有的色泽和风味，产品容易出现干缩现象；果实太熟，容易煮烂，不便于加工。

药膳蜜饯中无论药物为主料还是辅料，其风味应和其他调料相一致，柔和爽口，没有明显刺激性，药味不宜过重。

2.原料预处理

（1）原料分级 原料大小不同，预处理时所用的加工工艺有所区别，因此需根据原料大小对原料进行分级。在分级的过程中，应剔除病虫和霉烂等不符合加工要求的原料，还应拣出残次和损伤不重的原料，加以修整，分别处理。

（2）去皮、切分、切缝、刺孔、划线 去皮、切分等工序主要用于体积较大而外皮粗厚的原料，切分后的原料大小应基本一致。切缝、刺孔、划线等加工工艺主要用于不用去皮的小型果蔬和药材。

（3）硬化保脆 硬化所需的添加剂为钙、铝的盐类，如石灰、明矾、氯化钙等，它们可以与原料中的果胶物质生成不溶性的盐类，从而增强原料组织的硬度。对硬化剂的选择、用量和浸渍时间，依据加工原料的具体情况而定。如用石灰处理原料时，一般所需浓度为2%~10%，取上清液浸泡8~12小时。总体而言，硬化剂用量不宜过多，用量过多会生成过多的含果胶物质的钙盐，或引起部分纤维素的钙化，影响果实对糖分的吸收，使制品质地粗糙。

（4）果坯腌渍 果坯腌渍分为干盐法和盐水法两种。干盐法就是直接用盐腌渍果料，适用于成熟度和果汁含量较高的原料。盐水法是以10%浓度的盐水将原料淹没，加盖竹帘及重物，使之不上浮，适用于未成熟或果汁少、肉质密、酸涩味较强的原料。加盐腌渍以果实呈半透明状为宜。

（5）硫处理 硫处理的方法有两种。一是熏蒸法，即将原料重量0.1% ~0.2%的硫黄，在密闭的容器或房间里点燃，对处理好的原料进行熏蒸。二是浸泡法，即将处理好的原料投入0.1%~0.15%的亚硫酸溶液，浸泡数分钟即可。一般加工新鲜原料都采用熏硫法。

（6）漂洗和预煮 漂洗和预煮关系到产品的质量和安全，是制作药膳蜜饯不可或缺的步骤。先用清水充分漂洗原料，再将洗净的原料放入沸水锅中，以武火预煮，10~20分钟后捞出，准备糖制或蜜制。

3.糖制或蜜制 糖制的作用是使糖分更好地渗透到原料里，使原料吃饱糖。糖制时间的长短，加糖的浓度、次数应当与加工的原料相匹配，不同的原料有着不同的要求。

（1）加热糖渍

1）一次煮成法 将预处理的原料放入已煮沸的浓度为40%~50%的糖液中，加大火力使糖液沸腾。在糖液沸腾过程中，分4～6次向锅内加入砂糖和浓度为50%左右的糖浆，煮制1～2小时，糖液浓度达60%左右时取出，将原料和糖液一同放入容器中浸泡48小时，捞出，沥净糖液，送去烘烤，烘干后即成成品。

2）多次煮成法　将浓度在30%～40%的糖液煮沸，放入预处理好的原料热烫2～5分钟，至原料开始变软时连同糖液一同倒入其他容器中浸渍10～24小时，使糖液缓慢渗入到原料中。第二次糖煮时，准备浓度高于第一次浓度10%～20%的糖液，煮沸后放入原料热烫5～10分钟，再倒出浸渍10～24小时，使原料内的糖液浓度进一步提高。反复进行2次或3次，将糖液浓度提高到50%左右，煮沸后倒入原料，等再煮沸时，分2次或4次加入砂糖和浓糖浆，直至原料透明且糖液浓度达到60%左右时停止煮制。将原料倒入容器中冷却，当温度降至65℃时，捞出原料，沥干糖液后送去烘烤，烘干后即成成品。

3）快速煮制法　将预处理的原料放在浓度为25%～30%的煮沸稀糖液中，煮沸4～8分钟后捞出原料浸入15℃冷糖液中迅速冷却。煮沸原糖液提高其浓度到80%，将浸入冷糖液中已经冷却的原料捞出放入其中，再次煮沸数分钟，以同样的方法冷却。如此反复进行4次或5次，直至达到要求的糖液浓度。快速煮制法也是一种加热和冷却交替多次煮制的方法，其利用热胀冷缩的原理，促进糖液的吸收，加速渗糖过程。本法与多次煮成法的区别是，在加热后原料不是自然冷却，而是利用15℃的冷糖液使之迅速冷却，缩短了糖制工序的时间。

（2）冷浸糖渍或蜜制　冷浸糖渍或蜜制需分次加糖，以逐步提高糖的浓度，使糖分充分、均匀地渗入果肉组织中。在加糖的同时，还需伴以日晒，或在糖腌过程中，分期将糖液倒出加热浓缩，再将热糖液倒回原料中，通过温度的提升，加强糖的渗透作用。

4.烘干和上糖衣

（1）烘干　烘房内的温度应控制在50～65℃，温度过高容易引起糖分结块或焦化。烘干后的果品水分含量应保持在18%～20%，蜜饯表面不黏手，果品保持完整和饱满的状态。

（2）上糖衣　上糖衣所用的糖浆为过饱和糖液，由3份蔗糖、1份淀粉糖浆和2份水组成，将三者混合煮113～114.5℃后，离火冷却，温度降到93℃时，将烘干后的产品放入糖液中浸渍1分钟，取出散放在筛盘上，在50℃下烘干，产品表面形成一层透明的糖质薄膜。上糖衣可以提高产品的保存品质，减少保存期间的返砂和吸湿现象。

5.整理和包装　蜜饯在包装前，应剔除在制作工艺中遗漏在蜜饯上的残皮、虫蛀及其他杂质，整理产品形态，使外观尽量整齐一致，将产品按照规格质量的要求进行分级分类包装。浸渍在浓糖液中的糖渍类蜜饯一般需另外配制新鲜糖液装瓶，这样糖液的色泽和透明度较好，产品美观。装好瓶后立即封盖，在90℃下杀菌20～40分钟。如果在88～96℃下装瓶封盖，则不经过杀菌处理也可储存。

第四章　食物类原料

第一节　粮食类

小麦

微课

【来源】为禾本科草本植物小麦 *Triticum aestivum* Linn.（图4-1）的种子。

【性味归经】味甘，性平。入脾、胃经。

【功效】养心益肾，除热止渴，利尿通淋。

【主治】心阴不足、内热上扰引起的心烦不寐、神志恍惚、喜悲伤欲哭，烦热口干，小便不利等。

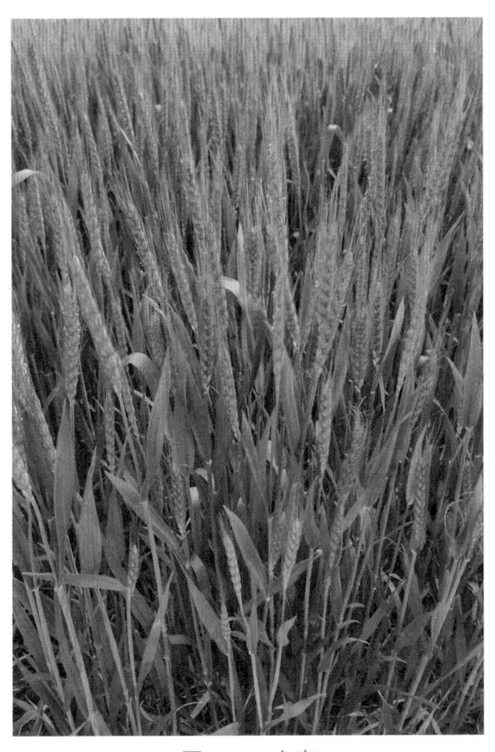
图4-1　小麦

【用法用量】煎汤饮服或煮粥，10～100克。

【营养成分】每100克小麦含蛋白质11.9克，脂肪1.3克，膳食纤维10.8克，碳水化合物64.4克，烟酸4毫克，磷325毫克，铁5.1毫克，锌2.33毫克，钾289毫克，镁4毫克，钠6.8毫克，还含有胡萝卜素等。

【药理】小麦含有大量的纤维素，能够调理肠胃，促进胃肠蠕动，排除体内的有毒物质，预防便秘。小麦还有很好的安神效果，对失眠焦虑、心神不宁有很好的辅助效果。小麦可以降低血液中雌激素的含量，达到预防、治疗乳腺癌的目的。小麦还能缓解女性更年期的症状，减少色斑、黑斑及色素沉着。

【使用注意】摄入过量会形成腹胀现象，不宜与莱菔同用。

【食疗验方】

1.更年期综合征、神经症　小麦10克，甘草10克，大枣30克，加水煎汤服。

2.用于老年人小便淋漓，滞涩不通，烦热不安等　小麦30克，通草10克，加水煎汤服。

3.治疗肠胃不固的慢性泄泻　小麦面粉500克，炒至焦黄，每天空腹适量，加糖、温水调服。或小麦、糯米等量，共炒黄，研碎，大枣去核干燥研碎，混匀，开水调服。每次30克，每日2次，连用2～3周。

玉米

微课

【来源】为禾本科草本植物玉蜀黍*Zea mays* L.的果实（图4-2）。

【性味归经】味甘，性平。入脾、胃经。

【功效】调中健胃，利尿通淋。

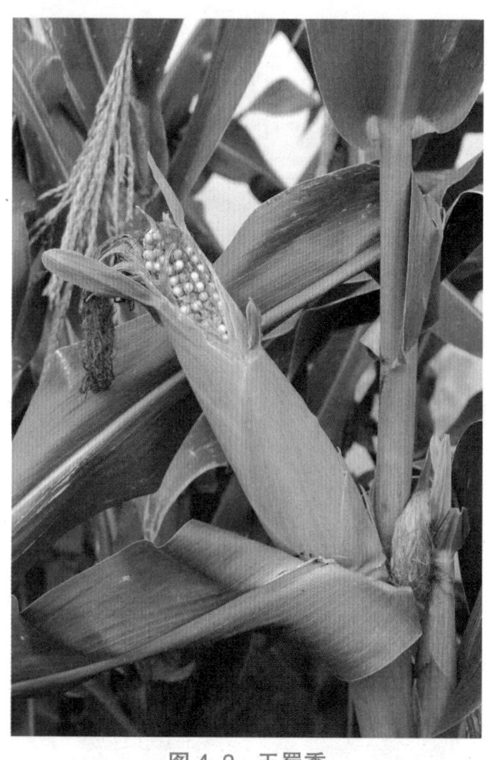
图4-2　玉蜀黍

【主治】脾胃不健，食欲不振，饮食减少；水湿停滞，小便不利或水肿。

【用法用量】煎汤饮服或煮粥，30～250克。

【营养成分】每100克玉米（鲜）含蛋白质4克，脂肪1.2克，膳食纤维2.9克，烟酸1.8毫克，磷117毫克，铁1.1毫克，锌0.9毫克，钾238毫克，镁32毫克，钠1.1毫克，还含有维生素B_1、维生素B_2，生物碱、类胡萝卜素、槲皮素、果胶等。

【药理】玉米油富含不饱和脂肪酸，是胆固醇吸收的抑制剂，能降低血浆胆固醇，防治高脂血症、高血压、冠心病。其含有丰富的食物纤维，适量进食不仅可以促进肠道蠕动，防止便秘，还可以加速肠内毒素排出。

【使用注意】玉米不适合脾胃虚弱者，容易导致腹泻；玉米和不易消化的食物不宜一同进食，例如豆类，容易导致消化不良；玉米属于粗粮，不易消化，注意不要进食过多，以免加重胃肠负担。

【食疗验方】

1.高血压，动脉硬化　玉米100克，加清水1000毫升武火烧开，再将粟米10克放入，转文火慢煮至粥成时，下红糖，熬至糖溶即可。每日1～2次空腹服。

2.小便不利，水肿　玉米粉90克，山药60克，加水煮粥食。

3.慢性肾炎水肿、小便不利　玉米30克，玉米须15克，加水适量，煎汤代茶饮服。

高粱

【来源】为禾本科草本植物蜀黍*Sorghum bicolor*（L.）Moench（图4-3）的种仁。

【性味归经】味甘、涩，性温。入脾、胃经。

微课

【功效】益脾温中，涩肠止泻。

【主治】脾胃虚弱，消化不良，便溏腹泻。

【用法用量】煎汤，研末，或煮粥服食，30～60克。

【营养成分】每100克高粱含能量351千卡，蛋白质10.4克，脂肪3.1克，糖类70.4克，膳食纤维4.3克，钙22毫克，磷329毫克，铁6.3毫克，锌1.64毫克，钾281毫克，镁129毫克，胡萝卜素1.5毫克，维生素E 1.88毫克，烟酸1.6毫克，还含有视黄醇、硒、锰等。

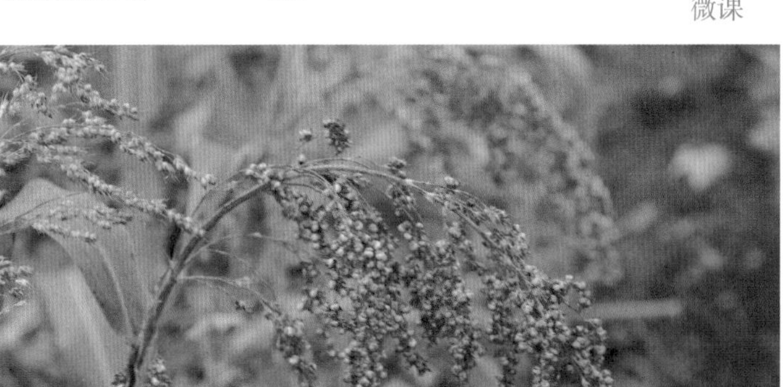
图4-3 蜀黍

【药理】高粱的糠皮内含大量鞣酸与鞣酸蛋白，故具有较好的收敛止泻作用。高粱中富含镁元素，可以调节人体心肌活动，促进人体纤维蛋白的溶解，具有保护心血管的作用，能减少心血管疾病的发生。

【使用注意】大便干燥或便秘者应少食高粱。高粱和平常食用的粳米、糯米相比，含有大量的膳食纤维和粗纤维，对人体胃肠消化功能需求很高，所以胃肠功能欠佳者不宜食用高粱。

【食疗验方】

1. 小儿肠胃虚弱，消化不良，少食腹泻或大便稀溏等　高粱米60克，炒香；大枣10个，去核，炒焦存性，同高粱米共研成细末，加入适量白糖，混合均匀。每次6～12克。温开水送服。

2.脾虚湿盛，泻下稀水，小便短少　高粱30克，薏苡仁15克，车前草15克，加水煎汤服。

3.气血不足　高粱米30克，红枣10颗，加入适量牛奶煮粥食。

马铃薯

微课

【来源】为茄科植物马铃薯*Solanum tuberosum* L.（图4-4）的块茎。

【性味归经】性寒、味甘。入肺、大肠经。

【功效】益气健脾，缓急止痛，通利大便。

【主治】脾胃虚弱，消化不良；肠胃不和，脘腹作痛；大便不利。

【用法用量】绞汁，煎汤，炒、煮或蒸熟食，50～100克。

【营养成分】每100克马铃薯含能量76千卡，蛋白质2克，脂肪0.2克，糖类16.5克，粗纤维0.7克，钙8毫克，磷40毫克，铁0.8毫克，钾342毫克，镁23毫克，胡萝卜素0.8毫克，维生素C 27毫克，维生素A 5毫克，烟酸1.1毫克，还含有视黄醇等。

【药理】马铃薯中含有大量的优质纤维素，可以促进肠道蠕动，保持肠道水分，有预防便秘和防治癌症等作用；马铃薯中钾的含量极高，每周吃五六个马铃薯，可使患脑卒中的概率下降40%，且对调解消化不良有特效。

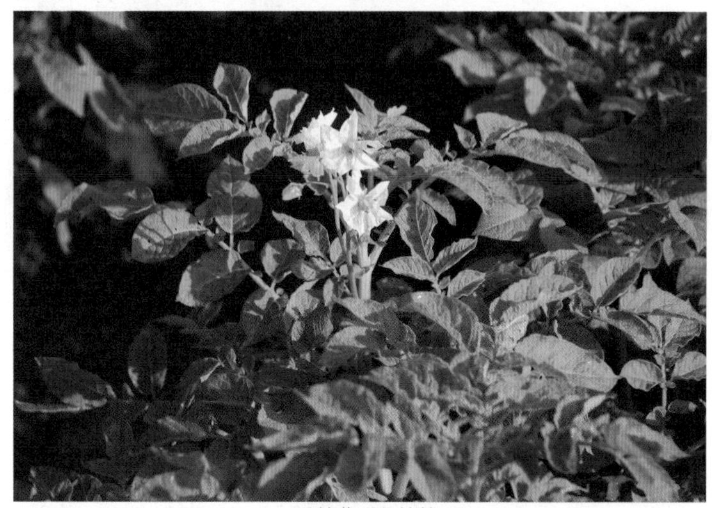

a.马铃薯开花植株

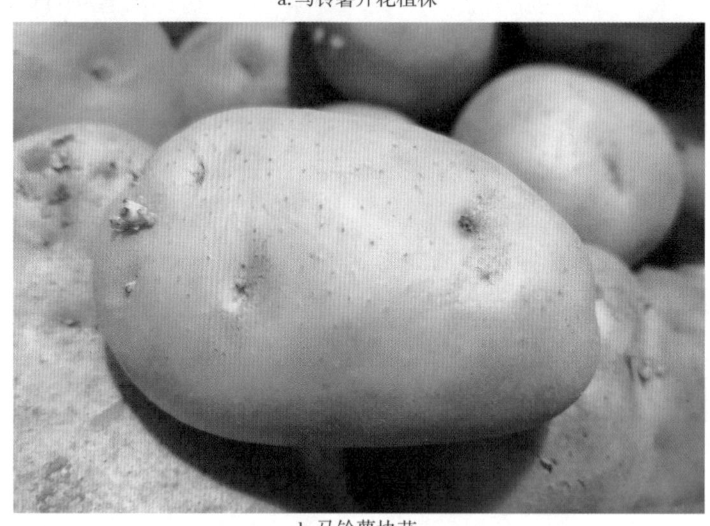

b.马铃薯块茎

图4-4 马铃薯开花植物和块茎

【使用注意】脾胃虚寒易腹泻者应少食。食用发芽的含龙葵碱较多的马铃薯，可因吸收过量的龙葵碱而引起中毒，出现头痛、腹痛、呕吐、腹泻、瞳孔散大、心跳减慢、精神错乱甚至昏迷等症状。有报道儿童因食用发芽的马铃薯而中毒死亡者，故应注意预防。

【食疗验方】

1.贫血所引起的头晕目眩、四肢乏力、手足冰冷等症 马铃薯150克洗净去皮，再加入樱桃、苹果各50克共同打汁饮用。

2.胃痛、恶心反胃 马铃薯100克洗净去皮、生姜8克洗净、橘子肉15克共榨汁去渣饮用。

3.慢性长期性便秘 新鲜马铃薯洗净取约300克打汁，于每晨或午饭前各服120毫升，即可增强肠子的蠕动以治疗便秘。

4.胃溃疡、十二指肠溃疡 鲜马铃薯600克洗净去皮打汁去渣，将汁液以文火熬至黏稠时，加入1200毫升蜂蜜，再煎熬至更黏稠后冷却，以广口瓶装放入冰箱储存，早晚空腹各服一汤匙。

芋头

微课

【来源】为天南星科植物芋 *Colocasia esculenta*（Linn.）Schott（图4-5）的块状根。

【性味归经】味甘、辛，性平。入脾、胃经。

【功效】益脾和胃，化痰软坚散结。

【主治】中气不足，虚弱乏力；瘰疬结核。

【用法用量】煎汤，煮食，或作丸、散，60～200克。

【营养成分】每100克芋头含能量79千卡，蛋白质2.2克，脂肪0.2克，糖类17.1克，粗纤维1克，钙36毫克，磷55毫克，铁1毫克，钾378毫克，镁23毫克，钠33.1毫克，胡萝卜素0.9毫克，维生素C 6毫克，维生素A 27毫克，烟酸0.7毫克，还含有维生素E、视黄醇、硒等。

【药理】芋头中含有一种天然的多糖类高分子植物胶体，这种物质对人体有很好的润肠通便作用；其氟的含量较高，具有洁齿防龋、保护牙齿的作用；富含丰富的蛋白质、糖类、矿物质和维生素B等，脂肪含量却很低，因此也是减肥者的理想食品。另外，还有防治动脉硬化、冠心病作用，所以，亦是老人选择的最佳保健食品之一。

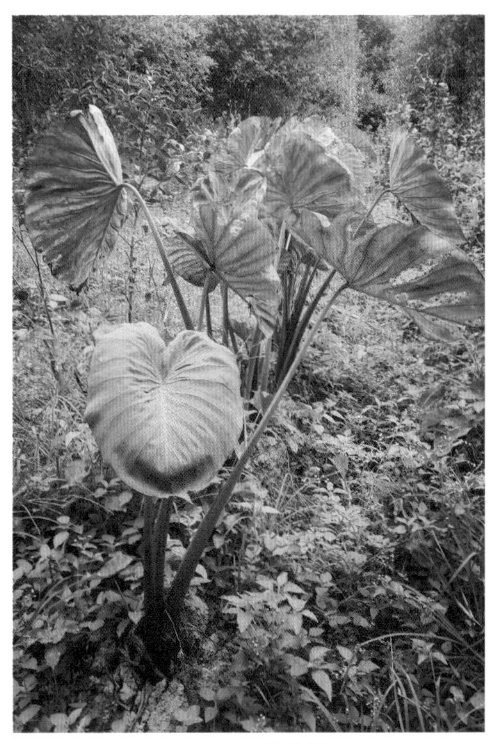
图4-5 芋植株

【使用注意】多食滞气困脾；生品有毒，味辛麻口，不可服食，只可作药，入丸、散。

【食疗验方】

1.淋巴结核和慢性淋巴结炎 鲜芋头200克，同适量粳米煮粥食。

2.脾胃虚弱、虚劳乏力 芋头250克，鲫鱼或鳢鱼500克，加水同煮至烂熟，放胡椒、猪脂、食盐调味服食。

3.便秘 芋头250克，去皮洗净切片，粳米150克，煲粥，粥成调味后即可食用。

黄豆

微课

【来源】为豆科草本植物大豆*Glycine max*（Linn.）Merr.的黄色种子（图4-6）。

【性味归经】味甘，性平。入脾、胃经。

【功效】健脾利湿，益血补虚，解毒。

【主治】脾虚气弱，消瘦少食，或贫血、营养不良；湿痹拘挛，或水肿，小便不利；食物中毒或肺痈。

【用法用量】煎汤，研末，炒食，或磨豆浆，10～100克。

【营养成分】每100克黄豆含能量359千卡，蛋白质35克，脂肪16克，糖类18.7克，粗纤维15.5克，钙191毫克，磷465毫克，铁8.2毫克，钾1503毫克，镁199毫克，钠2.2

毫克，锌3.34毫克，胡萝卜素4.6毫克，维生素E 18.9毫克，维生素A 37毫克，烟酸2.1毫克，还含有锰、视黄醇、硒等。

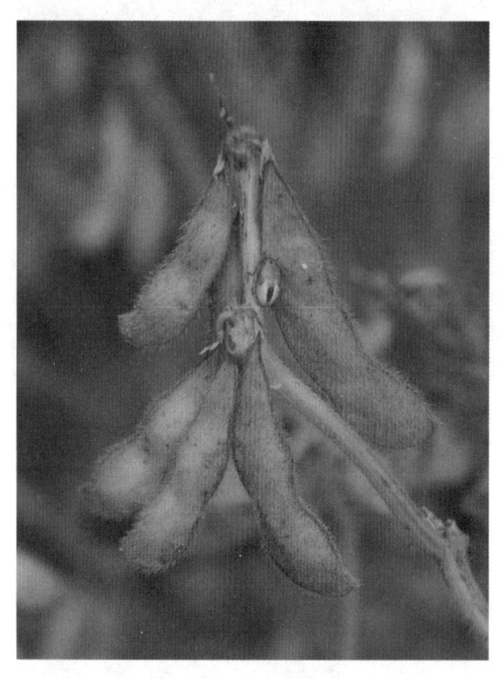
图4-6 大豆

【药理】黄豆具有促进消化、降糖降脂、美白护肤等药理活性。其含有丰富的膳食纤维，可以促进人体的消化吸收，加速肠胃的蠕动，防止便秘，加快身体里废物的排泄。黄豆所含的皂苷有明显的降血脂作用，同时可抑制体重增加。

【使用注意】不宜多食，食多易胀气。

【食疗验方】

1.疖肿疔疮　黄豆适量，放水中浸软，加白矾少许共捣烂如泥，外敷患处。

2.腹泻　黄豆皮，烧炭研末，每服10克，一日两次，开水送服。

3.体虚自汗、盗汗　黄豆100克，浮小麦50克，大枣5枚，水煎服。

4.高血压、单纯性甲状腺肿、慢性颈淋巴腺炎　黄豆150～200克，海藻、海带各30克，同煮汤，用食盐或白糖调味食用。

5.贫血，面色萎黄，夜盲，营养不良　黄豆100克煮至皮裂豆熟时，加入猪肝100克（切片）煮熟分三次服食，连服三周。

微课

木薯

【来源】为大戟科植物木薯 *Manihot esculenta* Crantz（图4-7）的根。

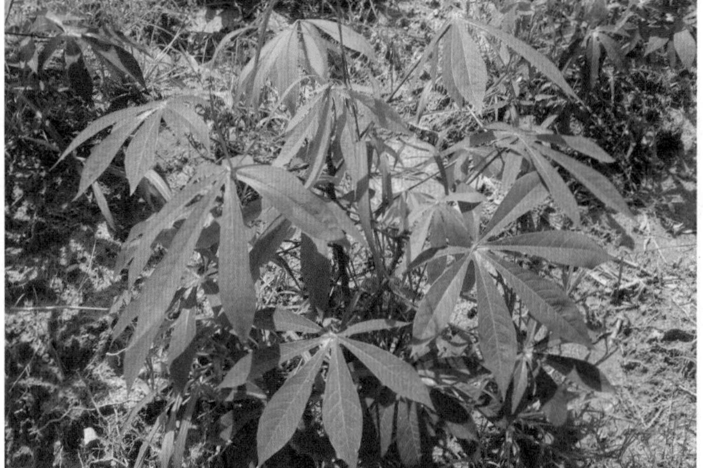
图4-7 木薯

【性味归经】味甘、性温，有微毒；归脾、胃、肾经。

【功效】温中和胃、健脾、利二便。

【主治】胃虚弱、消化不良、肺气虚、肺结核、肺痿咳嗽者。

【用法用量】浸水、切片干燥、剥皮蒸煮、研磨制淀粉等，100～500克。

【营养成分】每100克木薯含能量116千卡，蛋白质2.1克，脂肪0.3克，糖类26.2

克，粗纤维1.6克，钙88毫克，磷50毫克，铁2.5毫克，钾764毫克，镁66毫克，钠8毫克，胡萝卜素0.8毫克，维生素C 35毫克，烟酸1.2毫克，视黄醇69毫克。

【药理】木薯的功效与作用十分广泛，它可以帮助人体消化，帮助消除腹痛和便秘，还能帮助改善血液循环，抗氧化，抗衰老，降低胆固醇，预防心血管疾病，抗癌，促进血糖代谢，抗炎，降低血压，减少肥胖等。此外，木薯还可以帮助改善皮肤，预防脱发，抗老化，预防糖尿病，预防肝病，抑制癌细胞等。

【使用注意】小儿禁食木薯。木薯中含有大量的维生素C，容易被热加工破坏，所以木薯不宜烹饪时间过长，以免影响营养价值。此外，木薯的外皮较厚，应该用刀削去，以防止木薯中的毒素残留在食物中，对人体有害。

【食疗验方】

1. 消化不良、气血不足　新鲜的木薯切成小块，放入沸水中，煮熟。最后，将煮好的木薯倒入盛有牛奶、糖、果酱的碗中，搅拌均匀即可。

2. 营养不良　木薯去皮后放入榨汁机，加适量水榨汁，过滤后放入锅中烧开，加入适量冰糖即可。

3. 便秘　把新鲜木薯洗干净，剥皮后切成小段，蒸熟即可。

微课

赤小豆

【来源】为豆科植物赤小豆或赤豆*Vigna umbellata*（Thunb.）Ohwi & Ohashi的种子（图4-8）。

【性味归经】味甘、酸，性平。入心、小肠经。

【功效】健脾利湿，消肿解毒。

【主治】水肿、脚气；产后缺乳，腹泻，黄疸或小便不利；痔疮，肠痈。

【用法用量】煎汤或研末，50～500克。

【营养成分】每100克赤小豆含能量309千卡，蛋白质20.2克，脂肪0.6克，糖类55.7克，粗纤维7.7克，钙74毫克，磷305毫克，铁7.4毫克，钾860毫克，镁138毫克，钠2.2毫克，胡萝卜素3.2毫克，维生素E 14.36毫克，烟酸2毫克，锰1.33毫克，硒3.8毫克。

图4-8　赤小豆

【药理】赤小豆具有利尿、抗氧化活性作用、抗菌活性、雌激素样作用、增强机体的免疫作用等药理作用。在治疗急性肾炎、水疸、腮腺炎、皮肤病、过敏性紫癜、带状疱疹等方面具有广泛的临床运用。另外赤小豆具有很好的降低血糖的作用，可作为糖尿病患者很好的食材。

【使用注意】阴虚而无湿热者及小便清长者忌食。

【食疗验方】

1.水肿病、肥胖症及胃弱不思饮食　赤小豆50克，粳米60克，食盐适量，煮粥食用。

2.肝硬化腹水　取赤小豆500克，活鲤鱼1条（重500克以上），同放锅内，加水2000～3000毫升清炖，至赤小豆烂透为止。将赤小豆、鱼和汤分数次服下。

3.产妇气血不足，乳汁不下　赤小豆120克，粳米30克，加水适量，煮稀粥，每日2次服用。

绿豆

微课

【来源】为豆科植物绿豆*Vigna radiata*（Linn.）Wilczek的种子（图4-9）。

【性味归经】味甘，性凉。入心、胃经。

【功效】清热解毒，消暑利水。

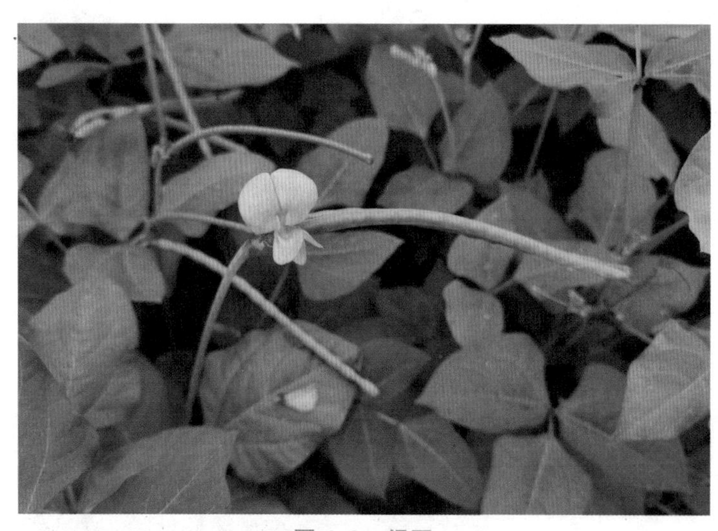

图4-9　绿豆

【主治】热病或暑热所致的心烦、口渴、发热，热淋小便不利，水肿，或湿热泻痢，湿热疮疹，药物中毒。

【用法用量】煎汤，研末，磨浆，或煮粥，50～200克。

【营养成分】每100克绿豆含能量316千卡，蛋白质21.6克，脂肪0.8克，糖类55.6克，粗纤维6.4克，钙81毫克，磷337毫克，铁6.5毫克，钾787毫克，镁125毫克，钠3.2毫克，胡萝卜素3.3毫克，维生素E 10.95毫克，维生素A 22毫克，烟酸2毫克，锰1.11毫克，硒4.28毫克，还含有视黄醇、硫胺素等。

【药理】绿豆具有降血脂、降胆固醇、抗过敏、抗菌、抗肿瘤、增强食欲、保肝护肾的临床作用。绿豆粉有显著降脂作用，绿豆中含有一种球蛋白和多糖，能促进动物体内胆固醇在肝脏分解成胆酸，加速胆汁中胆盐分泌，降低小肠对胆固醇的吸收。

【使用注意】脾胃虚寒者、肾阳虚者、肠胃炎症患者忌食。

【食疗验方】

1.中暑、痱子、疮疖　绿豆100克，金银花30克，先煮豆后下金银花，吃豆喝汤。

2.暑热，高血压，咳喘　绿豆50克，海蜇50克，将两物加水熬成汤，内服。

3.腮腺炎初起 绿豆100克，白菜心两个，先将绿豆煮熟，加入白菜心后，再煮15分钟，取汁服用，每日二次。

稻米

微课

【来源】为禾本科植物粳稻*Oryza sativa* L.的种子（图4–10）。

【性味归经】味甘，性平。入脾、胃经。

【功效】益脾胃，除烦渴。

【主治】脾胃虚弱引起的饮食减少，疲倦乏力，便溏，以及脾胃气阴耗伤引起的口渴、不欲食等。

【用法用量】煮粥、煮饭、蒸饭，也可磨成面制成糕点，20~100克。

【营养成分】每100克稻米含能量346千卡，蛋白质7.4克，脂肪0.8克，糖类77.2克，粗纤维0.7克，钙13毫克，磷110毫克，铁2.3毫克，钾103毫克，镁34毫克，钠3.8毫克，胡萝卜素0.6毫克，维生素E 0.46毫克，烟酸1.9毫克，锰1.29毫克，硒2.23毫克，还含有视黄醇、硫胺素等。

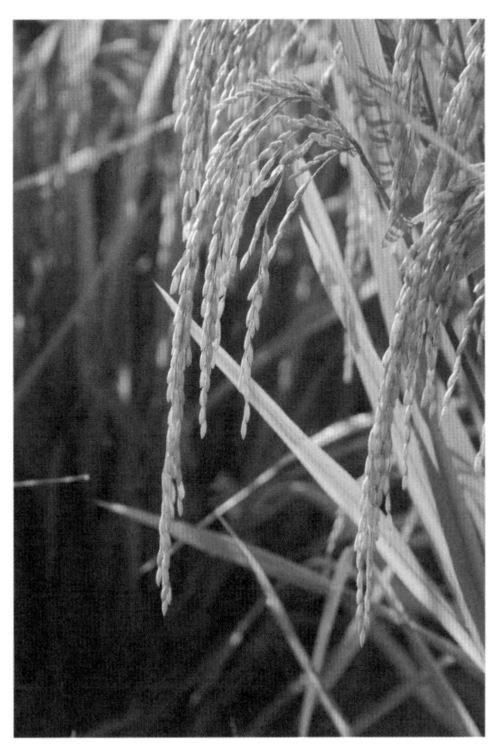

图4–10 粳稻

【药理】食用以后能刺激胃液分泌，也能提高肠胃的消化能力，还能促进人体对脂肪的吸收和利用，能让不易消化的食物分解成易于消化的成分，有效提高人体对食物的吸收率。

【使用注意】禁食变质发黄的稻米，变质后其中会寄生某种真菌，对人和动物有害。

【食疗验方】

1.消化力薄弱者 稻米30~60克，加水适量，煮成稀粥，早晨一次服食。

2.胃中积热，口渴烦闷者 稻米30克，炒香，加水适量研磨，去渣取汁2~4匙服用。

3.脾胃虚弱泄泻、呕吐者 稻米20克，炒焦，加水适量，烧开，饮汤食米。

燕麦

微课

【来源】为禾本科草本植物燕麦*Avena sativa* L.的种子（图4–11）。

【性味归经】味甘，性平，归脾、肝、大肠经。

【功效】健脾益胃、补气养血、养血安神、缓和药性。

【主治】治疗尿频、遗尿、妇女产后体虚浮肿、水肿尿少等。

【用法用量】煮粥、煮饭、蒸饭，也可磨成面制成糕点，30~120克。

【营养成分】每100克燕麦含能量367千卡，蛋白质15克，脂肪6.7克，糖类61.6克，粗纤维5.3克，钙186毫克，磷291毫克，铁7毫克，钾214毫克，镁177毫克，钠3.7毫克，胡萝卜素2.2毫克，维生素E 3.07毫克，烟酸1.2毫克，锰3.36毫克，硒4.31毫克，视黄醇9.2毫克。

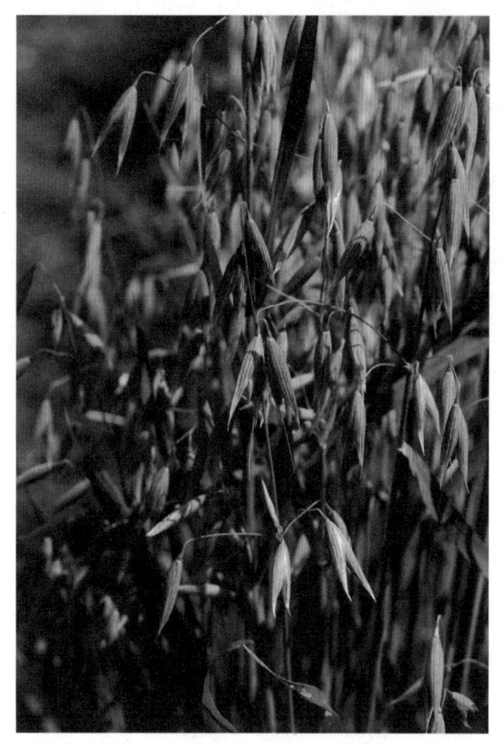
图4-11 燕麦植株

【药理】燕麦具有明显的降低低密度胆固醇的作用，也具有一定的升高血清高密度胆固醇的作用，降血脂效果非常明显。燕麦还被广泛地应用在其他行业，如化妆品和药品行业。

【使用注意】对于脾胃虚弱的人要尽量少吃，多吃燕麦对胃有一定的刺激性，容易引起胃胀、消化不良等问题。

【食疗验方】

1.饮食过度，烦闷胀满者　燕麦30克，研成细末，每次6克，温开水送下。

2.突然小便淋涩疼痛　燕麦100克，煎汤取汁，加入生姜汁、蜂蜜各一匙，搅匀。饭前分3次服。

3.降血压、降胆固醇　取适量的燕麦放入杯中，加入适量的牛奶、少量的香蕉和苹果，搅拌均匀即可食用。

第二节　蔬菜类

大蒜

微课

【来源】为百合科植物大蒜*Allium sativum* L.（图4-12）的鳞茎。

【性味归经】性温，味辛。归脾、胃、肺经。

【功效】解毒消肿，杀虫，止痢。

【主治】痈肿疮疡，疥癣，肺痨，顿咳，泄泻，痢疾。

【用法用量】内服：煎汤，7.5～15g；生食、煨食或捣泥为丸。外用：捣敷、作栓剂或切片灸。

【营养成分】每100克大蒜含热量126千卡，蛋白质5.20克，碳水化合物29.60克，脂肪0.20克，纤维素1.20克，核黄素0.06毫克，视黄醇当量63.8微克，膳食纤维1.2克，烟酸0.8毫克，硫胺素0.29毫克，胆固醇0克，胡萝卜素1.2微克，维生素E 0.68毫克，维生素A 3微克，维生素C 7毫克，钠8.3毫克，磷129毫克，钾437毫克，铜0.11毫克，硒5.54微克，铁1.3毫克，锰0.24毫克，钙10毫克，镁28毫克，锌0.64毫克。

【药理】抑制血小板聚集，增加纤维蛋白溶解活性，抗菌抗病毒抗原虫，降血脂及抗动脉粥样硬化作用。

【使用注意】阴虚火旺者，以及目疾、口齿、喉、舌诸患和时行病后均忌食。

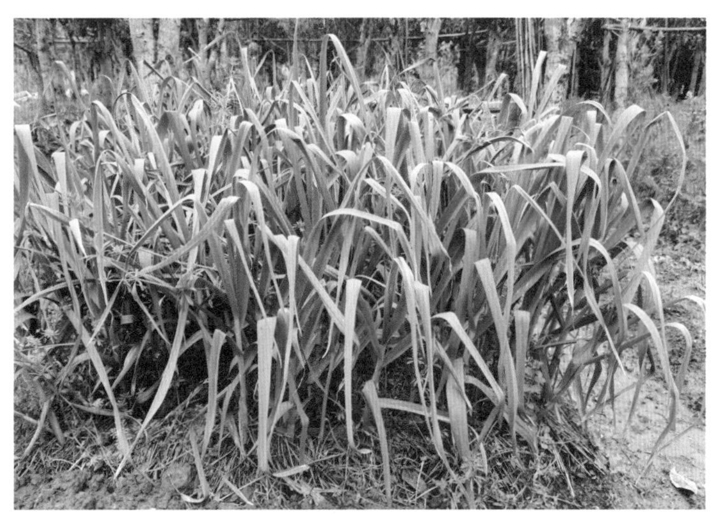
图 4-12 大蒜

【食疗验方】

1.抗感染 将2～3瓣大蒜捣碎，加入温水中，用来漱口或者直接服用。大蒜具有抗菌和抗病毒的作用，可以帮助预防和缓解感染。

2.降血压 每天早上空腹吃2～3瓣生大蒜，或者将大蒜切碎后与蜂蜜混合，每天服用一次。大蒜中的活性成分可以帮助降低血压。

3.改善免疫力 将大蒜切碎后加入温水中泡一段时间，然后喝下。大蒜富含抗氧化物质，可以增强免疫系统功能。

4.减肥 每天早上空腹吃2～3瓣大蒜，或者将大蒜切碎后与柠檬汁混合，每天饭后服用一次。大蒜可以促进新陈代谢，帮助减肥。

5.改善消化 将大蒜切碎后炒熟，然后与米饭一起食用。大蒜具有促进消化的作用，可以缓解胃部不适和消化问题。

甘蓝

【来源】为十字花科植物甘蓝*Brassica oleracea* L. var. capitata（图4-17）的叶。

【性味归经】性平，味甘。归胃、肺经。

【功效】清利湿热，散结止痛，益肾补虚。

【主治】湿热黄疸，消化道溃疡疼痛，关节不利，虚损。

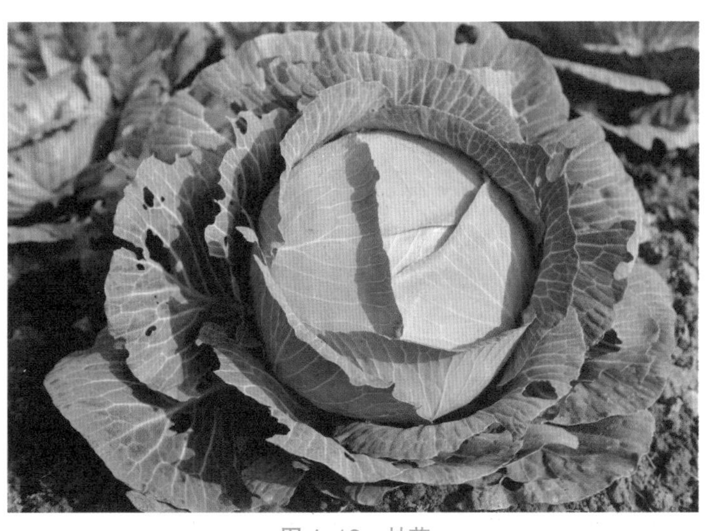
图 4-13 甘蓝

【用法用量】内服：绞汁饮，200～300ml；或适量拌食、煮食。

微课

【营养成分】每100克甘蓝含热量0.022千卡，蛋白质1.5克，碳水化合物3.6克，脂肪0.2克，核黄素0.03毫克，视黄醇93.2微克，膳食纤维1克，烟酸0.4毫克，硫胺素0.03毫克，胆固醇0毫克，胡萝卜素0.5微克，维生素E 0.5毫克，维生素A 12微克，维生素C 40毫克，钠27.2毫克，磷26毫克，钾124毫克，铜0.04毫克，硒0.96微克，铁0.6毫克，锰0.18毫克，钙49毫克，镁12毫克，锌0.25毫克。

【药理】具有抗衰老、提高免疫力、防治高血压、防癌及美容的作用。在德国其被誉为“菜中之王”。

【使用注意】脾胃虚弱者慎用。

【食疗验方】

1.治上腹胀气、疼痛　甘蓝和适量盐煮，每天500克，分2次服食。

2.治嗜睡　甘蓝200克，水煎煮食每日2次。

3.治脾胃不和，脘腹拘急疼痛　甘蓝500克绞汁，加饴糖或蜂蜜烊化服每日2次。

包菜

【来源】为十字花科植物野甘蓝*Brassica oleracea* L.（图4-14）的叶。

【性味归经】性平，味甘。归胃、肺经。

【功效】补骨髓、润脏腑、益心力、壮筋骨、利脏器、祛结气、清热止痛。

【主治】睡眠不佳、多梦易睡、耳目不聪、关节屈伸不利、胃脘疼痛等病症。

【用法用量】内服：绞汁饮，200～300ml；或适量拌食、炒食、煮食、腌制后食用。

【营养成分】每100克包菜含热量24千卡，蛋白质1.2克，碳水化合物5.4克，脂肪0.2克，单不饱和脂肪酸0.1克，膳食纤维2.3克，烟酸0.3毫克，叶酸57微克，维生素A 6微克，维生素B_1 0.05毫克，维生素B_2 0.03毫克，维生素B_6 0.09毫克，维生素C 42.0毫克，钠18毫克，磷23毫克，钾246毫克，铁0.6毫克，钙47毫克，镁15毫克，锌0.18毫克。

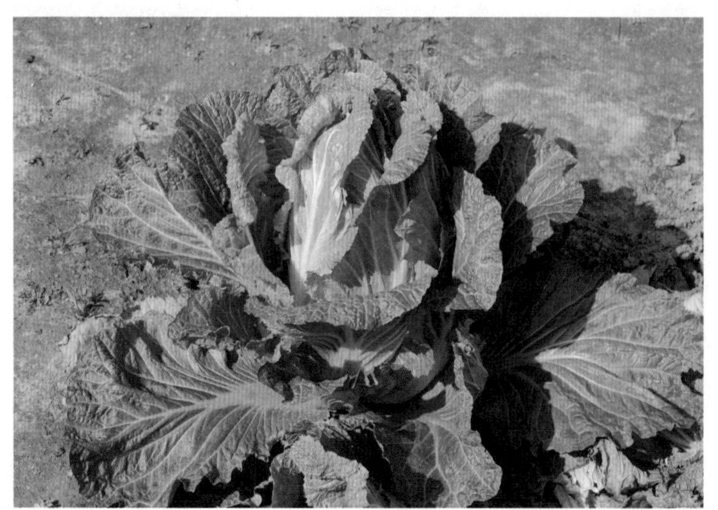
图4-14　野甘蓝

【药理】

1.抗氧化　包菜富含维生素C和维生素E等抗氧化物质，可以中和体内的自由基，减缓细胞老化和疾病发生的风险。

2.促进消化　包菜中的纤维素含量较高，有助于促进肠道蠕动，增加粪便的体积和软度，缓解便秘问题，并维持肠道健康。

3.增强免疫系统　包菜含有丰富的维生素C和多种抗氧

化物质，可以提高机体的抗病能力，增强免疫系统的功能。

【使用注意】

1.皮肤瘙痒性疾病、眼部充血者忌食。

2.包菜含有粗纤维量多，且质硬，故脾胃虚寒、泄泻以及小儿脾弱者不宜多食。

3.对于腹腔和胸外科手术后，胃肠溃疡及其出血特别严重时，腹泻及肝病时不宜食。

【食疗验方】

1.治胃及十二指肠溃疡 包菜捣烂绞取汁1杯，略加温，饭前饮服，每日2次。

2.治乳汁不下 包菜200克、小虾米25克、猪肉末50克、糯米100克，同煮稀粥，加盐、油、味精调味食之。

3.治缺铁性贫血 新鲜包菜，油盐适量，常炒食之。

西红柿

微课

【来源】为茄科植物番茄*Solanum lycopersicum* L.（图4–15）的果实。

【性味归经】性微寒，味甘酸。归肝、脾，胆经。

【功效】生津止渴、健胃消食、清热消暑、补肾利尿。

【主治】热病伤津口渴、食欲不振、暑热内盛等。

【用法用量】内服：生食、煮食、加工制成番茄酱、汁或整果罐藏。

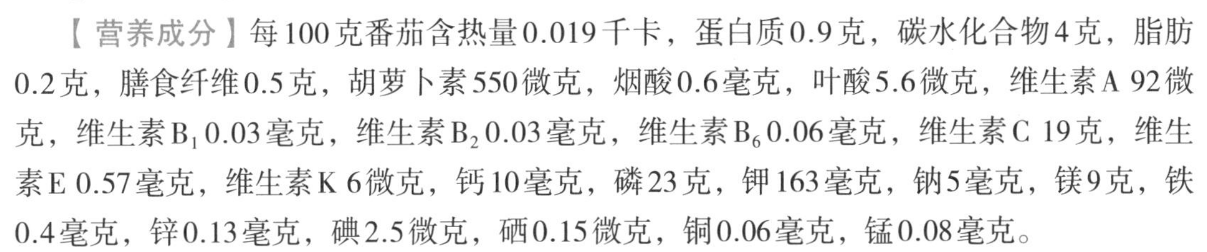

【营养成分】每100克番茄含热量0.019千卡，蛋白质0.9克，碳水化合物4克，脂肪0.2克，膳食纤维0.5克，胡萝卜素550微克，烟酸0.6毫克，叶酸5.6微克，维生素A 92微克，维生素B_1 0.03毫克，维生素B_2 0.03毫克，维生素B_6 0.06毫克，维生素C 19克，维生素E 0.57毫克，维生素K 6微克，钙10毫克，磷23克，钾163毫克，钠5毫克，镁9克，铁0.4毫克，锌0.13毫克，碘2.5微克，硒0.15微克，铜0.06毫克，锰0.08毫克。

【药理】具有显著止血、降压、降低胆固醇作用，对治疗血友病和癞皮病有特殊功效。

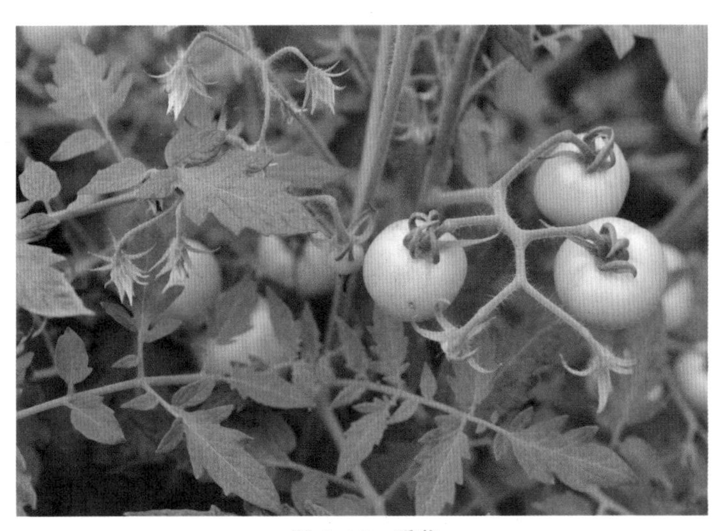

图4–15 番茄

【使用注意】

1.不宜生食，尤其是脾胃虚寒及月经期间的妇女。如果只把番茄当成水果补充维生素C，或盛夏清暑热，则以生食为佳。

2.不宜空腹食用，空腹时胃酸分泌量增多，因番茄所含的某种化学物质与胃酸结合易形成不溶于水的块状物，食之往往引起腹痛，造成胃不适、胃胀痛。

3.不宜食用未成熟的青色番茄，因含有毒的龙葵碱。食用未成熟的青色番茄，会感到苦涩，严重的可导致中毒，出现头晕、恶心、周身不适、呕吐及全身疲乏等症状，甚至还会发生生命危险。

【食疗验方】

1.治疗肝炎 用西红柿丁1匙，芹菜末、胡萝卜末、猪油各半匙，拌入沸粳米粥内烫熟，加入盐、味精适量食用。

2.退高烧 用西红柿汁和西瓜汁各半杯混合饮用，每小时饮1杯，可退高烧。

3.治疗皮肤病 用鲜熟西红柿去皮和籽后捣烂敷患处，每日2～3次，可治真菌、感染性皮肤病。

苋菜

微课

【来源】为苋科植物苋菜*Amaranthus mangostanus* L.（图4-16）的全体。

【性味归经】性微寒，味甘。归大肠、小肠经。

【功效】清热解毒，通利二便。

【主治】痢疾，二便不通，蛇虫蜇伤，疮毒。

【用法用量】内服：煎汤，30～60克；或煮粥。外用：适量，捣敷或煎液熏洗。

【营养成分】每100克苋菜含热量0.025千卡，蛋白质2.8克，碳水化合物5克，脂肪0.3克，膳食纤维2.2克，胡萝卜素2.11毫克，烟酸0.8毫克，核黄素0.1毫克，视黄醇当量88.8微克，硫胺素0.03毫克，胆固醇0毫克，胡萝卜素2.1微克，维生素A 352微克，维生素B_1 0.03毫克，维生素B_2 0.12毫克，维生素C 47毫克，维生素E 0.36毫克，钙187毫克，磷59毫克，钾207毫克，钠32.4毫克，镁119毫克，铁5.4毫克，锌0.8毫克，硒0.52微克，铜0.13毫克，锰0.78毫克。

【药理】具有抗菌作用。

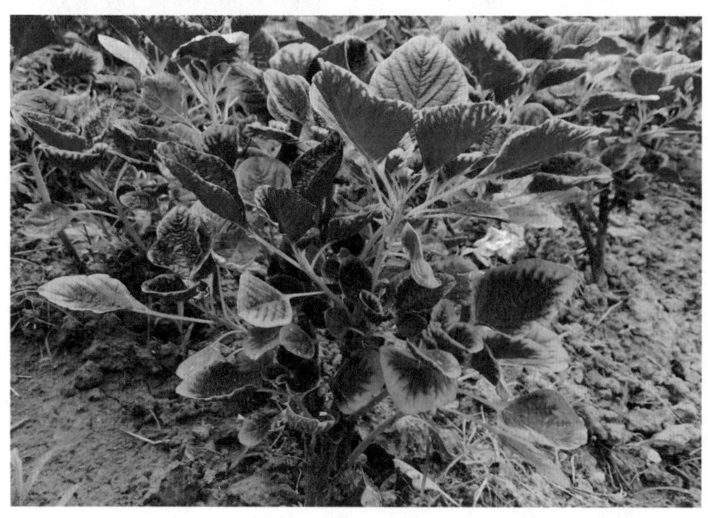

图4-16 苋菜

【使用注意】脾虚便溏者慎服。恶蕨粉，鳖肉。痧胀滑泻者忌之。

【食疗验方】

1.红苋菜150克左右，去根，洗净，切细。粳米100克煮粥快熟时，加入红苋菜，加少量油盐食用，有清热止痢作用。适用于急性细菌性痢疾和肠炎。

2.红苋菜不拘量，煮汤经常食，治血丝虫病下肢象皮肿和甲状腺肿大。

3.红苋菜炒熟吃，性味偏于平和；而煮汤食，则有清热通利作用，凡肠胃虚寒者不宜多食，容易引起腹泻。

花菜

【来源】为十字花科植物花椰菜*Brassica oleracea var.* botrytis L.（图4-17）的花。

【性味归经】性平，味甘。入肾、脾、胃经。

【功效】补肾填精，健脑壮骨，补脾和胃。

【主治】久病体虚，肢体萎软，耳鸣健忘，脾胃虚弱，小儿发育迟缓等。

【用法用量】内服：炒，榨汁。

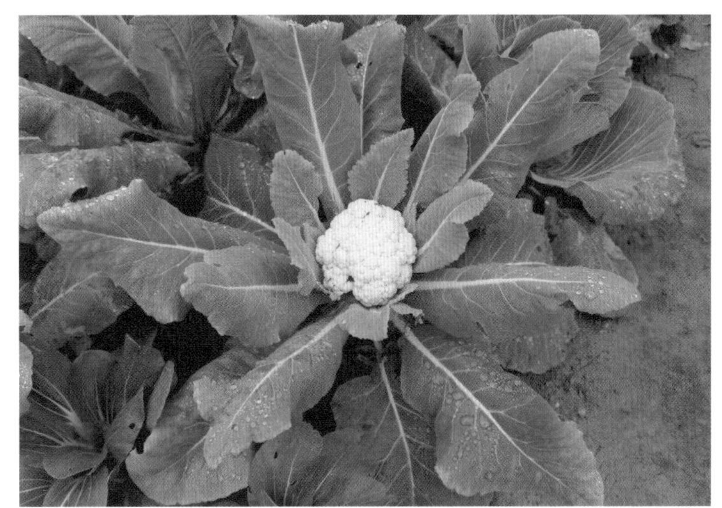

图4-17 花椰菜

【营养成分】每100克花菜含热量0.024千卡，蛋白质2.1克，碳水化合物4.6克，脂肪0.2克，膳食纤维1.2克，胡萝卜素30微克，烟酸0.6毫克，生物素17微克，叶酸13.5微克，胆碱260毫克，核黄素0.18毫克，视黄醇当量9.8微克，硫胺素0.21毫克，胆固醇0微克，维生素A 5微克，维生素B_1 0.03毫克，维生素B_2 0.08毫克，维生素B_6 0.11毫克，维生素C 61毫克，维生素E 0.43毫克，钙23克，磷47克，钾200毫克，钠31.6毫克，镁18毫克，铁1.1克，锌0.38毫克，硒0.73微克，铜0.05毫克，锰0.17毫克。

【药理】具有降血脂、促消化、提高免疫力等作用。

【使用注意】尿路结石者忌食；花菜不能和猪肝同食，妨碍营养物质的吸收；花菜不能和牛肝同食，不利于身体健康；花菜不能和牛奶同食，降低营养价值；花菜不能和豆浆同食，降低营养价值。

【食疗验方】

1.花菜杏仁百合汤止咳喘 取100克花菜择洗干净，掰成小朵；取50克鲜百合分瓣，洗净；取10克杏仁洗净浮尘；取1个鸡蛋磕入碗中，打散。汤锅置火上，倒入700毫升清水大火烧开，放入花菜、百合和杏仁，煮至锅中的水再次沸腾，转小火煮5分钟，淋入鸡蛋搅成蛋花，加少许盐调味，用水淀粉勾芡即可食用。此汤可用于调养肺气不足、肾不纳气引起的咳喘、咳嗽气短、干咳少痰、腰酸腿软等症。

2.治烦劳口渴 花菜200克，鲜梨适量。花菜切碎，鲜梨去皮、去核切成小块，一同绞汁。分1～2次，1日服完。适用于防治感冒、劳累过度、疲劳烦渴的食疗保健。

3.解酒醒酒　取250克花菜择洗干净，掰成小朵，用沸水焯熟，捞出，沥干水分，装盘；取少许香菜择洗干净，切末，放在花菜上，加盐、香油拌匀即可食用。本品可做解酒凉菜，可缓解酒后口干口渴、身热烦躁。

豆角

微课

【来源】为豆科植物长豇豆 *Vigna unguiculata subsp. sesquipedalis*（L.）Verdc.（图4-18）的果实。

【性味归经】性平，味甘。入脾、肾经。

【功效】健脾补肾。

【主治】脾胃虚弱，泻痢，吐逆，消渴，遗精，白带，白浊，小便频数。

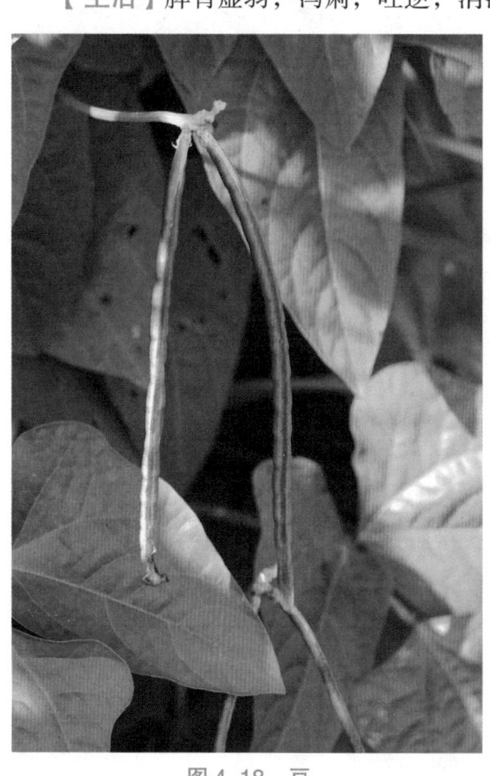
图4-18　豆

【用法用量】内服：煎汤或煮食。

【营养成分】每100克豆角含热量0.035千卡，蛋白质2.20克，碳水化合物7.40克，脂肪0.20克，纤维素2.60克，核黄素0.04毫克，视黄醇当量89.7微克，膳食纤维2.6克，烟酸0.9毫克，硫胺素0.06毫克，胆固醇0毫克，胡萝卜素0.5微克，维生素E 2.38毫克，维生素A 97微克，维生素C 39毫克，钠9.5毫克，磷40毫克，钾192毫克，铜0.1毫克，硒1.6微克，铁0.8毫克，锰0.78毫克，钙26毫克，镁28毫克，锌0.6毫克。

【药理】具有利尿、降血压、抗氧化、改善消化功能、减少血糖波动等作用。

【使用注意】忌吃不熟的豆角，以防中毒。

【食疗验方】

1.益气、健脾、消肿　豆角50～100克，大米100～150克，同煮饭，用油盐调味食用。适用于脾虚水肿、脚气病、小儿病后脾胃虚弱等症。

2.补肾消肿　先将100克豆角洗净泡胀，冬瓜500克去瓤洗净切小块。两物同放入锅中，加水1000克煮至豆烂瓜熟，加入盐调匀即成。对于肾炎腰痛浮肿患者，食之有效。

3.健脾利湿，通利小便　豆角200g，蕹菜250g。加水煎汤食。亦可调以食油、盐等食之。用于脾虚湿盛带下量多色白，或湿热小便不利。

微课

胡萝卜

【来源】为伞形科植物胡萝卜 *Daucus carota* L. var. sativa Hoffm.（图4-19）

的根。

【性味归经】性平，味甘。入肺、脾经。

【功效】健脾消食、润肠通便、行气化滞、补肝明目、清热解毒。

【主治】对食欲不振、视物不明、小儿营养不良等疾病，及腹胀、腹泻、咳喘痰多、夜盲症、便秘、高血压、肠胃不适、胸闷气胀等疾病有一定的辅助治疗作用。此外，胡萝卜还具有美容养颜的作用。

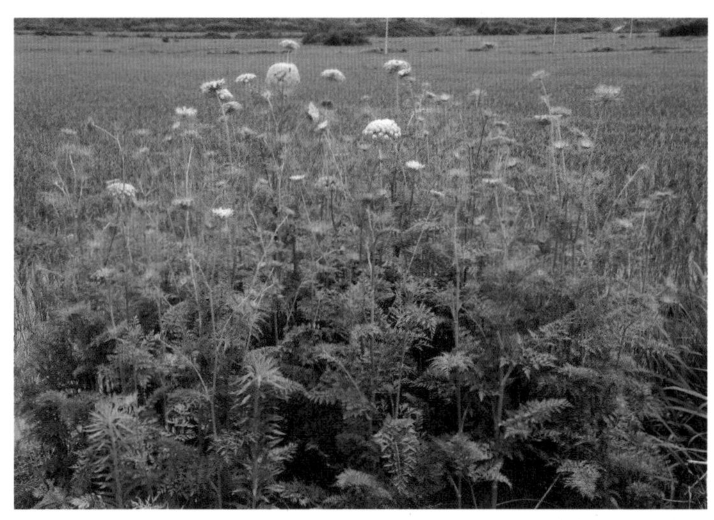

图4-19 胡萝卜

【用法用量】内服：煎汤、生食或捣汁。外用：捣汁涂。

【营养成分】每100克胡萝卜含热量20千卡，硫胺素0.05克，钙11克，蛋白质1克，核黄素0.02克，镁16克，脂肪0.1克，烟酸0.1克，铁2.8克，碳水化合物3.8克，维生素C 3克，锰0.06克，膳食纤维0.8克，维生素E 1.2毫克，锌0.69毫克，维生素A 0微克，胆固醇0克，铜0克，胡萝卜素0.5微克，钾110毫克，磷26克，视黄醇93.8微克，钠62.7毫克，硒0微克。

【药理】干胡萝卜石油醚提取部分，分离出的无定形黄色成分，溶于杏仁油，注射于人、兔、狗均有明显的降血糖作用。

【使用注意】欲怀孕的妇女不宜多吃胡萝卜；胡萝卜中含有大量的胡萝卜素，摄取的胡萝卜素过多，会出现手掌、足掌、鼻尖、鼻唇沟、前额等处皮肤黄染，同时还会出现恶心、呕吐、食欲不振、全身乏力等症状。

【食疗验方】

1.治麻疹　红萝卜200克，芫荽150克，荸荠100克。加多量水熬成二碗，为一日服量。

2.治水痘　红萝卜200克，风栗150克，芫荽150克，荸荠100克。煎服。

3.治百日咳　红萝卜200克，红枣12枚连核。以水三碗，煎成一碗，随意分服。连服十余次。

南瓜

微课

【来源】为葫芦科植物南瓜*Cucurbita moschata*（Duch. ex Lam.）Duch. ex Poiret（图4-20）的果实。

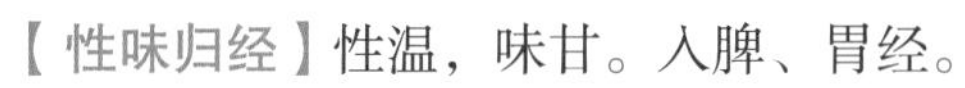

【性味归经】性温，味甘。入脾、胃经。

【功效】补中益气，消炎止痛，解毒杀虫，降糖止渴。

【主治】久病气虚，脾胃虚弱，气短倦怠，便溏，糖尿病，蛔虫等。

【用法用量】内服：蒸煮或生捣汁。外用：捣敷。

【营养成分】每100克南瓜含热量22千卡，碳水化合物5.3克，蛋白质0.7克，膳食纤维0.8克，脂肪0.1克，维生素A 148微克，胡萝卜素890微克，维生素B_1 0.03毫克，维生素B_2 0.04毫克，维生素C 8毫克，维生素E 0.36毫克，烟酸 0.4毫克，钾 145毫克，磷24毫克，钙16毫克，镁8毫克，钠0.8毫克，铁0.4毫克，锌0.14毫克，锰0.08毫克，铜0.03毫克，硒0.46微克。

【药理】

1.降糖降压　南瓜中的钴元素能促进身体代谢，降低血糖，治疗糖尿病，而南瓜生吃或半熟食用还能明显降低血清胆固醇和甘油三酯，有助于预防血栓的形成。

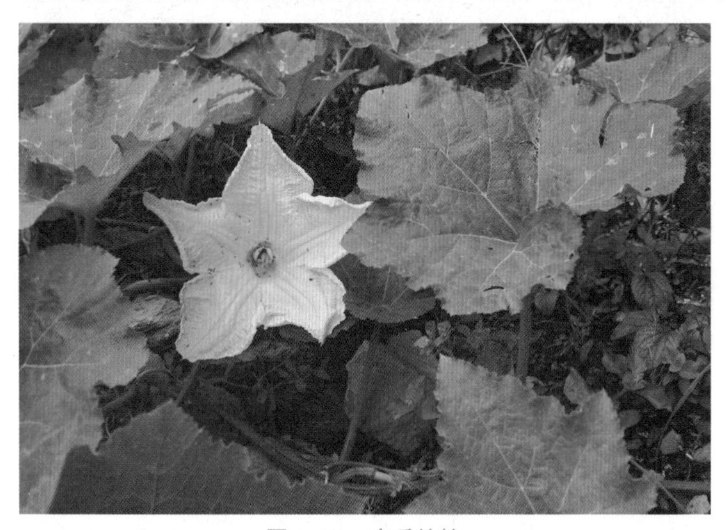
图 4-20　南瓜植株

2.排毒养颜　南瓜中丰富的果胶能吸附体内有害微生物和重金属物质等，帮助毒素排出达到解毒的目的。此外，南瓜中维生素C和氨基酸对保护皮肤，加速皮肤修复和增强皮肤弹性都有很好的效果。

3.强身健体　南瓜中多糖、维生素及钙、锌等矿物质能促进身体新陈代谢，提高机体免疫功能，促进细胞因子生成，强健体质。

4.健脾和胃　南瓜中的果胶除了能帮助排出重金属外，还能保护胃黏膜，防止粗糙食物伤害胃黏膜和促进溃疡伤口愈合。南瓜性温味甘，对改善脾胃虚寒有一定效果。

5.防治痛风　南瓜是碱性食物且几乎不含嘌呤，有利于体内酸碱平衡并且促进尿酸的排出，对防治痛风有一定食疗效果。

【使用注意】凡患气滞湿阻之病，忌服。①《本草纲目》：多食发脚气、黄疸。②《随息居饮食谱》：凡时病疳疟，疸痢胀满，脚气痞闷，产后痧痘，皆忌之。

【食疗验方】

1.解鸦片毒　生南瓜捣汁频灌。（《随息居饮食谱》）

2.治火药伤人及烫火伤　生南瓜捣敷。（《随息居饮食谱》）

3.治肺痈　南瓜一斤，牛肉半斤。煮熟食之（勿加盐、油），连服数次后，则服六味地黄汤五～六剂。忌服肥腻。（《岭南草药志》）

韭葱

微课

【来源】为石蒜科植物韭葱*Allium porrum* L.（图4-21）的地上部分。

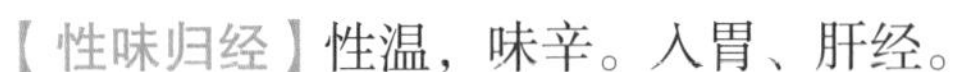

【性味归经】性温，味辛。入胃、肝经。

【功效】补肾壮阳，温中散寒，行气活血，解毒祛风。

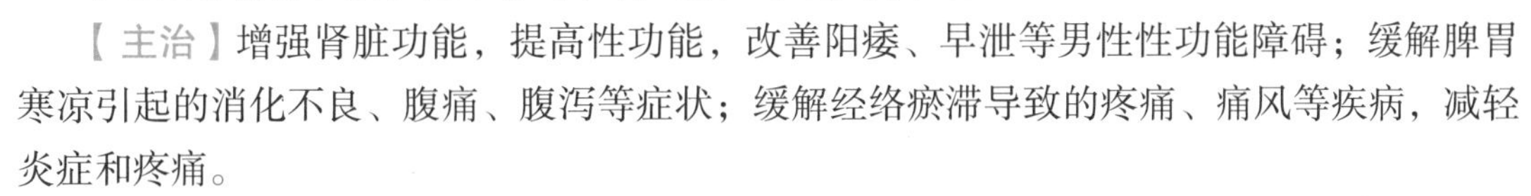

【主治】增强肾脏功能，提高性功能，改善阳痿、早泄等男性性功能障碍；缓解脾胃寒凉引起的消化不良、腹痛、腹泻等症状；缓解经络瘀滞导致的疼痛、痛风等疾病，减轻炎症和疼痛。

【用法用量】生吃，炒菜，拌面，用作馅料。

【营养成分】每100克韭葱含热量0.021千卡，蛋白质1.7克，碳水化合物4.0克，脂肪0.3克，能量88千焦，饱和脂肪酸0克，单不饱和脂肪酸0克，多不饱和脂肪酸0克，胆固醇0毫克，膳食纤维2.7克，可溶性膳食纤维0.5克，不溶性膳食纤维2.2克，烟酸0.60毫克，叶酸100微克，泛酸0.50毫克，胡萝卜素3.50毫克，脂肪酸0克，灰分1.1克，水分93克，维生素D 0.0微克，维生素A 0微克，维生素K 180.0微克，维生素E 3.00毫克，维生素B_2 0.13毫克，维生素B_1 0.06毫克，维生素B_{12} 0.00微克，维生素B_6 0.16毫克，维生素C 19.0毫克，钠1克，磷31毫克，钾510毫克，镁18毫克，钙48毫克，铁0.7毫克，锌0.30毫克，铜0.07毫克，锰0.39毫克。

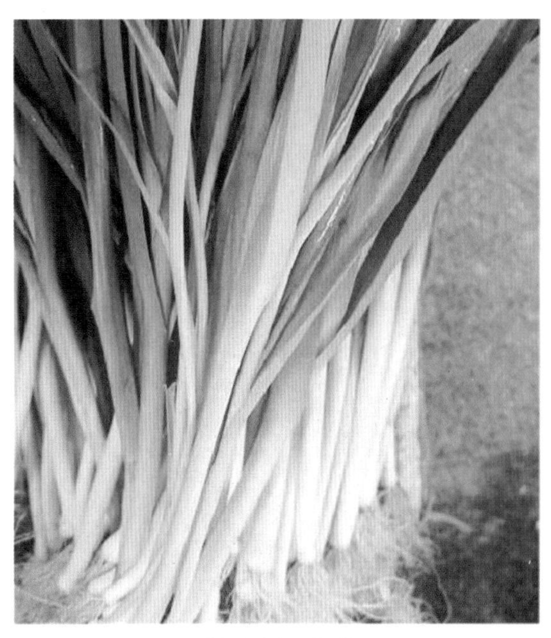

图4-21　韭葱

【药理】

1.增进食欲　韭葱所含的烯丙基硫醚，具有刺激胃液分泌的功效，可促进食欲的提升。同时也具有增强人体抵抗力的功能。

2.缓解疲劳　当与富含维生素B_1的食物同时食用时，可以增进元气，其具有缓解疲劳的功效。

3.促进血液循环　韭葱具有扩张微小血管、促进血液循环的功效，可缓解因血压升高而引起的头晕症状，适量食用可有效预防阿尔茨海默病。

4.预防身体不适　韭葱所富含的微量元素硒，具有降低胃液中亚硝酸盐含量的功效，可预防身体不适的发生。

【使用注意】

1.患有口腔溃疡或消化道溃疡者　韭葱中的刺激性物质可能会刺激溃疡表面，导致疼痛和不适，因此建议避免食用韭葱。

2.肾脏疾病患者 韭葱具有利尿作用，可能增加肾脏的负担，因此肾脏疾病患者应避免过量食用韭葱。

香芹

微课

【来源】为伞形科植物香芹*Libanotis seseloides*（Fisch. et Mey. ex Turcz.）Turcz.（图4-22）的地上部分。

【性味归经】性凉，味甘、微苦。入胃、肝经。

【功效】利水消肿，清热解毒，凉血止血，平肝降压。

【主治】头痛，头晕，暴热，烦渴，小便热涩，黄疸水肿，女性月经不调，赤白带下，痄腮，瘰疬等症状。

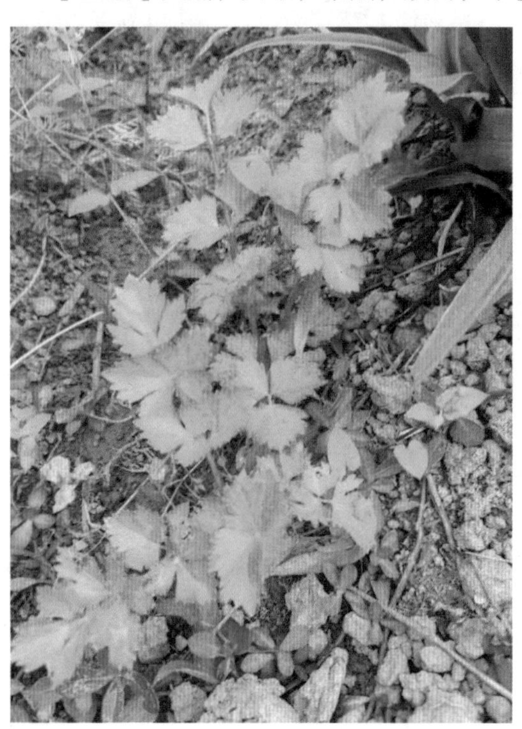

图4-22 香芹

【用法用量】香芹可生食或用肉类煮食，也可作为菜肴的干香调料或做汤及其他蔬菜食品的调味品。叶片大多作香辛调味用，作沙拉配菜，水果和果菜沙拉的装饰及调香。

【营养成分】每100克香芹含热量0.047千卡，蛋白质3.0克，碳水化合物4.6克，脂肪0.8克，能量194千焦，饱和脂肪酸0.1克，单不饱和脂肪酸0.2克，多不饱和脂肪酸0.3克，胆固醇0毫克，糖2.3克，膳食纤维4.3克，烟酸1.00毫克，叶酸197微克，泛酸0.3毫克，水分85克，维生素A 2微克，维生素D 0微克，维生素E 1.70毫克，维生素K 0微克，维生素B_1 0.23毫克，维生素B_2 0.06毫克，维生素B_6 0.09毫克，维生素B_{12} 0.00微克，维生素C 190.0毫克，钠91克，磷52毫克，钾795毫克，镁32毫克，钙190毫克，铁4.3毫克，锌0.93毫克，碘3.70微克，硒0.4微克，铜0.11毫克，锰0.95毫克。

【药理】

1.控制血糖 香芹中含有大量的膳食纤维，可使胃肠道形成一种黏膜，阻断消化道对葡萄糖的快速吸收，从而减缓食物营养物质的消化吸收过程。同时还能吸收葡萄糖，减缓人体对葡萄糖的吸收速度，使人体的血糖水平在食用后不会急剧上升，从而减少人体对胰岛素的需求，有利于改善糖尿病。

2.抗氧化 香芹可以增强抗氧化活性，清除体内过多的自由基，降低自由基的毒副作用。

3.平肝降压 香芹含有酸性降压成分，对原发性高血压、妊娠期和更年期高血压有效。建议一次不要吃太多香芹，以免增加肠胃负担，引起腹泻等症状。感冒腹泻的人不适合吃，过敏的人要谨慎食用，以免加重身体不适。

【使用注意】血压低和腹泻、脾胃虚寒的人群不宜使用。

【食疗验方】

1.清热平肝 用于肝阳上亢之头晕头痛、面红目赤等证。可将鲜芹菜绞汁加等量蜂蜜拌匀，每日3次服用，每次40毫升。或用芹菜500克水煎，加糖适量代茶饮。

2.清热祛湿 用于小便不利、淋漓涩痛、尿血等证。可用鲜品洗净捣汁服。临床用本品浓煎治疗乳糜尿，疗效显著。

洋葱

微课

【来源】为石蒜科植物洋葱*Allium cepa* L.（图4-23）的鳞茎。

【性味归经】性温，味辛、甘。入肺、大肠、胃经。

【功效】润肠，理气和胃，健脾消食，发散风寒，温中通阳，消食化肉，提神健体，散瘀解毒。

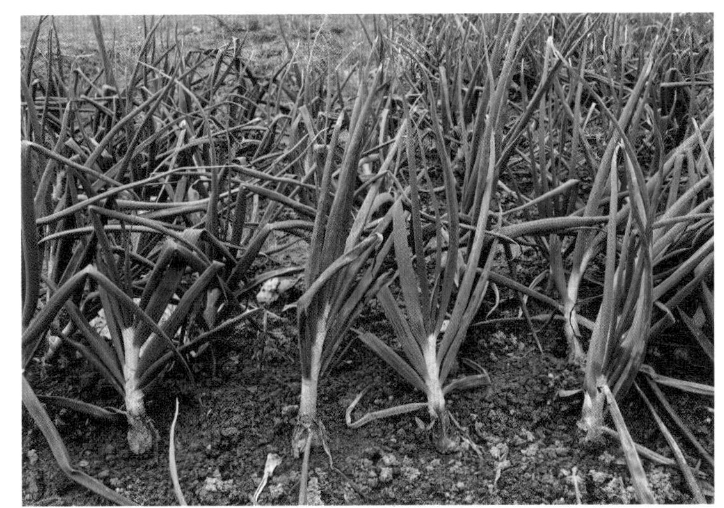

图4-23 洋葱

【主治】外感风寒，无汗，鼻塞，食积纳呆，素食不消，高血压，高血脂，痢疾等病症。

【用法用量】内服：做菜生食或熟食。外用：适量，捣敷或捣汁涂。

【营养成分】每100克洋葱含热量0.039千卡，蛋白质1.1克，碳水化合物9克，脂肪0.2克，膳食纤维0.9克，胡萝卜素20微克，烟酸0.3毫克，核黄素0.14毫克，黄醇9.1微克，硫胺素0.2毫克，胆固醇0毫克，维生素A 3微克，维生素B_1 0.03毫克，维生素B_2 0.03毫克，维生素C 8毫克，维生素E 0.14毫克，钙24毫克，磷39克，钾147毫克，钠4.4毫克，镁15克，铁0.6毫克，锌0.23毫克，碘1.2微克，硒0.92微克，铜0.05毫克，锰0.14毫克。

【药理】

1.降血脂作用。

2.纤维蛋白溶解作用。

3.抗血小板聚集作用。

4.平喘与抗炎作用。

5.抗肿瘤作用。

6.其他作用，如降血糖、抗菌杀菌。

【使用注意】皮肤瘙痒、急性眼充血、肺胃发炎等避免使用。

【食疗验方】

1.降血压、血脂，助消化　取洋葱300克洗净，切成细丝，然后烧热油锅，倒入洋葱丝翻炒，加入适量食盐、酱油、醋和味精，拌炒至洋葱熟，即可食用。

2.治风寒感冒　取洋葱100克，姜丝50克，可乐500毫升，红糖适量。先将洋葱洗净切丝，然后与姜丝、可口可乐一起放进锅中，用文火煮沸约5分钟，加入红糖，趁热频频饮服。

3.治脘腹冷痛，厌食呕逆　取洋葱100克，萝卜50克，猪瘦肉100克，姜丝适量。先将洋葱洗净切片；萝卜去皮洗净，切成丝；猪瘦肉洗净切丝；然后烧热油锅，下姜丝、洋葱、萝卜、肉丝及适量食盐一起翻炒至熟，即可食用。

辣椒

微课

【来源】为茄科植物辣椒*Capsicum annuum* L.（图4-24）的果实。

【性味归经】性温，味辛、甘。入肺、大肠、胃经。

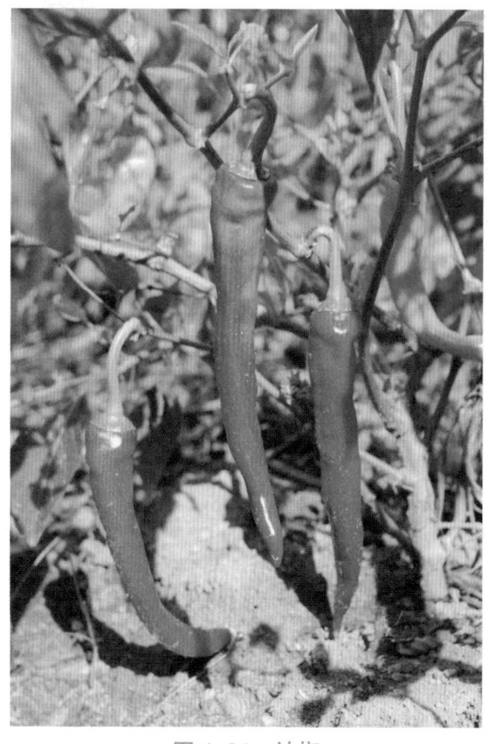

图4-24　辣椒

【功效】温中散寒，下气消食。

【主治】胃寒气滞，脘腹胀痛，呕吐，泻痢，风湿痛，冻疮。

【用法用量】药用：内服入丸、散，1～3克。外用适量，煎水熏洗或捣敷。食用：煎炒，煮食，研末服或生食。

【营养成分】每100克辣椒含热量0.032千卡，蛋白质1.3克，碳水化合物5.7克，脂肪0.4克，膳食纤维41.7克，核黄素0.06毫克，视黄醇当量88.8微克，烟酸0.8毫克，硫胺素0.03毫克，胆固醇0毫克，胡萝卜素0.6微克，维生素E 0.44毫克，维生素A 232微克，维生素C 144毫克，钠2.6毫克，磷95毫克，钾222毫克，铜0.11毫克，硒1.9微克，铁1.4毫克，锰0.18毫克，钙37克，镁16毫克，锌0.3毫克。

【药理】

1.对消化系统的作用　辣椒酊或辣椒碱，内服可作健胃剂，有促进食欲、改善消化的作用。动物试验（巴索夫胃瘘狗）证明，辣椒水刺激口腔黏膜，反射性地加强胃的运动。用各种辣椒制成的调味品，人口服后，可增加唾液分泌及淀粉酶活性。大剂量口服可产生胃炎、肠炎、腹泻、呕吐等。曾有报告辣椒对离体动物肠管有抑制及解痉作用。

2.抗菌及杀虫作用　辣椒碱对蜡样芽孢杆菌及枯草杆菌有显著抑制作用，但对金黄色葡萄球菌及大肠杆菌无效。其枝、叶并无抗菌作用，仅对结核杆菌有很轻微的抑制。10%～20%辣椒煎剂有杀灭臭虫的功效。

3.发赤作用　外用作为涂擦剂对皮肤有发赤作用，使皮肤局部血管起反射性扩张，促进局部血液循环的旺盛。酊剂可用于冻疮；但也有人认为，辣椒仅强烈刺激感觉神经末梢，引起温暖感，对血管则很少影响，高浓度也不发泡，故不能视为发赤剂。

4.对循环系统的作用　辛辣物质（生姜、胡椒，特别是辣椒）可刺激人舌的味觉感受器，反射性地引起血压上升（特别是舒张压），对脉搏无明显影响。辣椒碱或辣椒制剂对麻醉猫、犬静脉注射可引起短暂血压下降、心跳变慢及呼吸困难，这是刺激肺及冠脉区的化学感受器或伸张感受器所引起的。对离体豚鼠心房则有直接的兴奋作用，对大鼠后肢血管也有收缩作用。

5.其他作用　国外曾报道，食用红辣椒作调味品（品种不明）的食物3周后，可使血浆中游离的氢化可的松显著增加，尿中的排泄量也增加；还能降低纤维蛋白溶解活性。地上部分的水煎剂对离体大鼠子宫有兴奋作用。

【使用注意】

1.患心脑血管疾病、高血压者不宜吃辣椒，慢性气管炎、肺心病、肺结核患者也不例外。因辣椒素使循环血量剧增，心跳加快，心动过速，短期内大量服用，可致急性心力衰竭、心脏猝死，即使没发生意外，也可妨碍原有的心脑血管病及肺内病变的康复。

2.患慢性胃炎、胃溃疡、食管炎者，由于辣椒素的刺激，黏膜充血水肿、糜烂，胃肠蠕动剧增，而引起腹痛、腹泻等，亦影响消化功能的恢复。

3.患慢性胆囊炎、胆石症、慢性胰腺炎者，由于辣椒素的刺激，引起胃酸分泌增加，胃酸多了可引起胆囊收缩，胆道口括约肌痉挛，造成胆汁排出困难，从而诱发胆囊炎、胆绞痛及胰腺炎。

4.患痔疮者，由于辣椒素的刺激，痔静脉充血水肿，可以加重痔疮，甚至形成肛门脓肿。另外，辣椒又可加重便秘，使痔疮变重。

5.患红眼病、角膜炎者忌食辣椒，从中医角度讲易上火而加重病情。

6.产妇、孕妇不宜食用辣椒，不仅可出现口舌生疮，大便干燥，也可因哺乳婴儿使之患病。

7.肾病患者不宜食用辣椒，因辣椒素通过肾脏排泄，有损肾实质细胞，严重可引起肾功能改变，甚至出现肾功能衰竭。

8.甲亢患者不宜食用，因本身心率快，食用后更加快心跳，症状更明显了。

9.皮炎和一些皮肤病患者不宜食用，食后常加重。

10.瘦人不宜吃辣椒，因瘦人常有咽干、口苦、烦躁易怒，如果食用辣椒，不仅加重上述症状，而且易导致出血、过敏和炎症，严重时会发生疮痈感染等。

11.正在服用中药治疗疾病的患者也在禁忌之列，因食用辣椒素会影响疗效。

12.即使是正常人也不宜长期食用辣椒。有关资料显示，在食管癌、胃癌患者中，长期食用辣椒的人，占有相当大的比例。

【食疗验方】

1.辣椒粉30克，加水250克煮沸，外搽患处，治冻疮。

2.用辣椒酒（尖头小辣椒6克，切细，用烧酒30克浸泡十天，过滤去渣即成）可防治冻疮，冻疮初期局部红肿发痒时频搽患处；可治秃发，一日搽数次，有促进毛发再生之功。

3.红辣椒十个，萝卜一个，共捣烂，敷于患处，治风湿性关节炎，敷后暂有疼痛感。

微课

欧芹

【来源】为伞形科植物欧芹*Petroselinum crispum*（Mill.）Hill（图4-25）的地上部分。

【性味归经】性凉，味辛、甘。入脾、肝、肾经。

【功效】清热解毒，利尿消肿，平肝降压。

【主治】口臭，小便不利，水肿，高血压。

【用法用量】凉拌、炒食、煮食、炖食、蒸食、煲汤。

【营养成分】每100克欧芹含热量0.036千卡，蛋白质3.0克，碳水化合物6.3克，脂肪0.8克，能量151千焦，饱和脂肪酸0.1克，单不饱和脂肪酸0.1克，多不饱和脂肪酸0.3克，胆固醇0.9克，膳食纤维3.3克，烟酸1.31毫克，叶酸152微克，维生素D 0.0微克，维生素A 421微克，维生素K 1640.0微克，维生素E 0.75毫克，维生素B_2 0.10毫克，维生素B_1 0.09毫克，维生素B_{12} 0.00微克，维生素B_6 0.09毫克，维生素C 133.0毫克，钠56毫克，磷58毫克，钾554毫克，镁50毫克，钙138毫克，铁6.2毫克，锌1.07毫克。

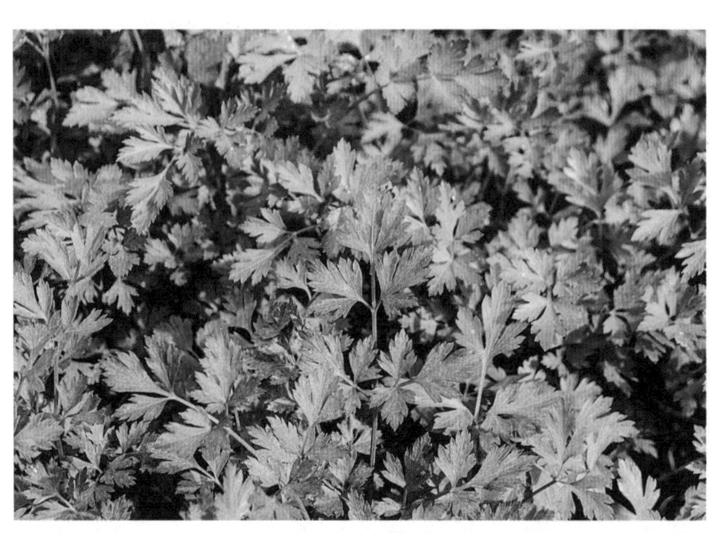
图4-25 欧芹

【药理】

1.增强免疫力　欧芹富含维生素C和维生素A，这两种维生素都是增强免疫力的重要营养素。维生素C可以提高白细胞的活性，增强免疫细胞的抵抗力；而维生素A则可以促进黏膜细胞的生长，增强黏膜的屏障功能，从而防止外来病菌入侵。

2.降低血压　欧芹中含有丰富的钾元素，钾元素可以帮助身体排出多余的钠离子，从而降低血压。此外，欧芹中还含有一种叫做芹菜素的物质，芹菜素可以扩张血管，增加血流量，从而降低血压。

3.促进消化　欧芹中含有丰富的膳食纤维，膳食纤维可以促进肠道蠕动，增加粪便体积，从而预防便秘。此外，欧芹中还含有一种叫做香豆素的物质，香豆素可以促进胃液分泌，增加消化酶的活性，从而促进消化。

4.预防贫血 欧芹中含有丰富的铁元素，铁元素是合成血红蛋白的重要营养素。如果身体缺乏铁元素，就会导致贫血。因此，经常食用欧芹可以预防贫血。

5.抗氧化 欧芹中含有丰富的抗氧化物质，如维生素C、维生素E、β-胡萝卜素等。这些抗氧化物质可以清除体内的自由基，减少自由基对身体的损害，从而起到抗氧化的作用。

6.改善睡眠 欧芹中含有一种叫做芳香酸的物质，芳香酸可以帮助身体合成血清素，血清素是一种重要的神经递质，可以调节睡眠。因此，经常食用欧芹可以改善睡眠质量。

7.抗癌 欧芹中含有一种叫做芹菜素的物质，芹菜素可以抑制肿瘤细胞的生长，从而起到抗癌的作用。此外，欧芹中还含有一些其他的抗癌物质，如黄酮类化合物、类胡萝卜素等。

【使用注意】

1.孕妇应忌用欧芹，因其含有刺激子宫收缩的成分，可诱导早产。

2.欧芹含草酸类物质，容易导致或加重肾结石和胆石症。

3.欧芹含有抗凝血成分，因此患有出血倾向症者慎用。

4.欧芹油可导致皮肤过敏症，并含有诱导光敏感的成分，可增加紫外线对皮肤的直接损伤。

5.欧芹油中含有有毒成分，大剂量会对膀胱、消化道、肾脏产生危害，可出现肾衰竭、消化道出血等症状。

第三节 食用菌类

松露

【来源】为真菌门子囊菌纲块菌目块菌属 *Tuber melanosporum*（图4-26）的食用真菌。

【性味归经】味淡，性平，入肝、肾经。

【功效】抗疲劳、改善睡眠、改善泌尿、美容养颜、滋阴补肾。

【主治】用于月经不调，促使血液中的瘀块消散，提高身体素质，提高性功能，改善睡眠质量。对于身体疲劳、腰酸背痛等症状有一定调理作用。

【用法用量】内服：煎汤8～150克；或炖汤。

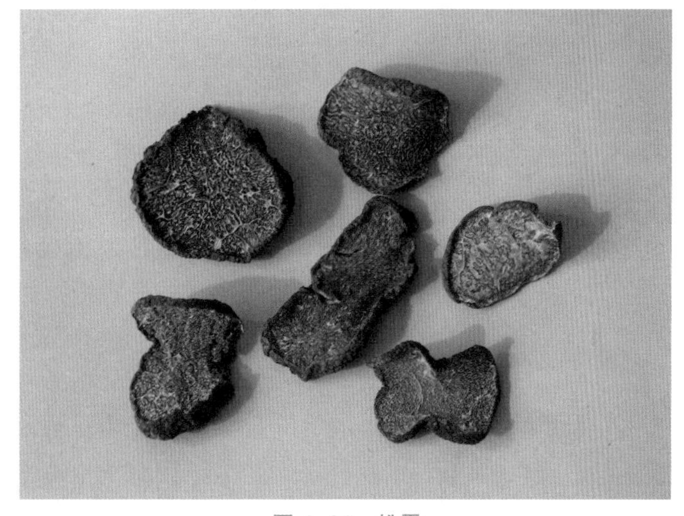

图4-26 松露

【营养成分】含有丰富的蛋白质、18种氨基酸（包括人体不能合成的8种必需氨基酸）、不饱和脂肪酸、多种维生素、锌、锰、铁、钙、磷、硒等必需微量元素，以及鞘脂类、脑苷脂、神经酰胺、三萜、雄性酮、腺苷、松露酸、甾醇、松露多糖、松露多肽等大量的代谢产物，具有极高的营养保健价值。松露的蛋白质含量普遍较高，可谓素中之荤。

【药理】雄性酮有助阳、调理内分泌的显著功效；鞘脂类化合物在防止老年痴呆、动脉粥样硬化以及抗肿瘤细胞毒性方面有明显活性；多糖、多肽、三萜具有增强免疫力、抗衰老、抗疲劳等作用，可用于保健养生。

【使用注意】孕妇和哺乳期妇女、过敏体质者慎食。

【食疗验方】

1.松露炖鸡　松露干品50克、母鸡一只（约1500克）、葱、姜片、精盐、味精、胡椒粉。功效：滋养经血。应用：改善成年女性常见的经血色暗、色黑、经血瘀块及部分经量过少等现象。

2.法式松露菌汤　松露1粒、花胶50克，老鸡肉100克、牛肉50克。功能功效：养血调经、美容养颜。应用：改善成年女性常见的经血色暗、色黑、经血瘀块及部分更年期综合征。皮肤保持弹性和光泽。

木耳

【来源】为木耳科植物真菌木耳、毛木耳及皱木耳*Auricularia auricula*（L.ex Hook.）Underw（图4-27）的子实体。

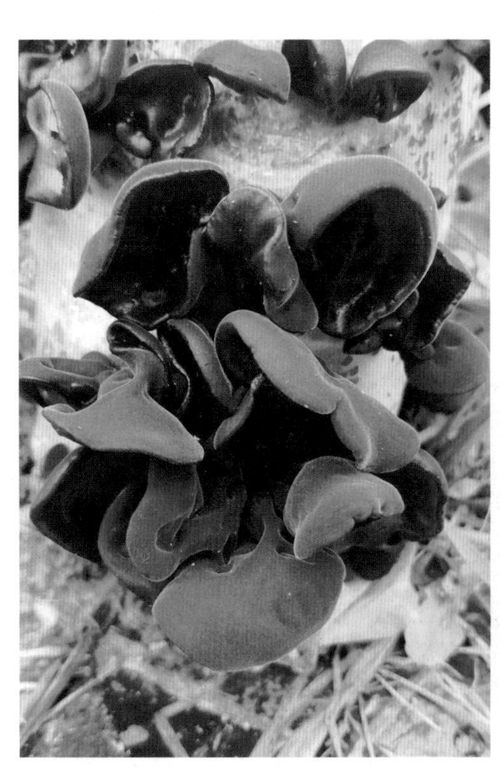
图4-27　木耳

【性味归经】甘，平。归肺、脾、大肠、肝经。

【功效】补气养血，润肺止咳，止血。

【主治】气虚血亏，肺虚久咳，咳血，衄血，血痢，痔疮出血，妇女崩漏，高血压，眼底出血，跌打伤痛，高血压等。

【用法用量】内服：煎汤3～10克；或炖汤；或烧炭存性研末。

【营养成分】含氨基酸、蛋白质、脂质、糖、纤维素、胡萝卜素、维生素A、维生素B_1、维生素B_2及各种无机元素等。从子实体分离的一种多糖，相对分子质量为155000，由L-岩藻糖、L-阿拉伯糖、D-木糖、D-甘露糖、D-葡萄糖、葡萄糖醛酸等组成。菌丝体含多糖，还含麦角甾醇、原维生素D_2、黑刺菌素。毛木耳含植物血凝素，含木耳毒素Ⅰ、Ⅱ，系蛋白结合多糖。从子实体中得到两种多糖（APPA和APPB）。皱木耳在液体培养中生长，产生膜复合体，其中有地衣酚、荔枝素、苔色酸、藻纹苔酸、红粉苔酸和反丁烯二酸原冰岛衣酸酯。

【药理】

1.有抗凝血，升高白细胞，抗炎，抗溃疡，促进核酸合成等作用。

2.有抗辐射，抗生育，抗肿瘤，抗突变和抗菌等作用。

3.降血糖、血脂，抗动脉粥样硬化。

4.有增强免疫，延缓衰老等作用。

【使用注意】虚寒溏泻者慎服。

【食疗验方】

1.木耳30克，水150ml，煮木耳令熟，先以食盐、醋食木耳尽，后服其汁，日2服。

2.木耳3～6克，冰糖5克，加清水适量，慢火炖汤，于睡前1次顿服，每日1剂，10天为一疗程。

3.鲤鱼木耳汤　鲤鱼1条，木耳10克，料酒、盐适量。将鲤鱼去鳞、鳃及内脏，洗净切块，加入料酒、盐腌渍15分钟。木耳提前泡发洗净，与鲤鱼一同入锅，小火煲汤。佐餐服食。功效：活血化瘀，补肾安胎。

松茸

【来源】为子菌亚门口蘑科 *Tricholoma matsutake*（lto et lmai）Singer（图4-28）的菌根真菌。

【性味归经】温，甘。归脾、胃、肺经。

【功效】益气补虚、健脾胃、提升免疫力、补肾壮阳。

【主治】治腰膝酸软，头昏目眩，湿痰之咳嗽，胸膈痞闷，恶心呕吐，肢体困倦等症。

【用法用量】内服：煎汤6～9克，鲜品15～30克。

【营养成分】含有18种氨基酸、14种人体必需微量元素、49种活性营养物质、5种不饱和脂肪酸、8种维生素、2种糖蛋白、丰富的膳食纤维和多种活性酶。另含有

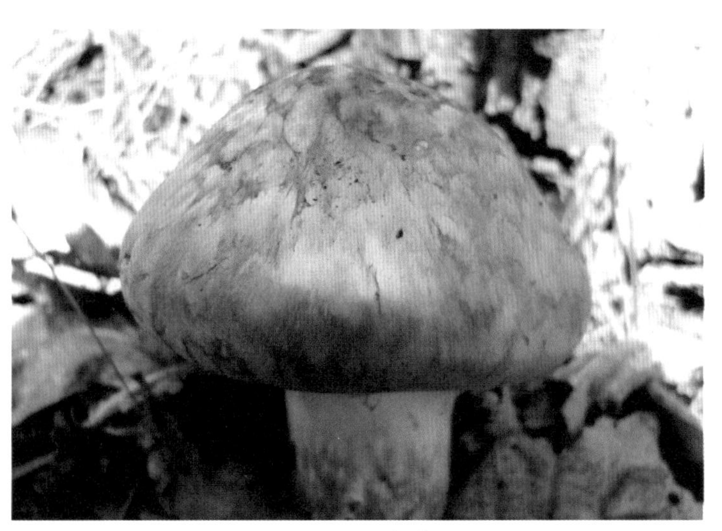

图4-28　松茸

3种珍贵的活性物质，分别是双链松茸多糖、松茸多肽和全世界独一无二的抗癌物质——松茸醇。

【食疗验方】

1.松茸炖鸡　土母鸡1只约1500克，松茸150克，姜10克，葱20克，清水2.5升，精盐少许。

制作：①将姜拍破，葱挽结待用。松茸洗干净，切成0.3厘米的片。②将鸡洗净，放入沸水中焯水后捞出。③锅中装清水2500毫升，放入焯水后的鸡置于旺火上，加姜、葱、松茸一起烧沸，然后用小火炖至鸡肉熟软，松茸的香味溢出，4小时左右即可。④盛碗食用时，可以加少许精盐。

功效：益气健脾。

2.松茸炒洋葱　新鲜松茸、洋葱、蒜、生姜、酱油、盐、食用油。

制作：①清洗和切割松茸。②热锅，加入食用油，加热至中高温。③加入蒜和姜爆炒片刻，直到香味飘散。④加入松茸和其他蔬菜，翻炒2~3分钟。⑤加入酱油和盐，翻炒至食材熟透。⑥将松茸炒菜装盘，即可享用。

功效：益气补虚，调和脾胃。

3.松茸烤制　新鲜松茸、橄榄油、盐、胡椒、蒜、香草（如迷迭香）。

制作：①清洗和切割松茸。②在松茸上涂抹橄榄油，并撒上盐、胡椒、切碎的蒜和香草。③将松茸放在预热至190℃的烤箱中，烤制15~20分钟，直到变软并略微变脆。④烤好的松茸可以作为前菜或配菜享用。

功效：益气补虚。

4.松茸蒸煮　新鲜松茸、清水、葱、姜、酱油、米酒、盐、糖。

制作：①清洗和切割松茸。②在锅中烧开一些清水，加入葱段和姜片，然后加入松茸。③加入一些米酒、酱油、盐和糖，根据口味调味。④盖上锅盖，用中小火蒸煮约15~20分钟，直到松茸变软。⑤将蒸好的松茸装盘，可以撒上一些葱花作为装饰。

功效：益气健脾。

香菇

【来源】为白蘑科真菌香菇 *Lentinus edodes*（Berk.）sing（图4-29）的子实体。

【性味归经】甘，平。归肝、胃经。

【功效】扶正补虚，健脾开胃，祛风透疹，化痰理气。

【主治】正气衰弱，神倦乏力，纳呆；消化不良，贫血，佝偻病，高血压，高脂血症，慢性肝炎，盗汗，小便不禁，水肿，麻疹透发不畅，荨麻疹，毒菇中毒，肿瘤的膳食调理、辅助治疗。

【用法用量】内服：煎汤6~9克，鲜品15~30克。

【营养成分】含挥发性物质、肽类化合物、氨基酸、核苷酸类化合物、麦角甾醇、香菇多糖、维生素D_2、牛磺酸、甲醛、丁酸、葡聚糖、水溶性杂半乳聚糖等。还含多酚氧化酶、葡萄糖苷酶、葡萄糖淀粉酶。

【药理】调节机体免疫功能；抗病毒、抗肝炎、抗氧化、抗凝血等作用。

【使用注意】脾胃寒湿气滞者禁服。

【食疗验方】

1.香菇20克，粳米50克。将香菇洗净、去蒂、切碎和粳米一起放入砂锅中，加水适量，文火熬成粥，每日1～2次温服。

2.薏苡仁茯苓粥　薏苡仁200克，茯苓10克，粳米200克，鸡脯肉100克，干香菇4个。将材料合在一起煮粥，加入香菇、鸡肉丁、茯苓粉再煮，至煮稠为止。服食时可酌加调料。功效：健脾利湿，润肤美容。

3.猪里脊肉香菇　水发香菇120克，猪里脊肉100克，胡萝卜80克，葱、姜、精盐、味精、胡椒粉、猪油、香油、湿淀粉各适量。将切好的猪里脊肉丝下入滑熟后倒入漏勺中，再在锅中放少许猪油，将猪里脊肉丝下入炒香。依次放入葱、姜、红萝卜丝炒熟，加味精、精盐、胡椒粉，用湿淀粉勾芡，淋上香油颠炒几下即可。

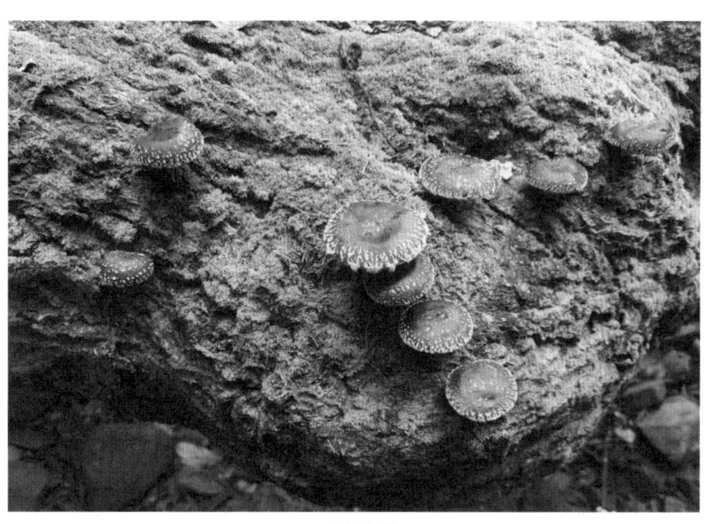

a. 野生菇

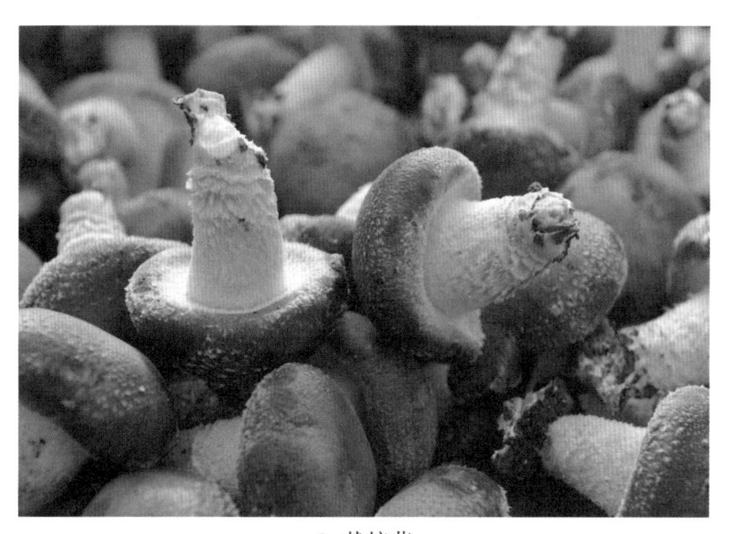

b. 栽培菇

图4-29　香菇

蘑菇

【来源】为蘑菇科真菌双孢蘑菇、四孢蘑菇*Agaricus campestris*的子实体（图4-30）。

【性味归经】甘，平。归肠、胃、肺经。

【功效】健脾开胃，平肝提神。

【主治】饮食不消，纳呆，乳汁不足，神倦欲眠。

【用法用量】内服：煎汤，6~9克；鲜品150~180克。

【营养成分】

双孢蘑菇含挥发性成分3-辛酮和1-辛烯-3-醇，含异硫氰酸苄酯，无机元素有磷、钙、镁、钾、铜、锰、锑、锌、铁、汞及镉，尚含磷脂、甘油酯、亚油酸及甾醇等化合物，并含原维生素D_2等化合物。

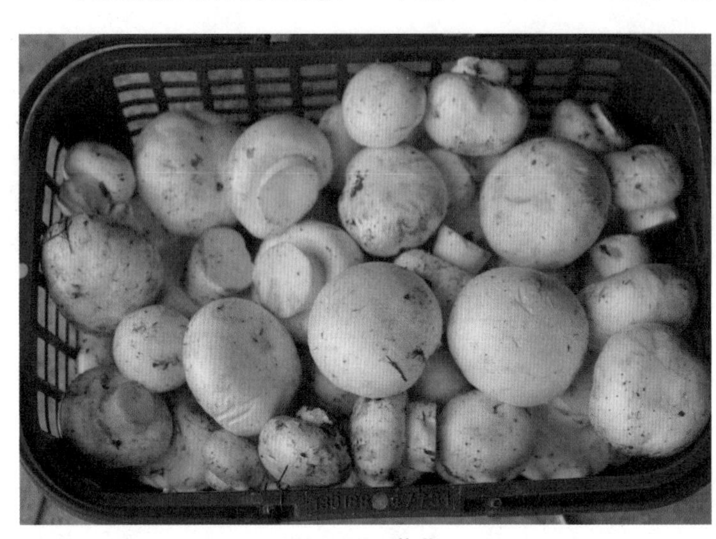

图4-30 蘑菇

四孢蘑菇含蘑菇氨酸、维生素D_2，含元素汞、铅、镉、铁、铜、锰、锌、钴、铬、镍、镁、钙、钠、钾及硒、磷、锑。含尿素、甲壳质和纤维素，并含蛋白质、非蛋白质氮、糖类、维生素C及无机物等，增强免疫、抗肿瘤活性物质为多糖和蛋白质。

【药理】双孢蘑菇中的植物凝集素有抗肿瘤活性，水提取物能提高机体免疫功能，多糖有保肝作用；四孢蘑菇有抗菌作用、降血糖作用和抗肿瘤活性等作用。

【使用注意】气滞者慎服；蘑菇性滑，便泄者慎食；禁食有毒野蘑。

【食疗验方】

1.蘑菇炒肉　鲜蘑菇、猪瘦肉、调料各适量。将蘑菇洗净，猪肉切片。油烧热，放入肉片翻炒片刻，入蘑菇，加料酒、葱、姜、胡椒粉炒熟。佐餐服食。功效：温中和胃，补益脾肾。

2.番茄蘑菇排骨汤　猪排骨600克，鲜蘑菇120克，番茄120克，料酒12克，食盐、味精各适量。水开后放入排骨，去浮沫，加料酒，加入蘑菇片再煮至排骨烂，加入番茄片和食盐，煮开后加入味精即可。功效：开胃增食、强壮筋骨、健脾益气。

3.小鸡炖蘑菇　小鸡750~1000克、蘑菇75克，葱、姜、干红辣椒、大料、酱油、料酒、盐、糖、食用油。将鸡肉炒变色放入葱、姜、大料、干红辣椒、盐、酱油、糖、料酒，将颜色炒匀。倒入蘑菇，中火炖三四十分钟即成。功效：健脾胃、暖身温中、增强免疫力。如烹煮时在汤内适量加入枸杞子、山药，滋补效果会更好。

第四节 水果类

番木瓜

微课

【来源】为番木瓜科植物番木瓜属番木瓜*Carica Papaya* L.的果实（图4-31）。

【性味归经】味甘，性平。入肝、脾经。

【功效】利气，散滞血，疗心痛，解热郁，消食驱虫，消肿解毒、通乳，降压。

【主治】用于消化不良，绦虫病，蛲虫病，痈疖肿毒，跌打肿痛，湿疹，蜈蚣咬伤，溃疡病，产妇乳少，痢疾，高血压，二便不畅等。

【用法用量】内服：生食或炖熟食，鲜品200～500克。

【营养成分】每千克番木瓜粉含热量0.328千卡，蛋白质21.6克，脂肪9.3克，纤维素6.4克，钙240.5毫克，铁2.2毫克，锌1.4毫克，维生素C 263.6毫克。木瓜粉内还含有丰富的木瓜酵素，木瓜蛋白酶，凝乳蛋白酶，胡萝卜素，蛋白质，钙盐，苹果酸，柠檬酶和维生素A、B、C及矿物质钙、磷、钾等，并富含十七种以上氨基酸及多种营养元素。其中蛋白酶有健胃化积、驱虫消肿的功效。

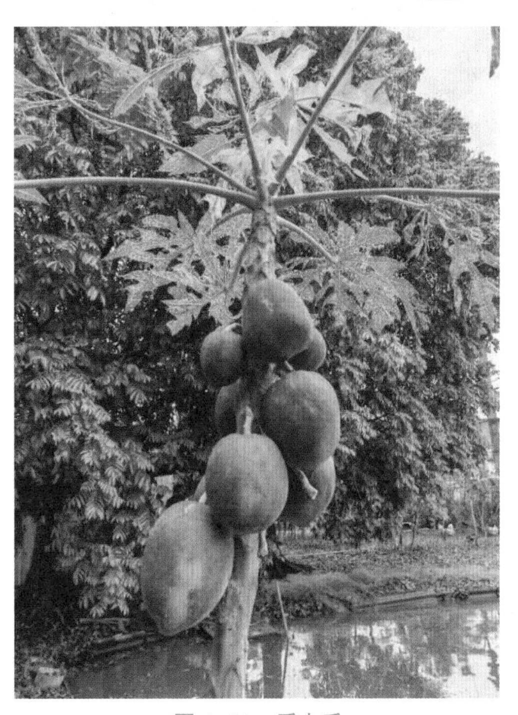
图4-31 番木瓜

【药理】具有调节自主神经功能、抗炎、抗风湿、利尿及镇痛等作用，并对多种细菌如大肠杆菌、葡萄球菌、结核杆菌等有抑制作用。

【使用注意】木瓜含有机酸较多，凡胃酸过多者不宜服用；小便不利或小便短赤涩痛者也不宜服用；精血虚而真阴不足者亦不宜服用。。

【食疗验方】

1.十二指肠溃疡、咳嗽、吐泻 洗净番木瓜，将番木瓜丁放入煲中，加适量水。煲滚后改用中火煲30分钟。放入蜂蜜调味。搅匀糖水，即可饮用。1次/日。功效：助消化，健脾胃，润肺、止咳、消暑解渴。

2.贫血、面色蜡黄 鸡腿1只，枸杞子8克，当归3片，米酒和水炖煮40分钟即可。2次/日，经后连用3日。功效：活血补血、红润肌肤、丰胸。

3.燥热咳嗽、干咳无痰、痰中带血 银耳15克，番木瓜半只切丁，苦杏仁15克，冰糖适量，适量开水炖煮20分钟后即可食用。1次/日。功效：滋润养颜、养阴润肺。

微课

甘蔗

【来源】为禾本科植物甘蔗*Saccharum officinarum*（图4-32）的多年生高大实心草本。

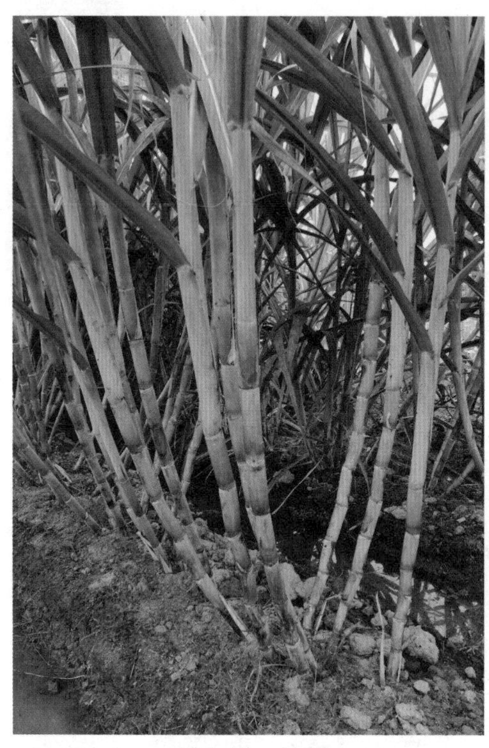
图4-32 甘蔗

【性味归经】味甘，性寒。入肺、胃经。

【功效】生津，润燥，下气和中，助脾气，利大肠，消痰止渴，除心胸烦热，解酒毒。

【主治】治呕吐反胃，宽胸膈。

【用法用量】生食（嚼汁咽），或绞汁、煮粥。鲜品2～5节。

【营养成分】甘蔗水分占甘蔗的84%。甘蔗含糖量最为丰富，其中的蔗糖、葡萄糖及果糖，含量达12%。此外，经科学分析，甘蔗还含有人体所需的其他物质，如蛋白质0.2克、脂肪0.5克、钙8毫克、磷4毫克、铁1.3毫克。另外，甘蔗还含有天门冬氨酸、谷氨酸、丝氨酸、丙氨酸等多种有利于人体的氨基酸，以及维生素B_1、维生素B_2、维生素B_6和维生素C等等。甘蔗的含铁量在各种水果中，雄踞“冠军”宝座。

【使用注意】患有胃寒、呕吐、便泄、咳嗽、痰多等症者，暂时不吃或少吃甘蔗，以免加重病情。另外还必须注意：若保管欠妥易于霉变。那种表面带“死色”的甘蔗，切开甘蔗，其断面呈黄色或猪肝色，闻之有霉味，咬一口带酸味、酒糟味的甘蔗误食后容易引起霉菌中毒，导致视神经或中枢神经系统受到损害，严重者还会使人双目失明，全身痉挛性瘫痪等。

【食疗验方】

1.治慢性支气管炎久咳、肺结核　新鲜甘蔗绞汁半碗，怀山药60克捣烂成粉，混合一起同蒸熟食用，每日2次。功能：润燥、补肺益胃。

2.治高血压、尿血衄血　甘蔗500克（切片）、白茅根150克，水煎代茶饮。功能：清热、降压。

3.治肺燥咳嗽、咽干痰稠　甘蔗汁50毫升，梨汁50毫升，两汁混匀服，每日2次。功能：生津止渴、润肺止咳。

微课

可可

【来源】为锦葵科植物可可*Theobroma cacao*（图4-33）的果实。

【性味归经】味甘，性平。入心、脾、肝经。

【功效】兴奋神经、抗氧化、调节血脂。

【主治】治疗心脏病、糖尿病、高血压以及血管性疾病等。对心脏病、血管性疾病等有较好的辅助治疗效果。

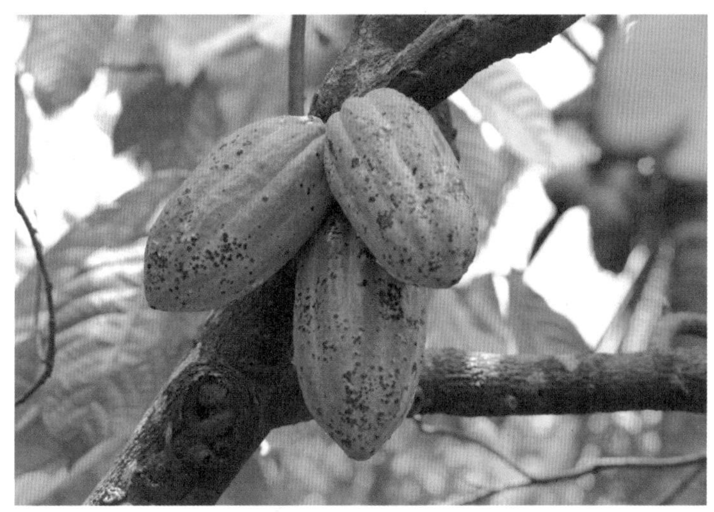
图 4-33 可可

【用法用量】内服：研末冲服，10～15克/次。

【营养成分】可可豆富含脂肪、多酚、黄酮类化合物和可食纤维等活性成分。可可豆（生豆）含水分5.58%，脂肪50.29%，含氮物质14.19%，可可碱1.55%，其他非氮物质13.91%，淀粉8.77%，粗纤维4.93%，其灰分中含有磷酸40.4%、钾31.28%、氧化镁16.22%。

【药理】其果肉具有可可碱、咖啡因等神经中枢兴奋物质以及丹宁，具有改善心脏、肾脏、肠道功能，缓解心绞痛，促进消化，辅助治疗贫血等作用。

【使用注意】一般人群均可食用，胃病患者不宜食用。

【食疗验方】

1.治疗头晕、视物模糊、低血压、低血糖者　用可可粉10克，白糖15克，炼乳20毫升，热开水冲服，分次饮用。功能：益气升阳，强壮利尿。

2.治疗口腔溃疡　可可粉10克，以少量蜂蜜调成糊状，分次涂于口腔溃疡处。功能：生肌托毒。

古柯

微课

【来源】为古柯科古柯属小灌木的植物*Erythroxylum novogranatense*（D.Morris）Hier的叶（图4-34）。

【性味归经】苦、涩，温。入肾经。

【功效】补肾助阳，镇痛。

【主治】治疗肾虚遗精、梦遗、滑泄、阳痿、疲乏无力等。治疗各种痛症，为兴奋剂和强壮剂。用以消除疲劳，由叶中提制出的古柯碱为局部麻醉药。

【用法用量】内服：煎汤，9～15克。

【营养成分】古柯碱、桂皮酰古柯碱、α-组丝酰古柯碱、β-组丝酰古柯碱。叶子中含多种生物碱，含量0.7%～1.5%，都是爱康宁的衍生物。古柯叶子中含有生物碱，属于中枢神经兴奋剂，该种亦为毒品海洛因的原植物。

【药理】其中以古柯碱最为重要。又称可卡因，化学名称为苯甲基芽子碱，多呈白色晶体状，无臭，味苦而麻。在医疗中，它被用作局部麻醉药或血管收缩剂，由于其麻醉效果好，穿透力强，主要用于表面麻醉，但因毒性强，不宜注射。同时可作强烈的天然中枢兴奋剂，也因其对中枢神经系统的兴奋作用而导致滥用，可卡因对消化系统、免疫系统、心血管系统和泌尿生殖系统都有损伤作用，尤其作为剂量依赖性肝毒素，可导致肝细胞坏死。但与其他毒品不同，少量使用可卡因或含可卡因类物质确能起到消除疲劳、提高情绪的作用（具体剂量仍无准确数据且区间波动极大）。研究认为是因为它能阻断人体神经传导，产生局部麻醉，并可通过加强人体内化学物质（如多巴胺）的活性来刺激大脑皮层，兴奋中枢神经，使得表现出情绪高涨、好动、甚而会有攻击倾向。进一步研究证实，使用可卡因后，相应脑区的结构和功能都会发生变化。

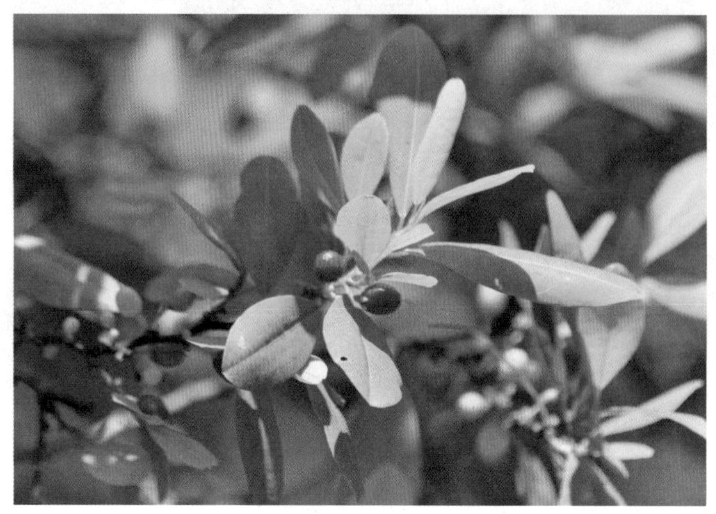

图 4-34 古柯

【使用注意】古柯叶在欧美地区已被禁止使用，但其在南美洲被视为重要的药用植物。我们也必须强调，使用古柯叶还是要慎重。使用古柯叶前，要先征求专业人士的意见和建议，并在使用过程中注意剂量控制和用法方法，以确保安全。

茶叶

微课

【来源】为山茶科植物茶 *Camellia sinensis*（L.）O.Kuntze的芽叶（图4-35）。

【性味归经】苦、甘、凉。入心、肺、胃经。

【功效】清利头目，除烦止渴，利尿，清热解毒，下气消食，化痰。

【主治】治头痛，目昏，多睡善寐，心烦口渴，食积痰滞，疟疾，痢疾。

【用法用量】内服：煎汤，3～10g；或入丸、散，沸泡。外用：适量，研末调敷，或鲜品捣敷。

【营养成分】每100克茶叶含热量304千卡，硫胺素0.19毫克，钙416毫克，蛋白质22.8克，核黄素0.17毫克，镁131毫克，脂肪1.3克，烟酸18.5毫克，铁9.4毫克，碳水化合物50.3克，维生素C 0毫克，锰13.98毫克，膳食纤维14.7克，维生素E 16.59毫克，锌2.35毫克，维生素A 432微克，胆固醇0毫克，铜1.02毫克，胡萝卜素4.7微克，钾1462毫克，磷251毫克，视黄醇6.2微克，钠7.8毫克，硒13.8微克。

【药理】茶多酚具有苦涩味及收敛性，能抗氧化、抗突然变异、抗肿瘤、降低血液中胆固醇及低密度脂蛋白含量、抑制血压上升、抑制血小板凝集、增强微血管壁弹性，具有抗菌、抗过敏等功效。由于酚类物质具收敛性，可使具生物活性的游离蛋白质凝固，并排出人的体外，因而茶多酚具杀菌、杀病毒及减肥功效。因而经常喝茶可清洁口腔，消除口臭，可预防感冒，防止口腔溃疡。茶中的茶皂素亦有抗炎症功效。

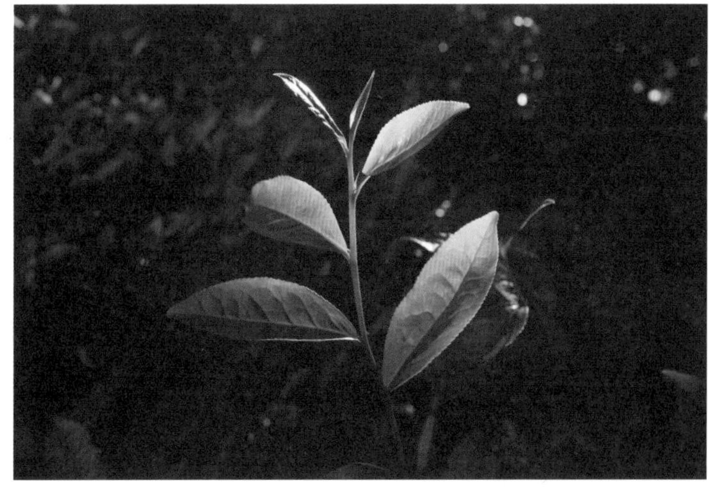
图 4-35 茶叶

【使用注意】失眠者忌服。

【食疗验方】

1.治疗风寒头痛，血虚头痛　川芎6克，绿茶6克，红糖适量，用清水一碗半煎至一碗，去渣饮服。功能：祛风止痛作用。

2.治高血压　菊花、槐花、绿茶各3克。用开水冲泡饮用，每日数次。功能：清热凉血、降血压。

3.治细菌性痢疾　茶叶15～30克，水煎服。功能：清热利湿、燥湿止痢。

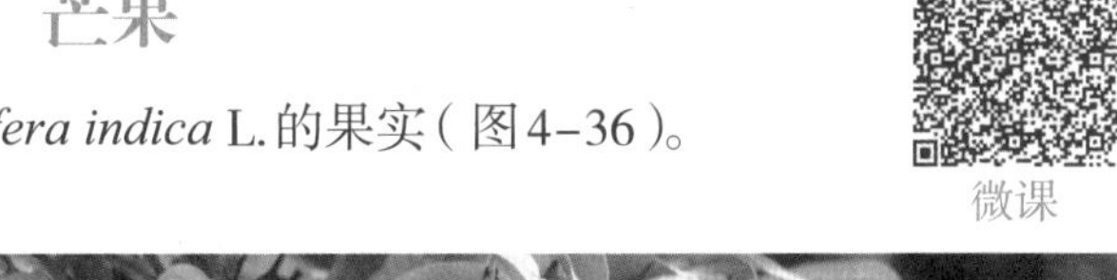

芒果

微课

【来源】为漆树科常绿大乔木 *Mangifera indica* L.的果实（图4-36）。

【性味归经】味甘、酸，性平。入肺、脾、胃经。

【功效】健胃止呕，止渴生津，通经利尿。

【主治】用于头目眩晕，烦热，口渴，气逆呕吐等。

【用法用量】直接食用，或水煎服。

【营养成分】每100克鲜芒果肉中含热量0.134千卡，蛋白质0.6克，脂肪0.2克，粗纤维1.3克，碳水化合物7克，维生素A（胡萝卜素）8.05毫

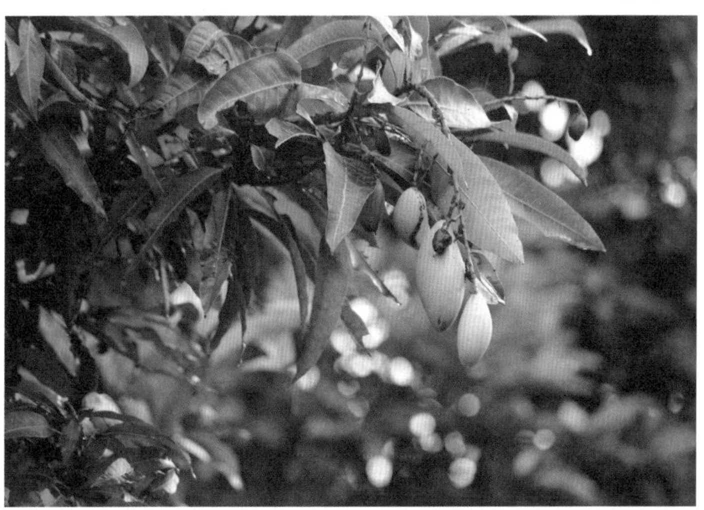
图 4-36 芒果

克，维生素B_1 0.01毫克，维生素B_2 0.04毫克，维生素B_3（即烟酸）0.3毫克，维生素C 23毫克，维生素E 1.21毫克，钙206毫克，磷56毫克，铁4.3毫克，铜4.71毫克，镁33毫克，硒2.87微克。

【药理】芒果富含糖类、蛋白质、粗纤维、胡萝卜素、维生素C等，有通经、止呕作用。其果皮入药，为利尿峻下剂；果核具疏风止咳功效。

【使用注意】饱饭后不可食用芒果；不可与大蒜等辛辣之品共食，易发生“发黄病”；肾炎患者应慎食。

【食疗验方】

1.治慢性咽炎、声嘶、晕船呕吐　鲜芒果1个生食；或芒果2个切片煎水服，每日2次。功能：抗炎，祛痰，祛风健胃。

2.治烦热口渴　鲜芒果1～2个生食；或芒果片30克、芦根30克、天花粉30克、知母15克，水煎服，每日2次。功能：清心解烦，生津止渴。

3.治闭经　芒果1个，生食；或芒果片20克、桃仁9克、红花9克、当归9克、赤芍9克、熟地黄30克，水煎服，每日1剂。功能：活血通经。

百香果

微课

【来源】为百香果科百香果属草本植物*Passiflora edulis Sims.*的果实（图4–37）。

【性味归经】味甘、酸，性平。入心、小肠经。

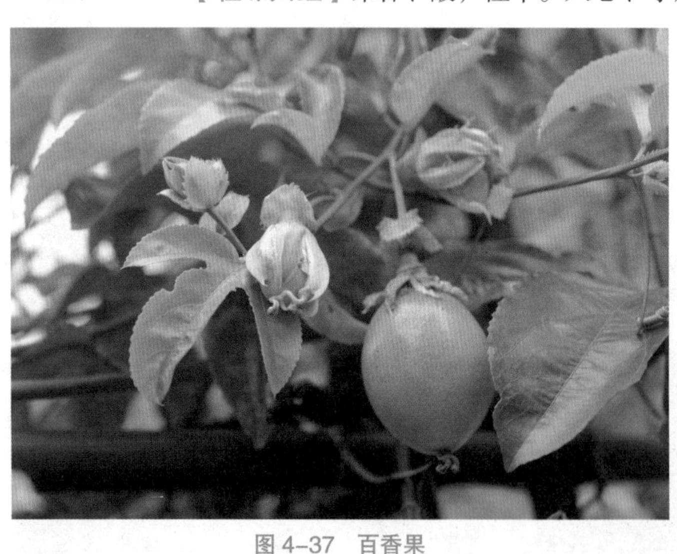
图4–37　百香果

【功效】清肺润燥，安神止痛，和血止痢。

【主治】用于咳嗽，咽干，声嘶，大便秘结，失眠，痛经，关节痛，痢疾。

【用法用量】直接食用，或煨水、泡酒服用。内服：煎汤10～15克。

【营养成分】富含人体所需的17种氨基酸、多种维生素和类胡萝卜素以及各种微量元素，可溶性固形物15%～16%，总酸量3.8%～4%，甜酸适中。常食用百香果，对人体有助消化、能化痰、治肾亏、提神醒脑、活血强身、镇静止痛、减压降脂等功效。其中包括非常丰富的天然维生素C，每100克果汁中含有维生素C 34.6毫克，还富含维生素A、B_1、B_2等，另外还含有丰富的钙、磷、铁和多种氨基酸等物质及微量元素。

【药理】具深度清理、排毒养颜、塑造体态机制及促进新陈代谢、防止高血压、镇静作用，提高免疫力，延缓衰老，抗疲劳及治疗失眠等，改善情绪极度低落、精神过度焦虑。

【使用注意】具气郁、痰湿、特禀、阳虚、瘀血体质者不宜食用；久病体虚、脾胃虚弱、消化不良及对百香果过敏人群不宜食用；由于百香果酸性较高，故胃炎或胃溃疡患者慎食。

【食疗验方】

1.治失眠　百香果15克、仙鹤草30克，煨水服。

2.治月经腹痛　百香果1～2个、白薇根10克，泡酒服。

花生

微课

【来源】为豆科落花生属草本植物*Arachis hypogaea* L.（图4-38）的种子。

【性味归经】性平，味甘；入脾、肺经。

【功效】醒脾和胃，润肺化痰，滋养调气，清咽止咳。

【主治】热病烦渴，肠燥便秘，痔疮便血，肺热燥咳。

【用法用量】内服：生食或炖熟食，鲜品50～200克。外用：适量鲜品捣烂敷或捣汁搽患处。

【营养成分】花生内脂肪含量为44%～45%，蛋白质含量为24%～36%，含糖量为20%左右。花生中还含有丰富的维生素B_2、PP、A、D、E及钙、铁等，并含有硫胺素、核黄素、尼克酸等多种维生素。矿物质含量也很丰富，特别是含有人体必需的氨基酸，有促进脑细胞发育，增强记忆的功能。

【药理】药理研究发现，花生富含蛋白质，并具有8种人体必需氨基酸。此外还含有维生素A、B，经常食用有丰胸的效果。

【使用注意】对于肠胃虚弱者，花生不宜与黄瓜、螃蟹同食，否则易造成食物反应，从而导致腹泻。

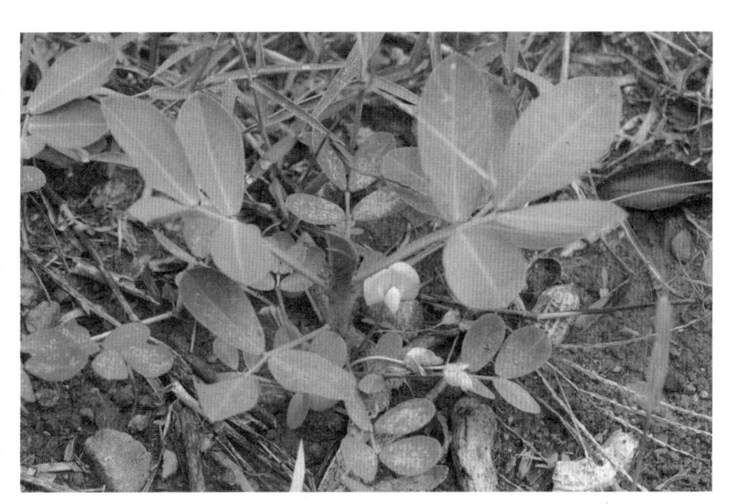

a. 花生植株

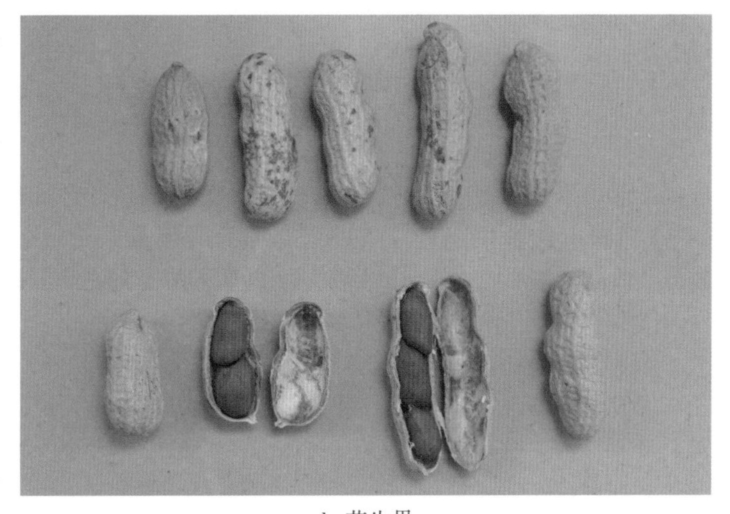

b. 花生果

图4-38　花生植株及花生果

【食疗验方】

1.久咳气短、干咳少痰　花生、甜杏仁各15克，蜂蜜适量。将花生、甜杏仁捣烂成泥状。10克/日，加蜂蜜，开水冲服。功能：润肺止咳。

2.脾虚血少、贫血、血小板减少性紫癜　花生120克，大枣30克，加水煎服。亦可嚼食花生，10克/日。功能：补脾益血、止血。

3.腰虚酸软、肾虚　花生500克，黑豆300克，盐3茶匙，花椒1茶匙。先将花生用清水煮10分钟，黑豆加水慢火煲1小时后，加入花生再煲半小时，加盐猛火一滚，再慢火收干水分即可食用。功能：健筋骨、滋补五脏。

苹果

微课

【来源】为蔷薇科苹果属落叶乔木苹果树 *Malus pumila* Mill.的果实（图4–39）。

【性味归经】甘、微酸、凉，入脾经、胃经。

【功效】生津止渴、清热除烦、益脾止泻、润肠通便、醒酒之效。

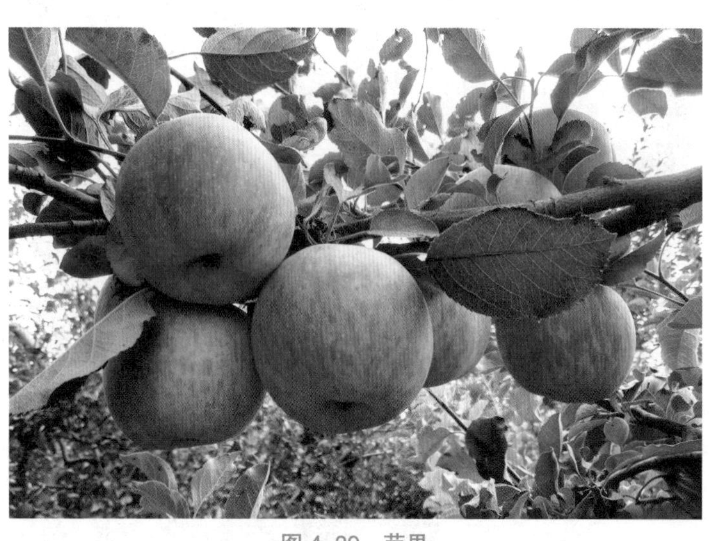
图4–39　苹果

【主治】治烦热口渴、轻度的腹泻、便秘、饮酒过度，是具有双向调节作用的一种好水果。

【用法用量】内服：生食或炖熟食，鲜品50～200克。

【营养成分】每100克只产生60千卡热量；苹果中营养成分可溶性大，易被人体吸收，故有“活水”之称，有利于溶解硫元素，使皮肤润滑柔嫩。苹果中还有铜、碘、锰、锌、钾等元素，人体如缺乏这些元素，皮肤会发生干燥、易裂、奇痒。苹果中的维生素C是心血管的保护神、心脏病患者的健康元素。

【药理】苹果中含有丰富的胶质，具有润肠通便的作用。苹果皮和苹果肉中含有多酚类物质，具有防治心血管疾病、降血压、降胆固醇、抑制幽门螺杆菌、保护胃黏膜的作用。

【使用注意】对于脾胃虚寒者不宜多食。

【食疗验方】

1.消化不良　“苹果楂枣粥”，苹果1个300～400克，山楂15克，大枣10枚，粳米150克。苹果洗净，去皮核切碎，与淘洗干净的山楂、大枣、粳米一起，加水煮成粥即可。功能：补虚健脾、除淤消积。

2.脾虚久泻　“苹果山药汤”，苹果500克，山药30克，麦芽30克，芡实10克。苹果洗净，切块备用。山药、麦芽、芡实洗净与苹果一同入锅，加适量水，大火煮沸，小火熬煮1.5小时。早晚温服。功能：益脾胃、助消化、止腹泻的功效。

3.胃脘胀闷　“苹果金桔饮”，苹果约300克，金桔15个，胡萝卜100克，蜂蜜适量。全部洗净，切碎，榨汁用，将果汁入锅煮沸，调入蜂蜜即可。早晚温服。功能：健脾和胃、理气化痰。

咖啡豆

微课

【来源】茜草科植物*Coffea arabica* L.小果咖啡、中果咖啡及大果咖啡的种子（图4-40）。

【性味归经】微苦、涩、平。入心、肺、胃经。

【功效】兴奋、强心、醒神、利尿、健胃。

【主治】精神倦怠、食欲不振。

【用法用量】内服：研末煎汤，6～10克。

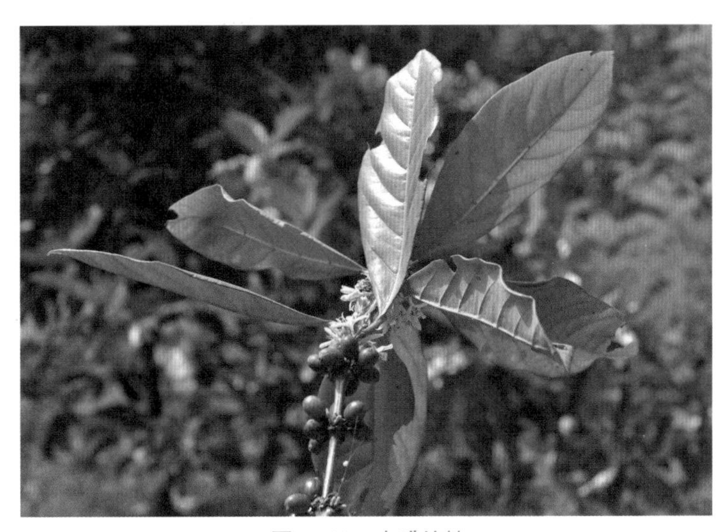
图4-40　咖啡植株

【营养成分】（1）每100克咖啡豆中含水分2.2克、蛋白质12.6克、脂肪 16克、糖类46.7克、钙120毫克、磷170毫克、铁42毫克、钠3毫克、维生素B_2 0.12克、烟酸3.5毫克、咖啡因1.3克、单宁8克。

（2）每100克咖啡浸出液含水分 99.5克、蛋白质 0.2克、脂肪0.1克、糖类微量、钙3毫克、磷4毫克、钠2毫克、维生素B_2 0.01 毫克、烟酸0.3毫克。

【药理】具有减轻疼痛、光感应、调节内分泌系统，提高心率和血压，增加血液循环，提高身体反应能力，刺激肠蠕动，促进消化等作用。咖啡中的一些化学物质还具有抗氧化剂的作用，可以抵御自由基的损害。

【使用注意】切记咖啡不宜与茶同时饮用。孕妇、儿童不宜喝咖啡。

【食疗验方】

1.治痔疮，便秘、高血压　糙米、咖啡、牛奶、砂糖各适量。把糙米蒸熟碾成粉末，加上牛奶、砂糖可饮用。功能：降血压、润肠通便。

2.治慢性支气管炎、肺气肿　咖啡豆适量。炒咖啡豆，每日10克，煎浓汁饮。功能：解痉平喘。

草莓

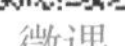
微课

【来源】为蔷薇科草莓属植物草莓*Fragaria ananassa*的果实（图4-41）。

【性味归经】性凉、味甘、无毒。入脾、胃、肺经。

【功效】清凉止渴，健胃消食。

【主治】口渴，食欲不振，消化不良。

【用法用量】内服：适量，作食品。

【营养成分】每100克鲜草莓中含水分90.7克，脂肪0.6克，碳水化合物5.7克，蛋白质1克，膳食纤维1.4克，胡萝卜素0.01毫克，钙32毫克，磷41毫克，铁1.1毫克，维生素B 10.02毫克，尼克酸0.3毫克，维生素C 35毫克。

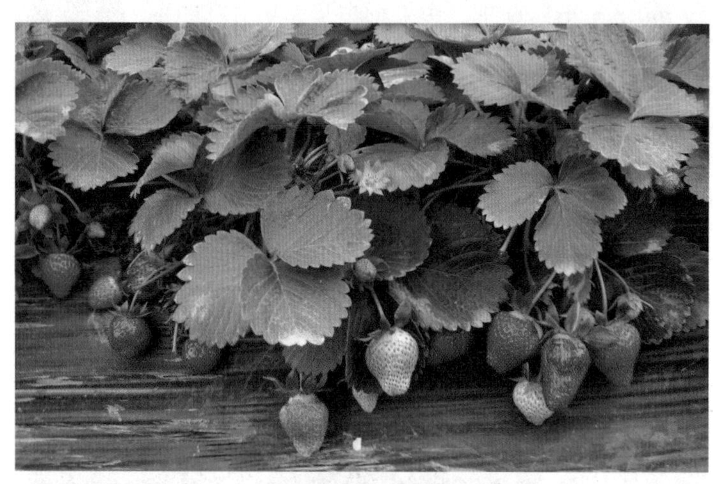
图4-41　草莓

【药理】含糖类、有机酸、蛋白质、胡萝卜素、各种维生素及钙、磷、钾物质。其中维生素C的含量特别高，是葡萄、苹果、西瓜的10倍左右，具有抗维生素C缺乏病，参与体内氧化还原反应，增强疾病抵抗力，促进细胞间质形成及增加体内解毒作用；所含有机酸能帮助消化，增进食欲；所含丰富的果糖和矿物质，适合老人、小孩、患者及体弱者营养需要。

【使用注意】痰湿内盛、肠滑便泻、尿路结石者不宜多食。

【食疗验方】

1.治贫血　草莓100克，红枣15颗，荔枝干30克，糯米150克。将这四种食物入锅，加适量水熬粥食用。每日1次。功能：补血益气。

2.治疗疮痈疖肿　鲜品捣烂，加红糖调匀，外敷患处。功能：凉血解毒。

3.治干咳　鲜草莓60克，冰糖30克。将两种原料入锅，一同隔水蒸烂。每日3次分服。功能：润肺生津。

柚

【来源】为芸香科植物柚 *Citrus maxima*（Burm.）Merr.的成熟果实（图4-42）。

微课

【性味归经】性甘，酸，寒。入肝经、脾经、胃经。

【功效】消食、化痰、醒酒。

【主治】主饮食积滞；食欲不振；醉酒。

【用法用量】内服：适量，生食。果皮、叶3～15克。

【营养成分】柚子每100克可食部分热量57千卡，含水分84.8克、蛋白质0.7克、脂肪0.6克、碳水化合物12.2克、粗纤维0.8克、钙41毫克、磷43毫克、铁0.9毫克、胡萝卜素0.12毫克、硫酸素0.07毫克、核黄素0.02毫克、尼克酸0.5毫克、抗坏血酸41毫克。

【药理】抗菌消炎；降低血糖。

【使用注意】柚子性寒，脾虚泄泻的人吃了柚子会腹泻，故身体虚寒的人不宜多吃柚子。

【食疗验方】

1.治疗老年性咳嗽气喘　柚子皮，用开水泡，代茶饮用。功能：止咳平喘。

2.治消化不良　用料：柚子皮15克，鸡内金、山楂各10克，砂仁5克。方法：水煎服。功能：健胃消食。

3.治急性乳腺炎　用料：柚果肉200克，青皮50克，蒲公英30克。水煎服。功能：清热散结、疏肝理气。

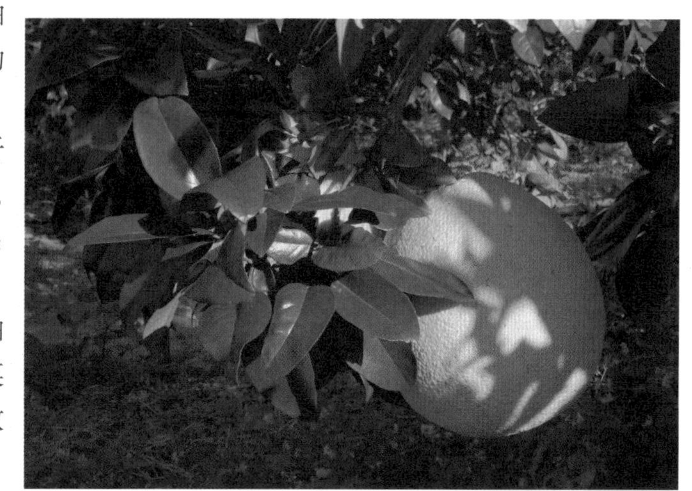

图4-42　柚

4.治感冒、咳嗽、气喘　用鲜柚一个留皮去核，配以杏仁、贝母、银耳各50克，加数瓶蜂蜜炖一日，常服。功能：宣肺止咳。

微课

香蕉

【来源】为芭蕉科芭蕉属草本植物 *Musa nana* Lour. 的果实（图4-43）。

【性味归经】味甘、性寒；归肺经、脾经。

【功效】清热润肺，滑肠解毒。

【主治】用于热病烦渴，肺燥咳嗽，便秘，痔疮，口干烦躁，咽干喉痛，大便干燥，大便带血。

【用法用量】内服：生食或炖熟食，鲜品50～200克。外用：适量鲜品捣烂敷或捣汁搽患处。

【营养成分】每100克果肉的发热量达0.091千卡。香蕉果肉营养价值颇高，每100克果肉含碳水化合物20克、蛋白质1.2克、脂肪0.6克。此外，还含多种微量元素和维生素。其中维生素A能促进生长，增强对疾病的抵抗力，是维持正常的生殖力和视力所必需的；硫胺素能抗脚气病，促进食欲，助消化，保护神经系统；核黄素

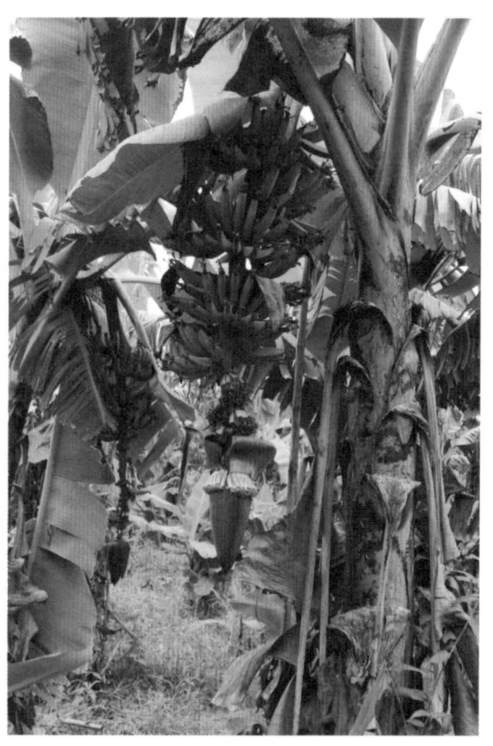

a. 香蕉植株

能促进人体正常生长和发育。香蕉除了能平稳血清素和褪黑素外，还含有可让肌肉松弛的镁元素，经常工作压力比较大的朋友可以多食用。

【药理】果肉中含去甲肾上腺素、5-羟色胺及二羟基苯乙胺甚多。每日食入5-羟色胺10毫克对胃肠功能并无障碍，但如食入过多，可能导致胃肠功能障碍。在测定尿中吲哚或儿茶酚胺时，不应吃香蕉。

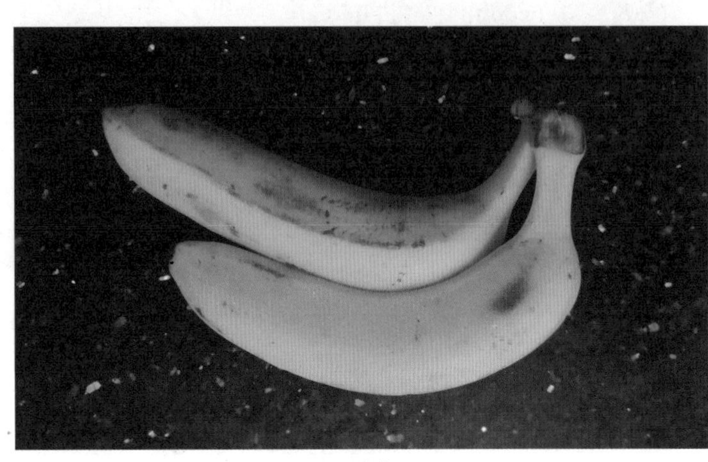

b. 香蕉

图 4-43　香蕉植株和香蕉

【使用注意】脾胃虚寒、便溏腹泻者慎食；急慢性肾炎及肾功能不全者忌食。

【食疗验方】

1. 治痔及便后血　香蕉2根，不去皮，炖熟，连皮食之。功能：润滑肠胃、解毒。

2. 治中耳炎　鲜品50～200克。外用适量，鲜品捣烂敷或捣汁搽患处，取茎汁滴耳。功能：消炎解毒。

菠萝

微课

【来源】为凤梨科草本植物菠萝*Ananas comosus*（Linn.）Merr.的成熟果实（图4-44）。

【性味归经】性平，味甘微酸；入脾、肾经。

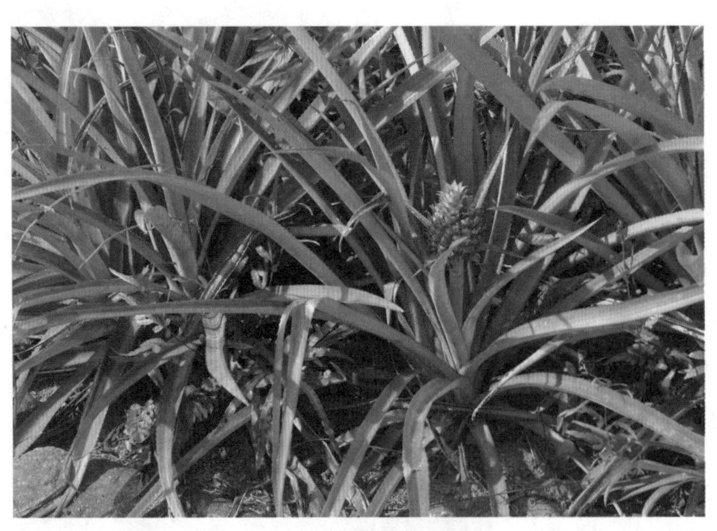

a. 菠萝植株

【功效】清热解渴，消食止泻，祛湿利尿，抗炎消肿。

【主治】主治消化不良，泄泻，低血压，水肿，小便不利，糖尿病等病症。

【用法用量】生食，绞汁或煎汤服。

【营养成分】每100克菠萝含水分87.1克，蛋白质0.5克，脂肪0.1克，纤维1.2克，尼克酸0.1毫克，钾126毫克，钠1.2毫克，锌0.08毫克，碳水化合物8.5克，钙20毫克，磷6毫克，铁0.2毫克，胡萝卜素0.08毫克，硫胺素0.03毫克，核黄素0.02毫克，维生素C 18毫克，灰分0.3克，另含多种有机酸及菠萝酶等。

【药理】菠萝果肉中含有生物碱及蛋白酶，不仅能使血凝块消散，还可及早制止血凝块形成。冠状动脉和脑动脉血管栓塞患者可适量服食。

【使用注意】菠萝含有生物苷和菠萝蛋白酶，少数人可引起过敏，如腹泻、腹痛、全身发痒、皮肤潮红甚至呼吸困难或休克等，所以食用前需将菠萝切成片状用盐水或苏打水泡20分钟，以防止过敏反应。因菠萝蛋白酶能溶解纤维蛋白和酪蛋白，故消化道溃疡、严重肝或肾疾病、血液凝固功能不全等患者忌食，对菠萝过敏者慎食。

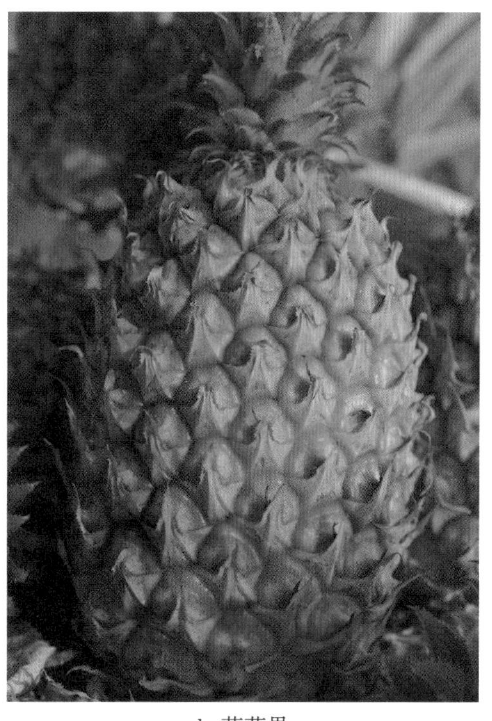

b. 菠萝果

图4-44　菠萝植株和菠萝果

【食疗验方】

1. 伤暑或虚热烦渴　菠萝去皮捣烂，绞汁，每服1小杯，凉开水冲服。功能：生津止渴、消暑。

2. 消化不良，食欲不振　菠萝肉榨汁，每服20毫升，每日2～3次，或每次饭后生食2～3片。功能：醒脾健胃、促消化。

3. 支气管炎、肾炎、水肿、小便不利　菠萝肉60克，鲜白茅根30克，水煎服。本方再加蜂蜜30克兑服。功能：清热利尿。

梨

微课

【来源】为蔷薇科植物梨*Pyrus spp*等栽培种果实（图4-45）。

【性味归经】味甘，性微寒，无毒。入肺、胃经。

【功效】生津止渴、润肺止咳、清热化痰。

【主治】用于肺热咳嗽、声嘶失音、眼目赤痛、大小便不畅等。

【用法用量】内服：煎汤，15～30克；或生食，1～2枚；或捣汁；或蒸服，或熬膏。外用：捣敷或捣汁点眼。

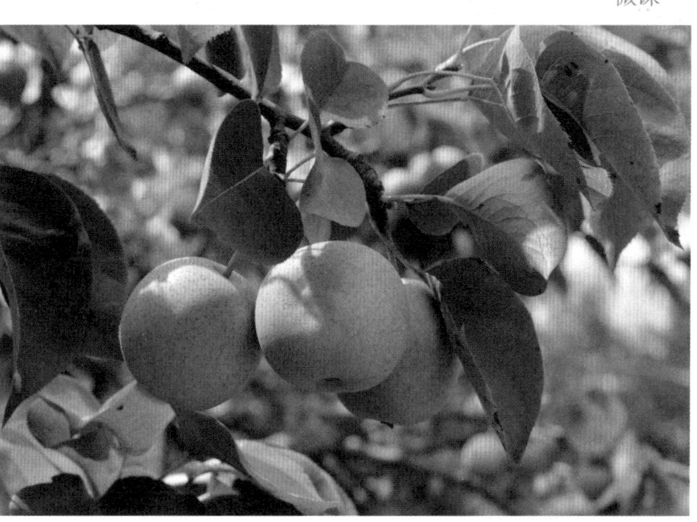

图4-45　梨

【营养成分】每100克梨的营养成分为热量44千卡、

蛋白质0.4克、脂肪0.2克、碳水化合物13.3克、膳食纤维3.1克、维生素A 6微克、胡萝卜素33微克、维生素B 0.09毫克、烟酸0.3毫克、维生素C 6毫克、维生素E 1.34毫克、钙9毫克、磷14毫克、钾92毫克、钠2.1毫克、镁8毫克、铁0.5毫克、锌0.46毫克、碘0.7微克、硒1.14微克、铜0.62毫克、锰0.07毫克。

【药理】梨能降低总胆固醇和低密度脂蛋白。梨所含糖和多种维生素具有保肝和帮助消化的作用，对于肝炎和肝硬化患者是极好的保健食品。梨还可以减轻炎症早期出现的组织损伤，抑制毛细血管通透性升高，从而减轻渗出。

【使用注意】脾虚便溏及寒嗽忌服。

【食疗验方】

1.热咳、咳嗽多痰　先把梨从蒂下1/3处切下当盖，挖去梨心，掏空梨中间果肉并切块再把川贝母细粉3克左右配个梨及适量冰糖放入梨中，再把梨放在蒸锅里，大火蒸45分钟左右，取出后即可食用。功能：清肺润肺、止咳化痰。

2.治肺结核虚弱、脑血管意外后遗偏瘫　鲜梨榨汁100毫升，人乳100毫升，蒸热饮用。每日2次。功能：补虚生血，养阴润燥。

3.治肺痰黄稠　生梨250克，鱼腥草60克，白糖适量。先将鱼腥草加水文火煎30分钟，弃去药渣，留下澄清液500毫升。把梨连皮切成碎块，去核心，置于药液内，加入白糖文火烧煮，待梨完全煮烂后，即可食用。功能：清肺润肺、排痈消肿疗疮。

葡萄

微课

【来源】葡萄为葡萄科植物葡萄 *Vitis vinifera* L.的成熟果实（图4-46）。

【性味归经】味甘、平、无毒。入肺、脾、肾经。

【功效】具有补气血、生津液、健脾开胃、利尿消肿的功效。

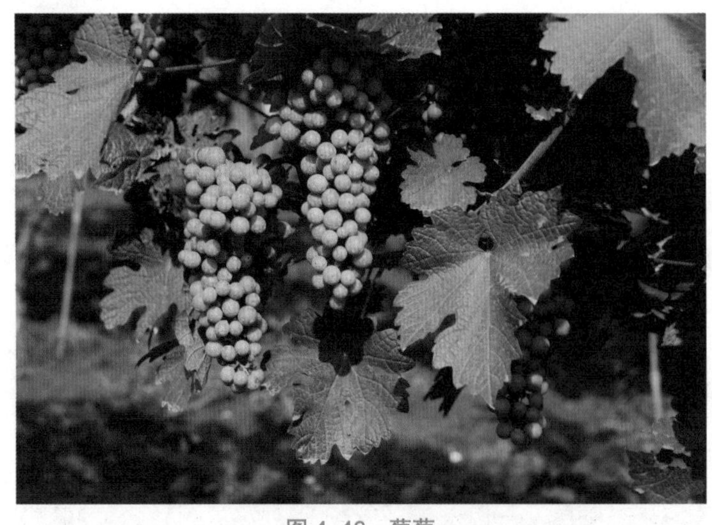
图4-46　葡萄

【主治】筋骨湿痹，益气，耐饥饿风寒，轻身不老延年。

【用法用量】内服：煎汤，15～30克；或捣汁；或熬膏；或浸酒。外用：浸酒涂擦；或捣汁含咽；或研末。

【营养成分】每100克果实中含蛋白质0.2克，钙4毫克，磷15毫克，铁0.6毫克，胡萝卜素0.04毫克，硫胺素0.04毫克，核黄素0.01毫克，尼克酸0.1毫克，维生素C

4毫克，维生素A 0.4毫克，钾252毫克，钠2.0毫克，镁6.6毫克，氯2.2毫克。另含有葡萄糖、果糖、蔗糖以及酒石酸、草酸、柠檬酸、苹果酸等多种营养成分。

【药理】所含丰富的葡萄糖、有机酸、氨基酸、维生素，具有补益和兴奋大脑神经的作用，有利于治疗神经衰弱和过度疲劳；所含多量的果酸，能帮助消化，增进食欲。干品相对增加葡萄干的糖分和铁的含量，对贫血患者有很好的补益作用；葡萄有某种维生素的活性；口服种子油15克可降低胃酸度，12克可利胆，40～50克有致泻作用；叶、茎有收敛作用。

【使用注意】肾炎、高血压、水肿患者，儿童、孕妇、贫血患者，神经衰弱、过度疲劳、体倦乏力、未老先衰者，肺虚咳嗽、盗汗者，风湿性关节炎、四肢筋骨疼痛者，癌症患者，糖尿病患者，便秘者不宜多吃葡萄。

【食疗验方】

1.治泌尿系统感染　取葡萄汁150克，藕汁100克，加蜂蜜1～2匙，温开水冲服。功能：清热凉血、利尿通淋。

2.治双目干涩　取葡萄干20克，枸杞子20克，决明子5克，代茶饮，加蜂蜜适量。功能：清肝明目。

3.治贫血　取葡萄干60克，龙眼肉15克，百合20克，大米50克，煮粥服用。功能：补血、润肺止咳。

椰子

微课

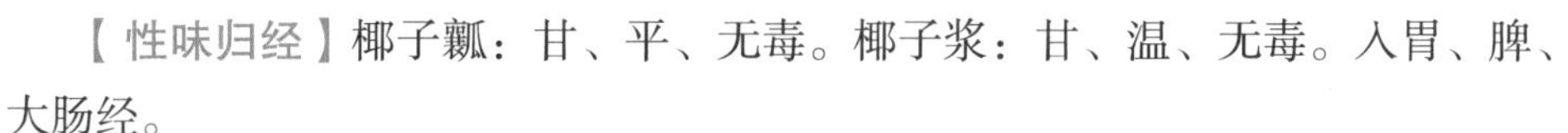

【来源】为棕榈科植物椰子*Cocos nucifera* L.的果肉汁和果壳（图4-47）。

【性味归经】椰子瓤：甘、平、无毒。椰子浆：甘、温、无毒。入胃、脾、大肠经。

【功效】椰子果肉补脾益胃、杀虫清疳；椰汁可补充营养、清暑降温、生津利尿、杀虫消疳、驻颜美容、延年益寿；椰子皮止鼻血。

【主治】椰子肉主治绦虫病、姜片虫病、小儿疳积、营养不良、食欲不振等病症；椰汁主治暑热烦渴、吐泻伤津、浮肿尿少等病症。椰子皮治疗鼻出血，驱姜片虫、绦虫。椰子瓤：益气，治风。

【用法用量】直接食用。椰汁或椰肉适量。

【营养成分】每100克椰

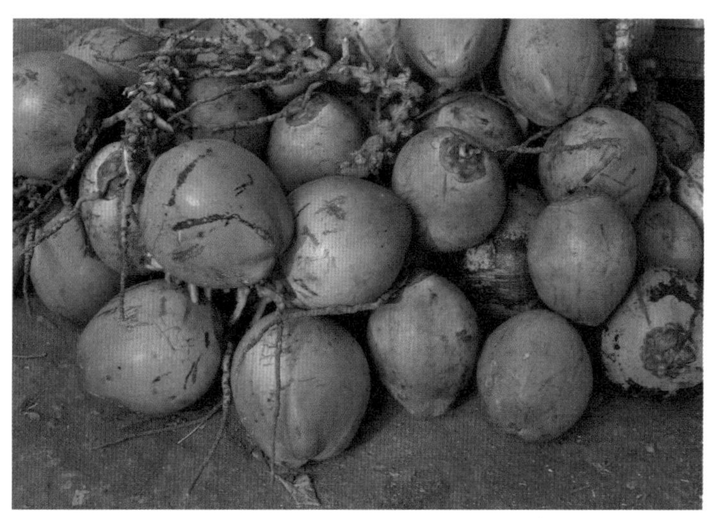

a. 椰子

子的营养成分为热量241千卡，蛋白质4.0克，脂肪12.1克，碳水化合物31.3克，维生素C 6毫克，烟酸0.5毫克，磷90毫克，钾475毫克，镁65毫克，钙2.0毫克，铁1.8毫克，锌0.9毫克，膳食纤维4.7克，以及维生素B族、维生素E和果糖等。

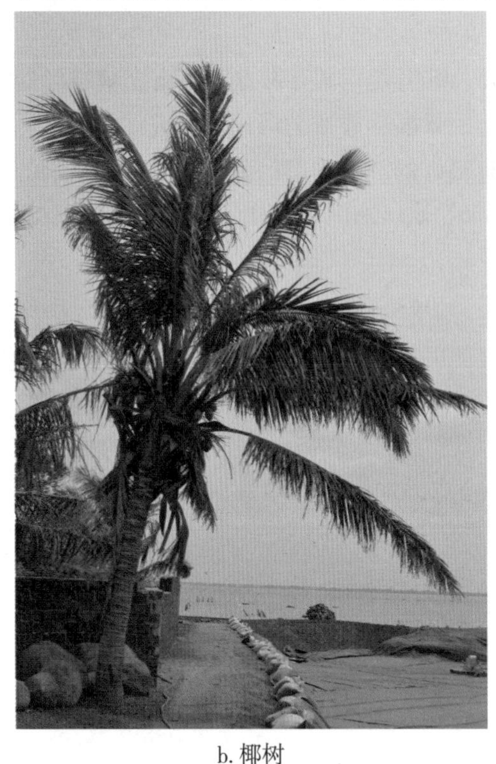

b. 椰树

图4-47 椰子和椰树

【药理】对肌肉无力，倦怠嗜睡，心律失常，心跳加快的患者有辅助治疗作用；内胚乳有杀绦虫作用，并治姜片虫病。椰肉含脂肪、蛋白质较其他水果丰富。

【使用注意】凡大便清泄者忌食椰肉。椰汁性偏温热，不宜过量饮用。病毒性肝炎、脂肪肝、支气管哮喘、高血压、胰腺炎不宜使用。

【食疗验方】

1. 中暑发热　椰子汁，每次饮1个，早晚各1次。功能：清暑降温、生津利尿。

2. 食欲不振，疲乏无力　椰子肉，切成小块，和鸡肉、糯米适量，隔水蒸熟食之。功能：补脾益胃。

3. 大便秘结　每天早晚各服椰子肉250克。功能：润肠通便。

微课

腰果

【来源】无患子目漆树科腰果属腰果 *Anacardium occidentale* 的坚果（图4-48）。

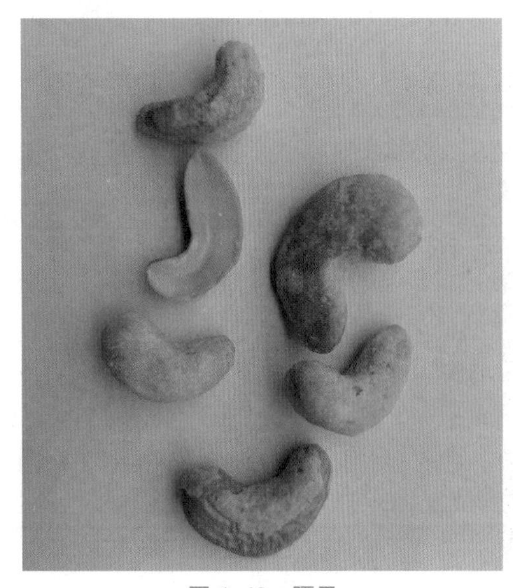

图4-48 腰果

【性味归经】味甘，性平，无毒。入脾经、胃经、肾经。

【功效】具有补脑养血、补肾健脾、下逆气、止久渴等功效。

【主治】口渴、烦躁、胸闷、痰嗝、伤寒清涕、咳逆上气。

【用法用量】盐焗或者熟制的腰果可以直接食用，每次30～50克。

【营养成分】每100克可食用腰果中含蛋白质17.3克，脂肪36.7克，碳水化合物38克，膳食纤维3.6克，维生素A 8微克，钙26毫克，铁4.8毫克，锌4.3毫克，硒34微克。除此之外，还含有大量人体所必需的营养成分。

【药理】抗衰老作用；软化血管作用。

【使用注意】腰果油脂含量丰富，不适合胆功能严重不良者，肠炎、腹泻患者和痰多患者食用；另外，腰果热量较高，多食易导致肥胖。

【食疗验方】

1.治神经衰弱而失眠者　腰果60克，莲子80克，茯苓50克，薏米80克，芡实30克，藕粉50克，糯米100克，白糖适量。藕粉加适量温水调匀，放入果汁机中打成糊。早晚食用。功能：补润五脏、安神。

2.治虚、视昏　甜杏仁10，粳米50克、腰果50克。将去皮甜杏仁10克，腰果50克研成泥状，加入到淘洗干净的50克粳米中。功能：止咳平喘、强身健体。

橙

微课

【来源】为芸香科植物香橙*Citrus sinensis*的果实（图4-49）。

【性味归经】性寒，味甘，微酸。入肺经、肝经、胃经。

【功效】生津止渴，和胃健脾，止呕吐，宽胸膈，消瘿，解酒，解鱼蟹毒。

【主治】胃阴不足，口渴心烦，饮酒过度，消化不良，胃气不和，恶心呕逆。

【用法用量】内服：适量，生食；或煎汤；或盐腌、蜜制；或制饼。

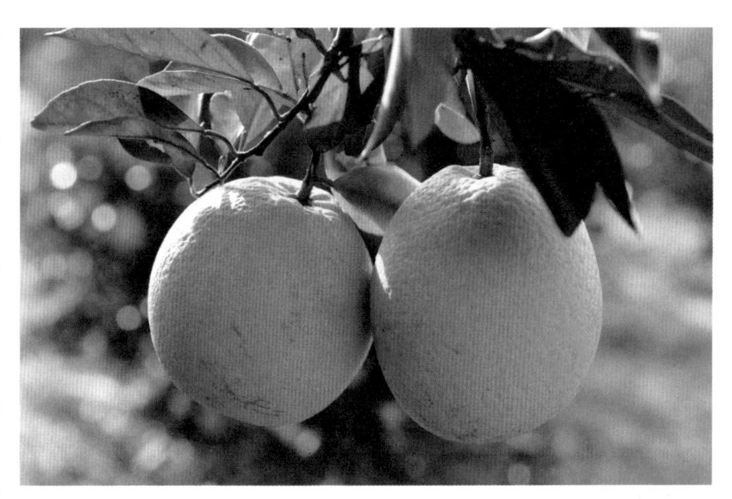

图4-49　橙

【营养成分】橙子每100克含水分87.4克，热量0.197千卡，脂肪0.2克，蛋白质0.8克，碳水化合物10.5克，膳食纤维0.6克，灰分0.5克，硫胺酸0.3克，胡萝卜160微克，尼克酸0.3毫克，核黄素0.04毫克，维生素E 0.56毫克，钠1.2毫克，钾159毫克，镁14毫克，钙20毫克，铁0.4毫克，锌0.14毫克，锰0.05毫克，铜0.03毫克，磷22毫克，硒0.7微克等，及柚皮芸香苷、柠檬苦素、那可汀等70多种活性物质。

【药理】（1）镇咳作用　甜橙果实含那可汀，具有与可待因相似的镇咳作用，且无中枢抑制现象，无成瘾性。

（2）其他作用　甜橙所含橙皮苷、柚皮苷、黄柏内酯、那可汀等成分，其药理作用已分别见于陈皮、佛手、枸橘、柠檬、香橼、柚、吴茱萸、白鲜皮各条目中。

【使用注意】糖尿病患者忌食。不宜与萝卜一起吃，以免诱发甲状腺肿大；饭前或空腹时不宜食用；橙子性凉，味酸，一次不宜多食。

【食疗验方】

1.治咳嗽咯痰，恶心食少，咽干口燥　鲜橙子、白糖各1000克。橙子洗净，用小刀划成棱，放入清水中浸去酸涩味（每日换水），待软（1～2天）后取出，挤去核。再浸1～2天取出；然后入锅，用清水煮到七、八分烂，取出；趁热拌白糖后晾晒，待糖吸尽时，再拌掺白糖晒，令糖吸尽时，略压扁装瓶备用，1～2只/天。功能：宽胸理气，和中开胃，生津止渴。

2.治胸闷脘胀及醉酒　橙子1500克，生姜250克，炙甘草末10克，檀香末25克。橙子洗净后，用刀划破，挤去核，连皮切成片；生姜洗净去皮，切成片；两者皆放入干净砂钵内捣烂如泥，再加入甘草末、檀香末，揉和捏作饼子，焙干研为细末，每服3～5克，入盐少许，沸汤点服。功能：宽胸快气，醒酒。

橘

微课

【来源】为芸香科植物橘*Citrus reticulata*及其栽培变种的成熟果实（图4–50）。

【性味归经】甘、酸、平。入肺经、胃经。

【功效】开胃理气，止咳润肺。

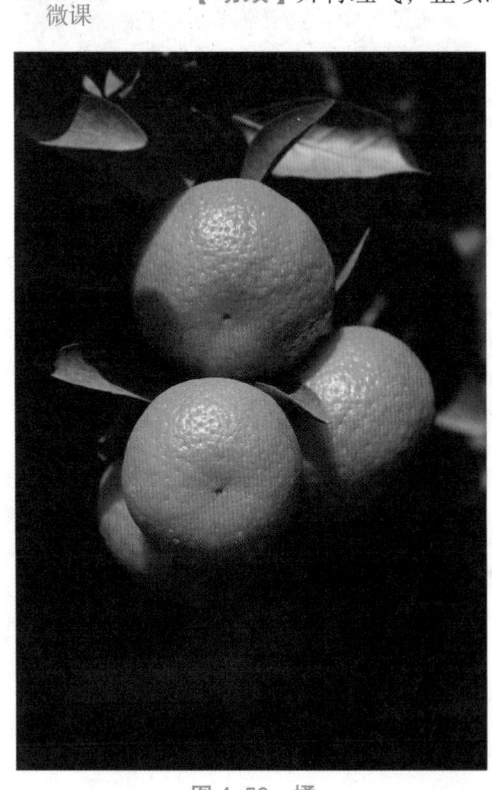

图4–50　橘

【主治】胸膈结气，呕逆，消渴。

【用法用量】内服：适量，做食品；亦可蜜制，或配制成药膳。外用：适量，搽涂。

【营养成分】每100克橘子果肉中，含蛋白质0.9克，脂肪0.1克，碳水化合物12.8克，粗纤维0.4克，钙56毫克，磷15毫克，铁0.2毫克，胡萝卜素0.55毫克，维生素B 0.08毫克，维生素B_2 0.3毫克，烟酸0.3毫克，维生素C 34毫克以及橘皮苷、柠檬酸、苹果酸、枸橼酸等营养物质。

【药理】具有抗氧化，延缓衰老的功效。可防止血管破裂，降低毛细血管脆性和通透性。另有预防感冒的作用，可增强机体的抗寒能力。对血压有双向调节作用。

【使用注意】风寒咳嗽及有痰饮者不宜食。

【食疗验方】

1.治风热感冒，头痛　取橘皮15～20克，生姜数片，葱头适量。共煎水滤汁，加少许白糖，早晨空腹饮服。功能：疏散风寒、化痰止咳。

2.治疗肝郁气滞　橘子皮5克，青皮5克，菊花5克，泡茶，饮服。功能：疏肝理气。

3.治疗咳嗽痰多　干橘皮5克，加水2杯煎汤后，放少量姜末红糖趁热服用；也可取鲜橘皮适量，切碎后用开水冲泡，加入白糖代茶饮。功能：化痰止咳。

第五节 肉食类

牛肉

微课

【来源】为牛科野牛属动物黄牛 *Bos taurus domesticus* Gmelin（图4-51）或水牛属动物水牛 *Bubalus bubalis* Linnaeus 的肉。

【性味归经】味甘，黄牛肉性温，水牛肉性凉。归脾、胃经。

【功效】补脾胃，益气血，强筋骨。

【主治】用于脾胃虚弱，气血不足，虚劳羸瘦，腰膝酸软，消渴，吐泻，痞积，水肿。

【用法用量】内服：煮食、煎汁，适量，或入丸剂。外用：适量，生裹或作丸。

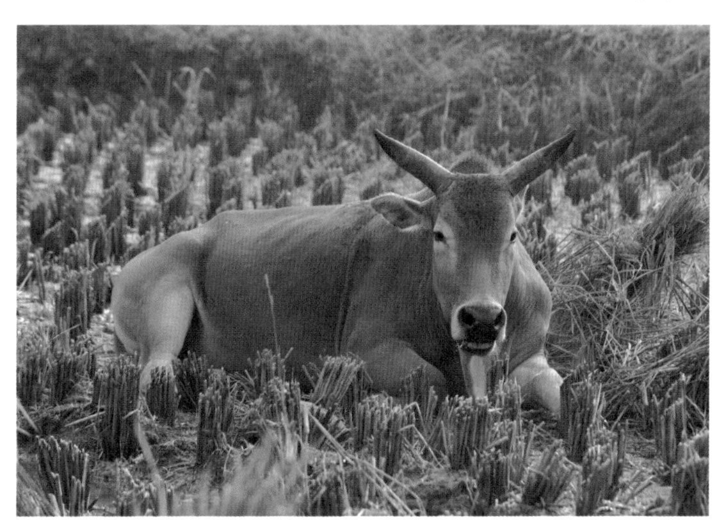
图4-51 牛

【营养成分】每100克新鲜牛肉中含有蛋白质20.2克，脂肪2.3克，碳水化合物1.2克，胆固醇58毫克，维生素A 6毫克，视黄醇6毫克，硫胺素0.07微克，核黄素0.13毫克，尼克酸6.3毫克，钙9毫克，磷172毫克，钾284毫克，钠53.6毫克，镁21毫克，铁2.8毫克，锌3.71毫克，硒10.55微克，铜0.16毫克，碘10.4毫克。

【药理】具有补脾胃、补养气血、补肝肾、强筋壮骨的作用，可以治疗消渴、水肿、腰膝酸软、消化不良、积食、身体羸瘦等疾病。故有“牛肉补气，功同黄芪”一说。

【使用注意】对于胃肠功能较差、过敏等患者一般不建议食用牛肉，以免加重胃肠负担，引起腹胀、腹痛、恶心等不适症状。此外，对牛肉过敏的患者也不建议食用，以免引起皮疹、瘙痒、呼吸困难等过敏反应。

【食疗验方】

1.治老人水气病，四肢肿闷沉重，喘息不安　水牛肉一斤（鲜）。上蒸令烂，空心切，以五味子、姜、醋渐食之，任性为佳。

2.治水气大腹浮肿，小便涩少　牛肉一斤。以姜、醋空心食。

3.治肺痈咳吐脓痰　牛肉250克洗净，切块生姜25克，同放锅内用小火煮至八成熟，加入去皮切块的南瓜500克，同煮至熟烂，熟后加食盐、味精调味食用。

牛鞭

微课

【来源】为牛科动物雄性黄牛*Bos taurus domesticus* Gmelin或水牛*Bubalus bubalis* Linnaeus的外生殖器。

【性味归经】性温，味甘、咸。归肾经。

【功效】温补肾阳，固元益精，散寒止痛。

【主治】补肾壮阳。用于肾虚体衰，阳痿遗精，女子带下，疝气。

【用法用量】炖煮或浸酒，每次一具。

【营养成分】每100克牛鞭含热量117千卡，钙10毫克，蛋白质27.2克，镁9毫克，脂肪0.9克，铁3毫克，锰0.02毫克，锌1.05毫克，铜0.01毫克，胡萝卜素0.1微克，钾4毫克，磷18毫克，视黄醇71.8微克，钠32毫克，硒2.03微克。

【药理】具有促进性功能、生精助育，强筋、通络，消除疲劳和调理腰膝酸软的作用。

【使用注意】阳亢者忌用。牛鞭的营养价值和滋补性都相当高，成年男子最多一天食半根，多则易导致虚火上升，女性也可适量食用。

【食疗验方】

1.治疗遗尿　取牛鞭1条（鲜、干均可），浸泡洗净后切碎，加少许食盐炖烂，连汤1次服完。

2.性欲低下、阳痿、早泄、遗精等症　新鲜牛鞭放入冷水中浸泡约半小时，然后洗净，纵切开口，把尿道内膜取出不要，再冲洗数遍，然后将牛鞭投入砂锅内，放入适量清水，置旺火上煮沸，七八成熟时取出晾凉，再切成薄片。铁锅置火上，用冰糖渣与牛鞭片同炒片刻，加适量水，炖到熟烂取出，放入容器内晾凉即成胶冻状，分次切块食用。

羊肉

微课

【来源】牛科山羊属动物山羊*Capra hircus* Linnaeus或绵羊属动物绵羊*Ovis aries* Linnaeus（图4-52）的肉。

【性味归经】味甘，性热。归胃、脾、肾经。

【功效】温中暖肾，益气补虚。

【主治】用于脾胃虚寒，食少反胃，虚寒泻痢，腰膝酸软，阳痿，小便频数，寒疝，虚劳羸瘦，产后虚羸少气，缺乳。

【用法用量】内服：煮食或煎汤，125～250克；或入丸剂。

【营养成分】每100克羊肉含热量118千卡，硫胺素0.15毫克，钙9毫克，蛋白质20.5克，核黄素0.16毫克，镁22毫克，脂肪3.9克，烟酸5.2毫克，铁3.9毫克，碳水化合物0.2克，锰0.03毫克，维生素E 0.31毫克，锌6.06毫克，维生素A 11微克，胆固醇60毫克，铜0.12毫克，胡萝卜素1.2微克，钾403毫克，磷196毫克，视黄醇74.2微克，钠69.4毫克，硒7.18微克。

【药理】温补脾胃，用于治疗脾胃虚寒所致的反胃、身体瘦弱、畏寒等症。温补肝肾，用于治疗肾阳虚所致的腰膝酸软冷痛、阳痿等症。补血温经，用于产后血虚经寒所致的腹冷痛。保护胃黏膜，增加消化酶的分泌，帮助消化。补肝明目，对治疗产后贫血、肺结核、夜盲、白内障、青光眼等症有很好的效果。

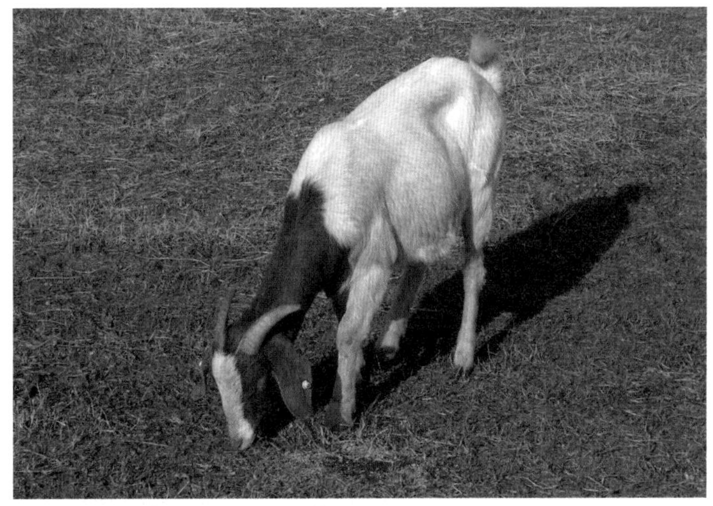

图4-52 羊

【使用注意】外感时邪或有宿热者禁服。孕妇不宜多食。

【食疗验方】

1.治疗男子阳气不足、肾亏阳痿、遗精早泄，女子月经不调、血虚痛经等症 羊肉100～150克，粳米100克，生姜3～5片共煮粥，加适量油盐调味食用。

2.治疗男子阳痿、早泄，女子月经不调、性欲减退 羊肉1斤，先放入沸水中煮透，捞出切成小方块，与生姜片一起倒入热油锅内煸炒，放入料酒，然后倒入砂锅内，放入枸杞20克，清汤2斤，香葱、食盐适量，用小火炖烂。最后加味精调味食用。

羊肾

微课

【来源】牛科山羊属动物山羊*Capra hircus* Linnaeus或绵羊属动物绵羊*Ovis aries* Linnaeus的肾。

【性味归经】味甘，性温。归肾经。

【功效】补肾气，益精髓。

【主治】用于肾虚劳损，腰脊冷痛，足膝痿弱，耳鸣，耳聋，消渴，阳痿，滑精，尿频，遗尿。

【用法用量】内服：1～2枚，煮食或煎汤；或入丸剂、散剂。

【营养成分】每100克约含水分79克，蛋白质16.3克，脂肪3.2克，灰分1.8克，钙48毫克，磷279毫克，铁11.7毫克，硫胺素0.49毫克，核黄素1.78毫克，尼克酸8.2毫克，抗坏血酸7毫克，维生素A 140国际单位。

【药理】羊肾中含有丰富的维生素和矿物质，可促使体内毒素以尿液的形式排出，从而达到利水消肿的功效。食用后可以直接滋补肾脏，起到补肾助阳的作用，对肾虚劳损、腰脊疼痛、消渴、阳痿、尿频等具有缓解作用。

【使用注意】感冒、发热、痛风、肾病综合征患者不宜食用。

【食疗验方】

1.治肾劳损精竭　炮羊肾一枚。去脂，细切，于豉汁中，以五味、米糅如常法作羹食，作粥亦得。

2.治下焦虚冷，脚膝无力，阳事不行　羊肾一个（熟煮），100克炼乳，空腹食之。

3.治腰脊苦痛不遂　羊肾作末，酒50克，每日三次。

鸡肉

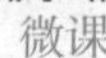
微课

【来源】雉科动物家鸡*Gallus gallus* domesticu（图4-53）的肉。

【性味归经】味甘，性温。入脾、胃经。

【功效】温中，益气，补精，添髓。

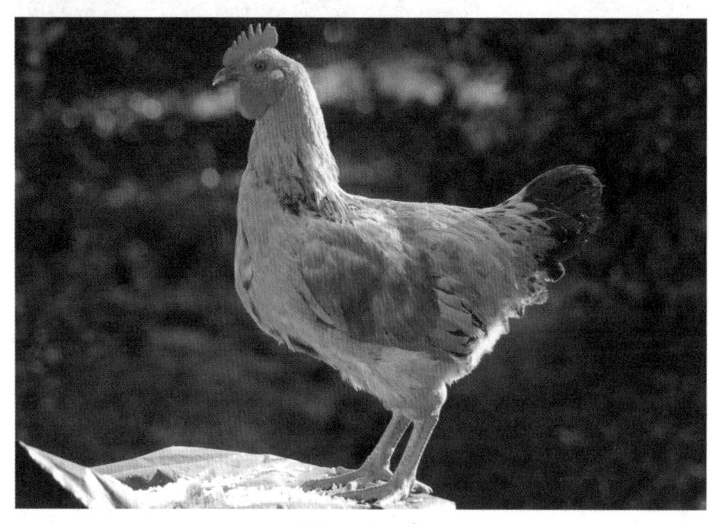
图4-53　鸡

【主治】治虚劳羸瘦，中虚胃呆食少，泄泻，便痢，消渴，水肿，小便频数，崩漏，带下，产后乳少，病后虚弱。

【用法用量】内服：煮食或炖汁。

【营养成分】每100克含水分74克，蛋白质23.3克，脂肪1.2克，灰分1.1克；钙11毫克，磷190毫克，铁1.5毫克，硫胺素0.03毫克，核黄素0.09毫克，尼克酸8毫克。尚含维生素A（小鸡肉特别多）、维生素C及维生素E。灰分含氧化铁0.013%，氧化钙0.015%，氧化镁0.061%，钾0.56%，钠0.128%，全磷酸0.58%，氯0.06%，硫0.29%。另含胆甾醇60~90毫克。并含3-甲基组氨酸。

【药理】具有温中益气、补虚填精、健脾胃、活血脉、强筋骨的功效。鸡肉对营养不良、畏寒、乏力疲劳、月经不调、贫血、虚弱等有食疗作用。含有较多的不饱和脂肪酸、亚油酸和亚麻酸，能够降低人体低密度脂蛋白胆固醇的含量，有保护心血管的作用。

【使用注意】内火偏旺、肥胖症、高血压患者不宜食用。

【食疗验方】

1.治中风湿痹，五缓六急，骨中疼痛，不能踏地　乌雌鸡一只煮熟，以豉汁、姜、椒、葱、酱调称作羹，空心食之。

2.治下焦虚冷，脚膝无力，阳事不行　羊肾一个，鸡肉100克，共煮。空腹食之。

3.治肾虚耳聋　乌雄鸡一只，制净，以无灰酒三升，煮熟，乘热食之，三~五只效。

鸡肝

微课

【来源】为雉科动物家鸡*Gallus gallus* domesticu的肝。

【性味归经】味甘，性微温。入肝经。

【功效】补肝肾。

【主治】治肝虚目暗，小儿疳积，妇人胎漏。

【用法用量】内服，煎汤、煮粥或入丸剂。

【营养成分】每100克含水分75克，蛋白质18.2克，脂肪3.4克，碳水化物2克，灰分1.4克，钙21毫克，磷260毫克，铁8.2毫克；维生素A 50900国际单位，硫胺素0.38毫克，核黄素1.63毫克，尼克酸10.4毫克，抗坏血酸7毫克。关于维生素含量，另有每克含抗坏血酸总量0.28毫克，其中还原型0.21毫克；胆碱每克含3.4毫克。

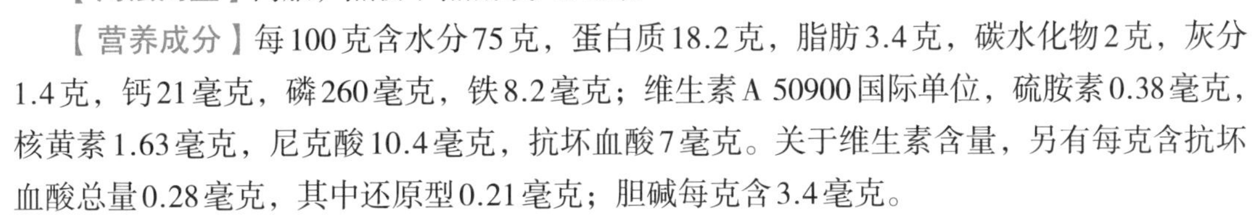

【药理】鸡肝可用于提取超氧化物歧化酶（SOD），鸡雏肝中含有铜锌超氧化物歧化酶，而在鸡肝的线粒体中含有锰超氧化物歧化酶。

【使用注意】高胆固醇血症、肝病、高血压、冠心病患者不宜食用。

【食疗验方】

1.治老人肝脏风虚，眼暗　乌雄鸡肝一具，切碎，以豉和米作羹粥食之。

2.治睡中遗尿　雄鸡肝、桂心各等分。捣丸小豆大，每服一丸，米饮下，一日三服；遗精加白龙骨。

蛋黄油

微课

【来源】雉科动物家鸡*Gallus gallus* domesticu的蛋煮熟后剥取蛋黄，经熬炼而得的油性物质。

【性味归经】味甘，性平。归心、肾经。

【功效】清热解毒、散结消肿、散寒止痒、收敛生肌。

【主治】主治烫火伤，耳脓，湿疹，皮肤瘙痒，溃疡久不收口，疮痔疖癣，手足皲裂，外伤，诸虫疮毒。

【用法用量】内服0.5～5毫升；或装入胶囊吞服。外用：涂搽或滴耳。

【营养成分】蛋黄油含有的脂肪类成分主要为磷脂类32.8%、脂肪酸类62.3%以及少量的胆固醇4.9%和微量脑磷脂。蛋白质氨基酸类主要有天门冬氨酸、异亮氨酸、苏氨酸、亮氨酸、酪氨酸、谷氨酸、苯丙氨酸、脯氨酸、组氨酸、甘氨酸、赖氨酸、丙氨酸、精氨酸、胱氨酸、蛋氨酸、色氨酸等。其中，亮氨酸与脯氨酸含量较高，分别为0.83、0.74mg/g。还含有维生素A、维生素B_1、维生素B_2、维生素E以及叶酸、胡萝卜素等。矿物质主要包括钙、铁、铜、磷、镁、锌、硒等。磷含量高达31.3%。

【药理】镇痛。蛋黄油中的脂肪酸、油酸、亚油酸具有疏水性，可隔绝外来刺激，能减轻局部疼痛，促进创面愈合。蛋黄油可促进植皮术后创面的周边上皮及肉芽残存的皮增生蔓延；增强网状内皮系统的吸附功能；增强白细胞吞噬能力，使创面上残余坏死组织被液化清除；能改善组织内微循环的瘀滞状态，促进血流恢复，改善局部水肿与缺氧；促进上皮增生，从而加速创面愈合。

【使用注意】蛋黄油不宜和煎炸食物、甜食、高蛋白食物同食，以免影响药效。口干舌燥、便秘等实热症者不宜使用蛋黄油。

【食疗验方】

1.治疗婴幼儿腹泻　给予患儿蛋黄油口服，新生儿0.5克/次，婴儿0.5~1克/次，一日三次，同时补液纠正酸中毒脱水，维持电解质平衡。

2.治疗烧烫伤及外伤　外敷涂抹于患处。

猪肉

微课

【来源】为猪科猪属动物猪*Sus scrofa domestica* Brisson（图4-54）的肉。

【性味归经】味甘、咸，性微寒。归脾、胃、肾经。

【功效】补肾滋阴，养血润燥，益气，消肿。

【主治】用于肾虚羸瘦，血燥津枯，燥咳，消渴，便秘，虚肿。

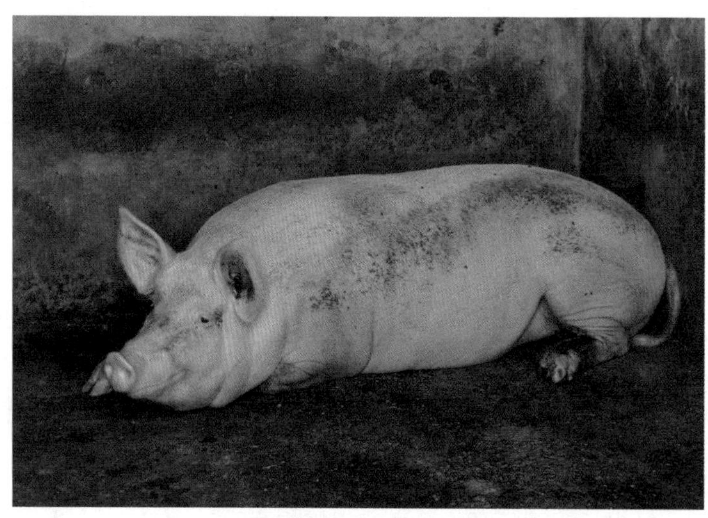
图4-54　猪

【用法用量】内服：煮食，30~60克。外用：适量，贴敷。

【营养成分】每100克含热量395.00千卡，蛋白质13.20克，脂肪37.00克，碳水化合物2.40克，维生素A 18.00微克，硫胺素0.22毫克，核黄素0.16毫克，尼克酸3.50毫克，维生素E 0.35毫克，钙6.00毫克，磷162.00毫克，钠59.40毫克，镁16.00毫克，铁1.60毫克，锌2.06毫克，硒11.97微克，铜0.06毫克，锰0.03毫克，钾204.00毫克，胆固醇80.00毫克。

【药理】改善贫血：猪肉含的半胱氨酸和血红素能促进人体吸收铁元素，有补血改善气色的功效。强壮骨骼：猪肉含有较多的钙、镁、磷、钠、钾、氯等必需的微量元素。其中钙、磷是生长骨骼的营养要素，能够强壮骨骼、预防佝偻病。保护视力：猪肉中还含有维生素A。维生素A是视觉细胞中感受弱光的视紫红质的组成成分，可以起到保护视力的作用。

【使用注意】湿热、痰滞内蕴者慎服。

【食疗验方】

1.治疫症邪火已衰，津不能回者　鲜猪肉数斤，切大块，急火煮清汤，吹净浮油，恣意凉饮。

2.治上气咳嗽　用猪肉半斤。连骨煮，炙末，酒和三合服之，日二。

3.治疗水肿　猪肉一斤（切）。米半升，上于豉汁中煮作粥，着姜、椒、葱白，空食之。

4.治津枯血夺，火灼燥渴，干嗽便秘　猪肉煮汤，吹去油饮。

猪肝

微课

【来源】为猪科动物猪*Sus scrofa domestica* Brisson的肝脏。

【性味归经】味甘、咸，性微寒。归脾、胃、肾经。

【功效】养肝明目，补气健脾。

【主治】肝虚目昏，夜盲，疳眼，脾胃虚弱，小儿疳积，脚气浮肿，水肿，久痢脱肛，血虚萎黄，带下。

【用法用量】内服：煮食或煎汤，60～150克；或入丸、散。外用：适量，敷贴。

【营养成分】每100克猪肝的营养成分含量为热量129.00千卡，钾235.00毫克，磷310.00毫克，叶酸425.10微克，烟酸15.00毫克，镁24.00毫克，碳水化合物5.00克，钙6.00毫克，维生素C 20.00毫克，钠68.60毫克，蛋白质19.30克，胆固醇288.00毫克，铁22.60毫克，硒19.21微克，维生素A 972.00微克，锌5.78毫克，维生素B_6 0.29毫克，脂肪3.50克，锰0.26毫克，维生素B_1 0.04毫克，维生素B_2 2.08毫克，铜0.65毫克，维生素E 0.86毫克。

【药理】猪肝含丰富维生素A，常吃猪肝可不断补充视黄醇、视蛋白在代谢中的消耗，帮助维护视力；猪肝含丰富的铁、磷，它们是造血的必需原料，可防治贫血；儿童身高的增长主要是骨骼的增长，而猪肝含有的维生素D，能促进钙质的吸收，使骨骼钙化，预防因钙吸收障碍引起的身材矮小。猪肝的蛋白质、卵磷脂、微量元素含量均十分丰富，有利于儿童的智力发育、身体发育。

【使用注意】患有高血压、冠心病、肥胖症及高胆固醇血症的人群尽量不吃或者少吃。

【食疗验方】

1.肝脏虚弱，远视无力　猪肝一具（细切，去筋膜），葱白一握（去须，切），鸡子三枚。上以豉汁中煮作羹，临熟，打破鸡子，投在内食之。

2.治急劳瘦瘁，日晚即寒热，惊悸不宁，常若烦渴　猪肝二具（细切如柳叶），甘草十五两（生捣末）。上二味，于铛中布猪肝一重，即掺甘草末一重，以尽为度，取童子小便五升，文武火煮小便尽，即细研为丸，如梧桐子大。每服二十丸，空心米饮下，渐加至三十丸。

3.治下痢肠滑，饮食及服药俱完出　猪肝一斤（熬令干），黄连、乌梅肉、阿胶各二两，胡粉七棋子。上五味末之，蜜丸如梧子，酒服二十丸。日三，亦可散服5克。

猪肚

微课

【来源】为猪科动物猪*Sus scrofa domestica* Brisson的胃。

【性味归经】味甘，性温，归脾、胃经。

【功效】补虚损，健脾胃。

【主治】主虚劳羸瘦，痨瘵咳嗽，脾虚食少，消渴，小便频数，泄泻，下痢，水肿脚气，妇人赤白带下，小儿疳积。

【用法用量】内服：煮食，适量；或入丸剂。

【营养成分】每100克猪肚的营养成分含量：热量110千卡，硫胺素0.07毫克，钙11毫克，蛋白质15.2克，核黄素0.16毫克，镁12毫克，脂肪5.1克，烟酸3.7毫克，铁2.4毫克，碳水化合物0.7克，锰0.12毫克，维生素E 0.32毫克，锌1.92毫克，维生素A 3微克，胆固醇165毫克，铜0.1毫克，胡萝卜素0.8微克，钾171毫克，磷124毫克，视黄醇78.2微克，钠75.1毫克，硒12.76微克。

【药理】胃泌素主要作用是刺激胃壁细胞分泌盐酸，对胃蛋白酶分泌也有一定促进作用，甚至可促进内因子的分泌。胃泌素中的黏蛋白能抵抗胃蛋白酶对胃黏膜的腐蚀，并能吸附胃酸，遇胃酸能形成极为黏稠的胶状物质，覆盖胃黏膜表面起保护作用，可预防溃疡病发作，从而发挥抗溃疡作用。猪胃黏膜含有大量胃蛋白酶稳定因子，可能是一种多肽，能保护胃蛋白酶，防止其碱变性作用。胃泌素尚能促进胰岛素、胰高血糖素和降钙素的释放，在中枢神经系统尚可能起神经递质的作用。

【使用注意】感冒、胸腹痞胀者忌食。

【食疗验方】

1.治小便数　猪肚一枚（洗去脂膜），黄连末三斤。纳猪肚中蒸之，捣丸如梧子。服三十丸，日再服，渐渐加之，以瘥为度。忌猪肉。

2.治水泻　猪肚一枚，洗净去脂膜，入大蒜在内，肚满为度，煮之，自晨至晚，肚蒜糜烂为度，杵成膏子，入平胃散同杵，丸桐子大。每服三十丸，盐汤或米饮空腹服。

3.补中气，健脾胃。可治糖尿病　雄猪肚1具、粳米100克，豆豉、葱、椒、姜各适量。先将猪肚洗净，煮取浓汤，去肚，入粳米煮作粥，再下豉、葱、椒、姜等调料。任意食用。

猪肾

微课

【来源】为猪科猪属动物猪*Sus scrofa domestica* Brisson的肾。

【性味归经】味咸；性平；归肝、肾经。

【功效】补肾益阳，利水。

【主治】主肾虚腰痛，耳聋，遗精盗汗，产后虚羸，身面浮肿。

【用法用量】内服：煎汤或煮食，15～150克。

【营养成分】每100克猪肾的营养成分含量：热量96.00千卡，蛋白质15.40克，碳水化合物1.40克，脂肪3.20克，硫胺素0.31毫克，核黄素1.14毫克，烟酸8.00毫克，胆固醇354.00毫克，视黄醇当量75微克，胡萝卜素0.9微克，维生素A 41.00微克，维生素C 13.00毫克，维生素E 0.34毫克，镁22.00毫克，钙12.00毫克，铁6.10毫克，锌2.56毫克，铜0.58毫克，锰0.16毫克，钾217.00毫克，钠134.20毫克，硒111.77微克。

【药理】含有猪肾谷氨酰酶，具有一定的抗癌作用，与天冬酰胺酶合用，能抑制癌细胞对甲氨蝶呤的抗药性，且使其毒性降低。

【使用注意】不宜食用过多；高尿酸血症患者、高脂血症患者不宜食用。

【食疗验方】

1.治产后虚羸，喘乏，乍寒乍热，病如疟状，名为蓐劳　猪肾一具（去脂，破），香豉（绵裹）、白粳米、葱白各一斗。上四味，以水三斗，煮取五升，去滓；任情服之，不瘥更作。

2.补肾益精　适用于肾阳虚之腰痛、腰以下冷、遗精阳痿、耳鸣耳聋、小便频数：猪肾1对，熟附子末3克，将猪肾1对，切开去膜，入熟附子末，湿棉纸裹煨熟。空腹食，每日1次。

3.治肾虚劳损，腰膝疼痛无力　猪肾1对（去脂膜，切）、粳米30克、草果6克、陈皮3克（去白）、缩砂6克。先将猪肾、陈皮等煮成汁，滤去滓，入酒少许，次下米成粥，空腹时食。

猪蹄

微课

【来源】为猪科猪属动物猪*Sus scrofa domestica* Brisson的蹄。

【性味归经】味甘、咸，性平。归胃经。

【功效】补气血，润肌肤，通乳汁，托疮毒。

【主治】用于虚劳羸瘦，产后乳少，面皱少华，痈疽疮毒。

【用法用量】内服：煎汤或煮食，适量。外用：适量，煎汤洗。

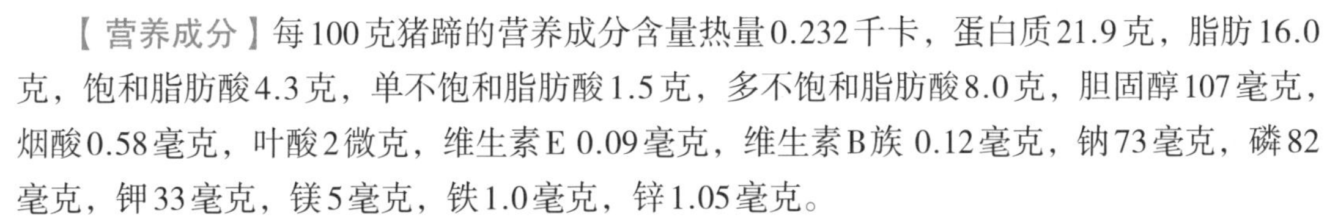
【营养成分】每100克猪蹄的营养成分含量热量0.232千卡，蛋白质21.9克，脂肪16.0克，饱和脂肪酸4.3克，单不饱和脂肪酸1.5克，多不饱和脂肪酸8.0克，胆固醇107毫克，烟酸0.58毫克，叶酸2微克，维生素E 0.09毫克，维生素B族 0.12毫克，钠73毫克，磷82毫克，钾33毫克，镁5毫克，铁1.0毫克，锌1.05毫克。

【药理】猪蹄含有丰富的胶原蛋白，而胶原蛋白经过消化道分解后会变为大量的甘氨酸。甘氨酸是大脑细胞中的一种抑制性神经递质，可以降低神经的兴奋性，能够起到改善睡眠的作用；猪蹄中的胶原蛋白质在烹调过程中可转化成明胶，可以结合许多水分子，从而改善皮肤的储水功能，延缓皮肤衰老，起到美容养颜的作用。

【使用注意】不宜食用过多。有胃肠消化功能减弱的老年人，每次不可食之过多，患有肝炎、胆囊炎、胆结石、动脉硬化、高血压病的患者食应以少食或不食为好，凡外感发热和一切热证、实证期间不宜多食，胃肠消化功能减弱的儿童一次不能过量食用。

【食疗验方】

1.治妇人产后无乳汁　猪蹄一只，治如常，白米半升。上煮令烂，取肉切，投米煮粥，著盐、酱、葱白、椒、姜，和食之。

2.令面光泽面洁白　大猪蹄一枚。上以水二升，清浆水一升，煮令烂如胶，夜用涂面，晓以水洗之，面皮光急矣。

3.治时气热毒攻手足，肿痛似脱，不可忍　猪蹄一具（去毛净洗，锉碎），葱白一握（切）。以水一斗，煮五七沸，去猪蹄等，稍热渍之。

猪血

微课

【来源】为猪科猪属动物猪*Sus scrofa domestica* Brisson的血液。

【性味归经】味咸，性平。归心、肝经。

【功效】补血养心，熄风镇惊，下气，止血。

【主治】用于头风眩晕，癫痫惊风，中满腹胀，奔豚气逆，淋漏下血，宫颈糜烂。

【用法用量】内服：煮食，适量；或研末，每次3～9克。外服：适量，生血涂敷，或研末撒。

【营养成分】每100克猪血的营养成分含量热量0.055千卡，蛋白质12.2克，碳水化合物0.9克，脂肪0.3克，胆固醇51毫克，烟酸0.3毫克，核黄素0.04毫克，视黄醇当量85.8微克，硫胺素0.03毫克，胡萝卜素0.8微克，维生素B 0.07毫克，维生素E 0.2毫克，钙4毫克，磷16毫克，钾56毫克，钠56毫克，镁5毫克，铁8.7毫克，锌0.28毫克，硒7.94微克，铜0.1毫克，锰0.03毫克。

【药理】补血活血：富含血红素铁，适量食用可以改善贫血症状。提高免疫力：含有多种矿物质，适量食用可以补充所需营养，提高免疫力。促使毒素排出：含有血浆蛋白，可与有害微粒产生化学反应，有解毒、清肠作用。防止动脉硬化：含有丰富的铬元素，可以防止动脉硬化，对冠心病有利。

【使用注意】猪血中可能含有一些细菌和病毒，因此在食用之前需要彻底清洗。高胆固醇血症者应注意摄入量。

【食疗验方】

1.治心病邪热　猪心血一个，淀花末一匙，朱砂末一两。同研，丸梧子大。每酒服二十丸。

2.治痔疮血出　猪血一升，石灰七升。和剂烧灰，再以水和丸，又烧，凡三次。为末撒之。

猪心

微课

【来源】为猪科猪属动物猪*Sus scrofa domestica* Brisson的心脏。

【性味归经】味甘、咸，性平。归心经。

【功效】养心安神，镇惊。

【主治】用于惊悸怔忡，自汗，失眠，神志恍惚，癫、狂、痫。

【用法用量】内服：煮食，适量；或入丸剂。

【营养成分】每100克猪心的营养成分含量水分76克，能量118千卡、能量498千焦，蛋白质16.6克，脂肪5.3克，碳水化合物1.1克，胆固醇151毫克，灰分1克，维生素A 13毫克，视黄醇13毫克，硫胺素0.19微克，核黄素0.48毫克，尼克酸6.8毫克，维生素C 4毫克，维生素E 0.74毫克，钙12毫克，磷189毫克，钾260毫克，钠71.2毫克，镁17毫克，铁4.3毫克，锌1.9毫克，硒14.94微克，铜0.37毫克，锰0.05毫克。

【药理】含有蛋白质、脂肪、钙、磷、铁、维生素B、维生素C以及烟酸等，对加强心肌营养，增强心肌收缩力有很大的作用，常用于心神异常的病变。蛋白质含量很高，蛋白质是人体内组织和蛋白酶的主要合成原料。食用猪心能补充大量的蛋白质和氨基酸，能促进机体内部组织中蛋白质的合成，能增强体力。猪心中的磷、钾、钠等微量元素的含量也较为丰富，有助于保护骨骼，还能维持正常新陈代谢和心肌正常功能。

【使用注意】肥胖、高血压、冠状动脉粥样硬化性心脏病等人群不宜食用。

【食疗验方】

1.治心虚多汗不睡　猪心一个，破开带血，用人参二两，当归二两，装入心中煮熟，去二味药，只吃猪心。

2.治风邪癫痫，忧恚虚悸，及产后中风痫恍惚　猪心一枚（细切），枸杞菜半斤（切），葱白五茎（切）。上以豉二合，用水二大盏半，煎取汁二盏，去豉，入猪心等并五味料物作羹食。

3.治痰火入心发狂　猪心一个（不下水，切片，焙脆，研末），甘遂二钱，石菖蒲一钱半。为末。用贝母三钱煎汤作丸。每早以生铁落二两，煎汤送下。虚人小儿须服少许。

第六节　奶蛋类

牛奶

微课

【来源】为母牛*Bovine*乳腺中分泌的乳汁。

【性味归经】味甘，性微寒。归心、肺、胃经。

【功效】补虚损，益肺胃，养血，生津润燥，解毒。

【主治】用于虚弱劳损，反胃噎膈，消渴，血虚便秘，气虚下痢，黄疸。

【用法用量】内服：煮饮，适量。

【营养成分】每100克牛乳的营养成分含量能量54千卡，蛋白质3克，脂肪3.2克，碳水化合物3.4克，胆固醇15毫克，维生素A 24微克，硫胺素0.03毫克，核黄素0.14毫克，烟酸0.1毫克，维生素C 1毫克，维生素E 0.21毫克，钙104毫克，磷73毫克，钾109毫克，钠37.2毫克，镁11毫克，铁0.3毫克，锌0.42毫克，硒1.94微克，铜0.02毫克，锰0.03毫克。

【药理】

1.补充蛋白质　牛奶中蛋白质丰富，主要以酪蛋白和乳白蛋白为主，含有18种氨基酸，其中包括人体所需的8种必需氨基酸，属于完全蛋白质，可提供给人体所需。

2.补钙　牛奶含有丰富的钙物质，其钙多以酪蛋白钙的形式存在，吸收率高，能帮助增强骨骼、牙齿强度，促进青少年智力发展。

3.镇静安神　牛奶中的镁能缓解心脏和神经系统疲劳。

4.促消化　牛奶脂肪中95%～96%为三酰甘油，脂肪颗粒小，呈高度分散状态，易于消化吸收。且碳水化合物全部为乳糖，可促进人体对钙和铁的吸收，促进胃液分泌和胃肠蠕动，能促排泄。

5.滋养皮肤　牛奶中所含的铁、铜和维生素A有美容养颜作用，可使皮肤保持光滑滋润。乳清对面部皱纹有消除作用，且牛奶还能为皮肤提供封闭性油脂，形成薄膜以防皮肤水分蒸发，还能暂时性提供水分，属于天然的护肤品。

【使用注意】不宜空腹食用。乳糖不耐受者不宜食用。

【食疗验方】

1.治大病后不足，万病虚劳　黄牛乳一升。以水四升，煎服一升。如人饥，稍稍饮之，不得过多。

2.治噎膈反胃　牛乳一盏，韭菜汁二两，用生姜汁半两，和匀温服。

3.治小儿烦热，哕　牛乳二合，生姜汁一合。将两物放于银器中以慢火煎至五六沸。一岁儿饮半合，量作大小加减服之。

4.治消渴，心脾中热，下焦虚冷，小便多，渐羸瘦　生羊、牛乳，渴即饮三四合。

羊奶

微课

【来源】为牛科山羊属动物山羊 *Capra hircus* Linnaeus或绵羊属动物绵羊 *Ovis aries* Linnaeus的乳汁。

【性味归经】味甘，性微温。归心、肺、胃经。

【功效】补虚，润燥，和胃，解毒。

【主治】用于虚劳羸瘦，消渴，心痛，反胃，哕逆，口疮，漆疮，蜘蛛咬伤。

【用法用量】内服：煮饮，适量。

【营养成分】每100克羊乳的营养成分含量：热量59千卡，硫胺素0.04毫克，钙82毫克，蛋白质1.5克，核黄素0.12毫克，脂肪3.5克，烟酸2.1毫克，铁0.5毫克，碳水化合物5.4克，维生素E 0.19毫克，锌0.29毫克，维生素A 84微克，胆固醇31毫克，铜0.04毫克，胡萝卜素0.7微克，钾135毫克，磷98毫克，视黄醇88.9微克，钠20.6毫克，硒1.75微克。

【药理】山羊乳具有促进细胞生长的作用。在小鼠乳腺上皮细胞的培养基中加入5%的山羊乳，3H-TdR的摄入量增加9.6倍，为加入2%胎牛血清活性的42%，而牛乳无此作用。山羊乳经加热处理后，促细胞生长作用。抗小鼠EGF抗体可使山羊乳的促细胞生长作用降低4%，抗人IGF-I抗体没有影响。有证据表明山羊乳的细胞生长促进因子为EGF，但其结构与人或小鼠的EGF可能不同。

【使用注意】不宜空腹食用。热病初愈者、妊娠胎动不安者不宜食用。

【食疗验方】

1.治呕哕　日服羊乳一升。

2.治小儿哕　羊乳一升，煎减半，分五服。

3.治小儿口疮　取羊乳，细细沥口中。

鸡蛋

微课

【来源】为雉科动物母家鸡*Gallus gallus domesticus*产的卵。

【性味归经】味甘、性平。入肺、脾、肾经。

【功效】滋阴润燥、养血安神。

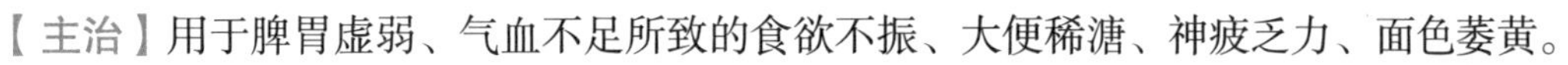

【主治】用于脾胃虚弱、气血不足所致的食欲不振、大便稀溏、神疲乏力、面色萎黄。

【用法用量】内服：煮食，适量。

【营养成分】每100克鸡蛋可食用部分的营养成分含量：水分74.1克、能量0.144千卡、蛋白质13.3克、脂肪8.8克、碳水化合物2.8克、胆固醇585毫克、灰分1.0克、总维生素A 234微克、视黄醇234微克、硫胺素0.11毫克、核黄素0.27毫克、尼克酸0.2毫克、维生素E 1.84毫克、钙56毫克、磷130毫克、钾154毫克、钠131.5毫克、镁10毫克、铁2.0毫克、锌1.10毫克、硒14.34微克、铜0.15毫克、锰0.04毫克。

【药理】鸡蛋富含蛋白质、卵磷脂、维生素、钙、铁等营养物质，可以补充身体所需营养，促进生长发育。鸡蛋中含有的卵磷脂对大脑和神经发育有重要作用，能够促进智力发育，提高记忆力。鸡蛋中富含优质蛋白，适量食用可以增强体质，提高身体免疫力。

【使用注意】不宜生食。不宜多食，成人一日两个。过敏者忌食。

【食疗验方】

1.治慢性气管炎　鸡蛋两个，白糖30克，调匀后用开水冲服。

2.治风寒腹泻　蛋一两个，醋煮熟食之，或用白酒炒鸡蛋或冲蛋食之。

3.治小面积烧烫伤　鸡蛋白调茶油，敷患处；或取鸡蛋黄调白酒、蜜糖成膏状，敷患处。

第七节　水产类

生蚝

【来源】为牡蛎科动物长牡蛎*ostrea gigas* thunberg、广东湛江生蚝、江苏南通、浙江三门县小屿山背部小沿海的牡蛎（大规模的养殖）以及大连湾牡蛎*ostrea talienwhanensis* crosse、渤海湾牡蛎或近江牡蛎*ostrea rivularis* gould的贝壳（图4-55）。

【性味归经】味咸、涩，性微寒；归肝、心、肾经。

【功效】具有平肝潜阳，镇惊安神，软坚散结，收敛固涩的功效。

【主治】眩晕耳鸣，手足震颤，心悸失眠，烦躁不安，惊痫癫狂，瘰疬瘿瘤，乳房结块，自汗盗汗，遗精尿频，崩漏带下，吞酸胃痛，湿疹疮疡。

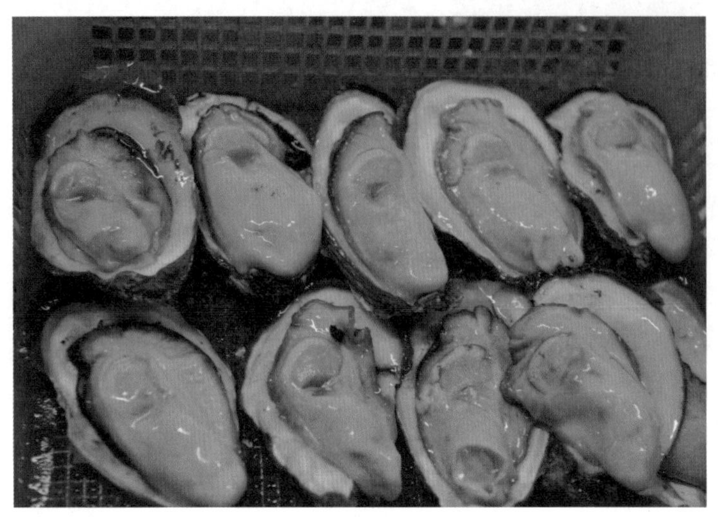

图 4-55 蚝

【用法用量】一次食用40～75克为宜，中大型生蚝可食用1～2个，较小的可食用3～4个。

【营养成分】生蚝含有丰富的蛋白质，而且蛋白质的质量也很高，含有全部必需氨基酸，可以满足人体的营养需求。生蚝含有丰富的脂肪，而且含有多种必需脂肪酸，如亚油酸、油酸和花生四烯酸等，可以改善人体的脂质代谢。此外，生蚝中还含有丰富的碳水化合物、维生素和矿物质，如维生素A、维生素C、维生素E、钙、铁、锌等，可以改善人体的免疫力。

【药理】生蚝具有益阴潜阳功效，可用于缓解阴虚阳亢引起的潮热盗汗、头痛眩晕等症。

【使用注意】海鲜过敏人群不宜食用。生蚝属于常见的海鲜类食物，对海鲜过敏人群，需谨慎食用，避免出现皮肤红点等过敏症状。

【食疗验方】

1.生姜枸杞牡蛎汤　新鲜牡蛎100克，枸杞子20克，生姜，盐各适量。功能：具有滋补肝肾，健脾利湿的功效。经常食用有防治白内障的作用。

2.猪肉牡蛎汤　牡蛎肉100克，猪瘦肉100克。功能：适用于女性久病阴血虚亏，崩漏失血及体虚少食，营养不良者食用。

龟

【来源】为龟科乌龟属动物 *Chinemys reevesii*（*Gray*）的爬行动物（图4-56）。

【性味归经】龟肉甘酸、温、无毒；龟板咸甘、平、无毒。龟肉入肝、肺、脾经；龟板入心、肝、肾经。

【功效】具有治疗痛风、滋补身体、补血养血的功效。

【主治】阴虚阳亢或阴虚内热导致虚风内动、肾虚所致骨痿、囟门不合等病症。

【用法用量】龟板用法用量。内服：煎汤，15～30克先煎；或入丸、散。外用：适量，烧灰存性，研末掺或油调敷。

【营养成分】含有丰富的蛋白质、脂肪、糖类、多种维生素、微量元素等。乌龟肌肉的蛋白质含量达16.64%，必需氨基酸和鲜味氨基酸分别占氨基酸总的49.16%和43.39%，氨基酸组成中以谷氨酸含量最为丰富。

【药理】具有滋肾、健骨的功效，可以用于肾虚所引起的筋骨不健、腰膝酸软、全身乏力等。还具有养血补心的功效，性味偏寒凉，可以治疗阴虚血热、冲任不固之崩漏、月经增多等。

【使用注意】脾胃虚弱的患者，应谨慎使用，以免引起腹痛、腹泻等不良反应。

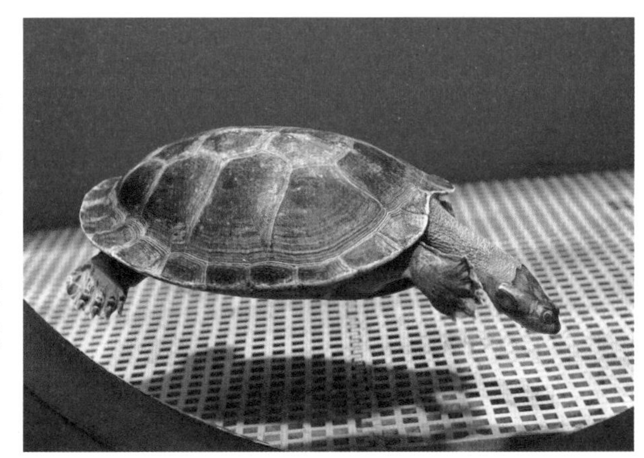

图4-56 龟

【食疗验方】

1.灵芝煲乌龟 乌龟1只，灵芝30克，红枣10枚。功能：治疗肺结核病，神经衰弱，高脂血症，肿瘤。可作保健强身食疗。

2.百合红枣乌龟汤 龟肉60克，百合30克，红枣10枚。功能：治疗心肾阴虚所致心悸失眠，口干心烦等病症。

青鱼

【来源】为鲤科青鱼属*Mylopharyngodon* piceus的一种大型鱼类（图4-57）。

【性味归经】性平、味甘，归脾、胃经。

【功效】具有益气、补虚、健脾、养胃、化温、祛风、利水的功效，还可防妊娠水肿。

【主治】化湿除痹；益气和中。主脚气湿痹；腰脚软弱；胃脘疼痛；痢疾。

【用法用量】内服：煮食，100～200g。

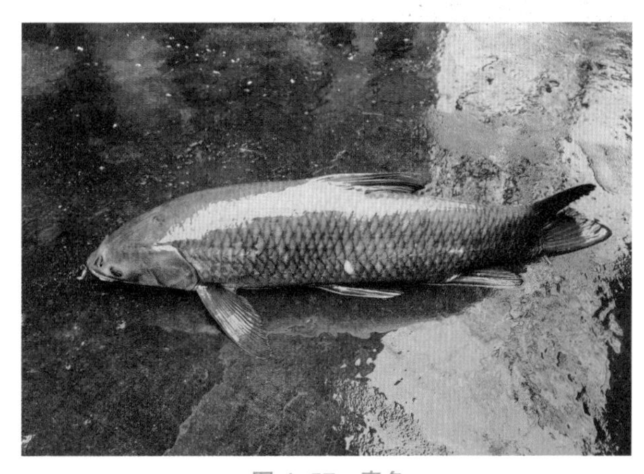

图4-57 青鱼

【营养成分】青鱼含有丰富的蛋白质，是肉类中蛋白质含量较高的一种。青鱼中含有ω-3系列不饱和脂肪酸比其他鱼类更多，可以预防心血管疾病、降低胆固醇。青鱼是最好的维生素D来源之一，维生素D在人体内有助于钙的吸收和利用，有助于维持骨骼健康。青鱼是维生素B_{12}的很好来源，维生素B_{12}能够帮助维持神经系统正常运作。青鱼还含有维生素A、铁、钙、锌、硒等微量元素。

【药理】青鱼富含赖氨酸，而人们日常主食中普遍缺乏赖氨酸，因此常吃青鱼可发挥蛋白质互补作用，提升食物的营养价值。青鱼富含锌元素和硒元素，能帮助维护细胞的正常复制，强化免疫功能，有延缓衰老、抑制肿瘤的作用。

【使用注意】青鱼忌与李子同食；青鱼忌用牛、羊油煎炸；不可与荆芥、白术、苍术同食。

【食疗验方】

1.鱼片银耳羹　青鱼净肉200克，银耳10克，姜丝、味精、麻油、黄酒、酱油、精盐皆适量。功能：健脾益气、止咳；对脾胃不健、肺虚咳嗽、气短乏力有疗效。

2.青鱼党参汤　青鱼250克，党参30克，草果、陈皮、桂皮、盐、葱段、姜片、熟猪油、胡椒粉均适量。功能：补气化湿，补中健胃，补肝肾；对脾胃失健，无动，便溏，下肢肿痛有疗效。

罗非鱼

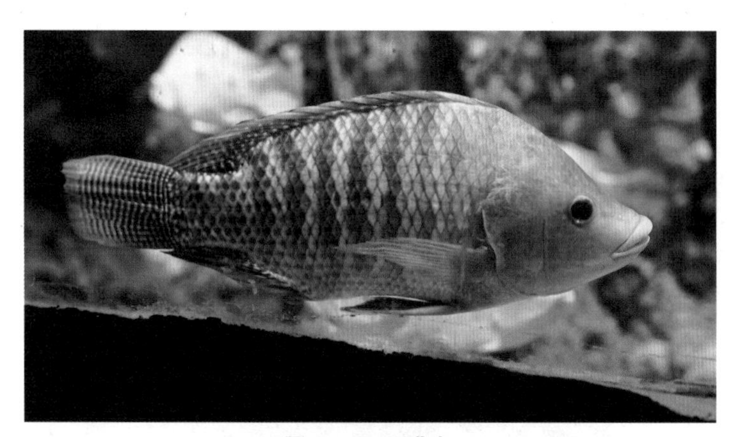
图4-58　罗非鱼

【来源】为丽鱼科罗非鱼属*Oreochromis spp*的鱼类物种（图4-58）。

【性味归经】味甘、性平，归肝、脾、肾经。

【功效】具有促进脑部发育，促进眼部发育，调节血压，补充营养的作用。

【主治】缓解消化不良、腹泻、面黄肌瘦、水肿等症状。

【用法用量】内服：煮食，100～200克。

【营养成分】

（1）罗非鱼含有丰富的蛋白质和人体必需氨基酸，其中谷氨酸和甘氨酸含量特别高，必需氨基酸组成平衡且含量丰富，属优质高蛋白产品。

（2）罗非鱼中含有大量的视黄醇，而视黄醇能帮助防治夜盲、视力下降，能帮助治疗多种眼疾，维持免疫系统的正常功能。

（3）含有丰富的罗非鱼牛磺酸，可以降低血液中的胆固醇和中性脂肪，调节血压，增强肝功能，促进胰岛素分泌，促进视网膜的发育帮助视力恢复。

【药理】现代医学研究发现其含有丰富的蛋白质，能够维持体内渗透压平衡，维持正常的神经系统功能。其含有的不饱和脂肪酸具有降低血脂、活化血管的作用，其含有的丰富维生素和矿物质，能够改善机体免疫力，促进新陈代谢，满足人体基本的营养需求，保持年轻活力。

【使用注意】蛋白质过敏、痛风和肾炎患者不宜食用。

【食疗验方】

1.肺热痰多 蒸熟罗非鱼肉300克，搓碎片，入汤锅，加前胡3克及姜末、胡椒粉各适量，煮汤羹饮服。

2.阴虚燥咳 蒸熟罗非鱼肉300克，搓碎片，入汤锅，加知母3克，川贝母2克，煮汤羹饮服，坚持数日。

3.产后瘀阻 蒸熟罗非鱼肉300克，搓碎片，入汤锅，加小米100克，丹参5克，煮稀粥饮服，坚持数日。

带鱼

【来源】为鲈形目带鱼科带鱼属*Trichiurus lepturus*的鱼类（图4-59）。

【性味归经】味甘、性平，归脾、肝、胃经。

【功效】补脾、益气、暖胃、养肝、泽肤、补气。

【主治】久病体虚，血虚头晕，气短乏力，食少羸瘦，营养不良。

【用法用量】内服：鱼肉煎汤或炖服，150～250克；或蒸食其油；或烧存性研末。

外用：鱼鳞适量，敷患处。

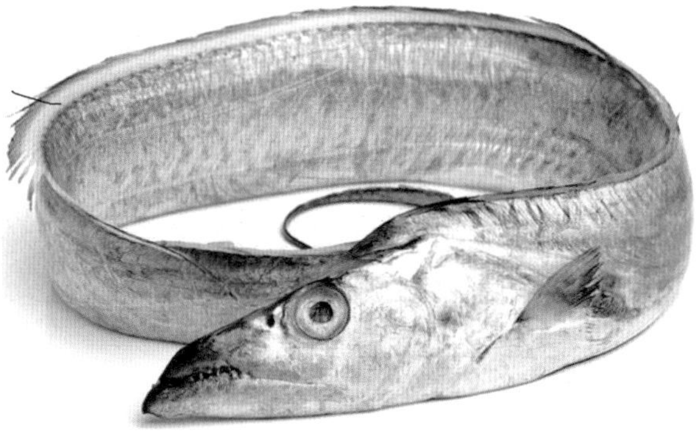

图4-59 带鱼

【营养成分】

（1）带鱼的脂肪含量高于一般鱼类，且多为不饱和脂肪酸，这种脂肪酸的碳链较长，具有降低胆固醇的作用。

（2）带鱼全身的鳞和银白色油脂层中还含有一种抗癌成分6-硫代鸟嘌呤，对辅助治疗白血病、胃癌、淋巴肿瘤等有益。

（3）经常食用带鱼，具有补益五脏的功效。

（4）带鱼含有丰富的镁元素，对心血管系统有很好的保护作用，有利于预防高血压、心肌梗塞等心血管疾病。常吃带鱼还有养肝补血、泽肤养发健美的功效。

【药理】带鱼具有一定的药用价值。我国医学及水产药用书籍记载，带鱼有养肝、祛风、止血等功能，对治疗出血、疮、痈肿等有良效。带鱼鳞是制造解热息痛片和抗肿瘤的药物原料。鳞中含有多种不饱和脂肪酸，有显著的降低胆固醇作用。适宜久病体虚，血虚头晕，气短乏力，食少羸瘦，营养不良者食用。中医认为其能和中开胃、暖胃补虚，还有润泽肌肤、美容的功效。

【使用注意】带鱼古称发物，过敏体质者自应慎用。疥疮、湿疹、癌症、淋巴结核者禁用。

【食疗验方】

1.木瓜带鱼汤　鲜带鱼250克，番木瓜250～500克（削皮挖瓤，切块），同煮汤，用食盐调味食用。功能：有养阴，补虚，通乳作用。适用于妇女产后乳汁缺乏。

2黄芪炖带鱼　炒枳壳15克，黄芪50克，带鱼1000克，味精、精盐、料酒、姜、葱各适量。功能：补五脏，和中开胃，温养脾胃，固本卫阳，久泻，补气止血，升举脾阳；对脱肛、胃下垂有疗效。

草鱼

【来源】为鲤科动物草鱼 *Ctenopharyngodon idella*（图4-60）。

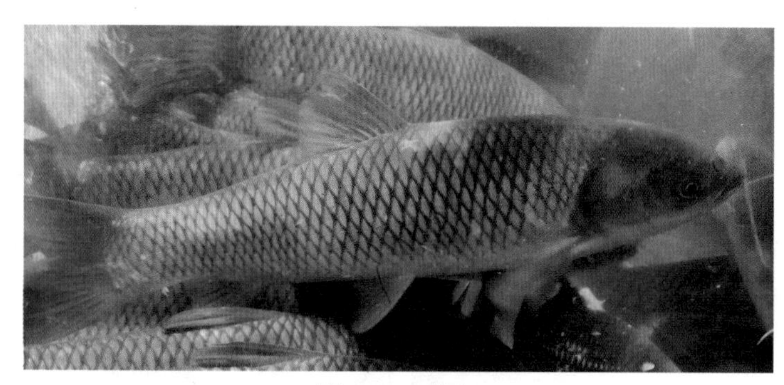

图4-60　草鱼

【性味归经】性温，味甘。归肝经、胃经。

【功效】暖胃和中、平降肝阳、祛风治痹、明目。

【主治】平肝祛风，温中和胃。主虚劳，肝风头痛，久疟，食后饱胀，呕吐泄泻。

【用法用量】煎汤或蒸煮食，每次100～150克。

【营养成分】

1.蛋白质　草鱼是一种高蛋白质、低脂肪的食品，每100克草鱼含有约18克蛋白质。

2.不饱和脂肪酸　草鱼富含不饱和脂肪酸，如Ω-3脂肪酸，对心血管健康有益。

3.矿物质　含有钙、磷、铁、锌等多种矿物质，有助于维持身体健康。

4.维生素　含有丰富的维生素B族和维生素D，有助于增强免疫力和促进钙吸收。

【药理】草鱼富含的优质蛋白质，是人体所需氨基酸的重要来源之一。蛋白质是构成细胞的基本物质，对于维持人体正常代谢、增强免疫力、促进生长发育起着至关重要的作用。而草鱼中丰富的蛋白质能够满足人体对这一营养素的需求，有助于提高身体素质和免疫功能。草鱼含有丰富的不饱和脂肪酸，尤其是Ω-3脂肪酸。这些脂肪酸被公认为对心脑血管系统有益，能够降低血脂，预防动脉硬化等疾病的发生。适量食用草鱼可以减少血小板凝聚，稳定血压，并具有防治高血压等心血管系统疾病的作用。草鱼中富含丰富的维生素和矿物质，如维生素A、钙、磷等。其中，维生素A是维持视力健康的关键，对于保护眼睛、预防夜盲症有重要作用；而钙、磷则是构成骨骼和牙齿的主要成分，能够促进骨骼的生长发育，预防骨质疏松症。

【使用注意】草鱼性温，一次不能吃太多，否则易诱发疮疖。有疮症者忌食。

【食疗验方】

1.急性肾炎水肿　将草鱼250克煎成金黄色，赤小豆60克，冬瓜500克，葱头5个，加水适量炖汤饮服。

2.草鱼冬瓜汤　鲜草鱼250～500克一条，去鳞、鳃及肠杂，先用植物油炸至金黄色，与去皮的冬瓜500～1000克同煮汤，用食盐调味食用。功能：有祛风，清热，平肝作用。适用于肝阳上亢高血压，头痛等症。

海参

【来源】为海参科海参属中华海参*Holothuia*（*Selenkothuria*）*sinica*的统称（图4-61）。

【性味归经】味甘；咸；性平。归肾、肺经。

【功效】滋阴补肾、壮阳益精、养心润燥、补血。

【主治】补肾益精，养血润燥。治精血亏损，虚弱劳怯，阳痿，梦遗，小便频数，肠燥便艰。

【用法用量】内服：煎汤、煮食或入丸剂。

【营养成分】海参体内含有18种氨基酸，其中甘氨酸、精氨酸和谷氨酸含量远远高于其他氨基酸。氨基酸是合成蛋白质的物质基础，具有极高的营养和药用价值。海参体内含有维生素A、B_1、B_2、B_6、D、E和K。维生素在人体内不能自行合成，为人体生长和代谢所必需。海参必需脂肪酸种类齐全，如亚油酸、亚麻酸、EPA、DHA等。含量明显高于其他海参。必需脂肪酸对于增强人体免疫以及人脑的功能具有重要作用。

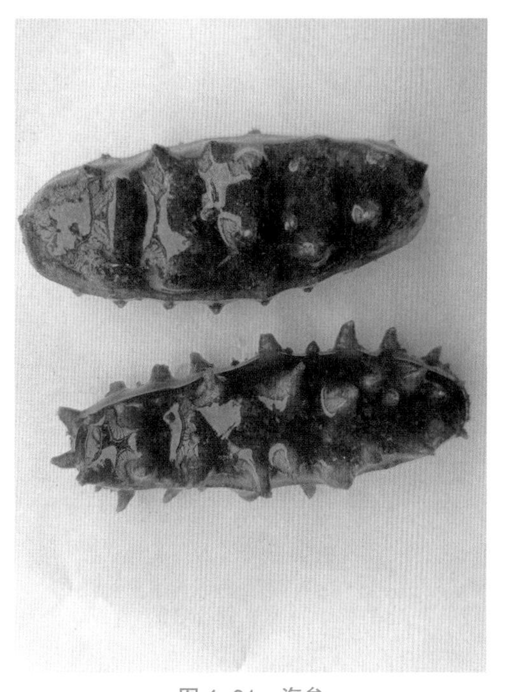

图4-61　海参

【药理】

（1）保护心脑血管　海参含胆固醇低，脂肪含量相对少，是典型的高蛋白、低脂肪、低胆固醇食物，对高血压、冠心病、肝炎等患者及老年人堪称“食疗佳品”，常食对治病强身很有益处。

（2）提高免疫力　海参含有硫酸软骨素，有助于人体生长发育，能够延缓肌肉衰老，增强机体的免疫力。

（3）造血功能　海参微量元素钒的含量居各种食物之首，可以参与血液中铁的输送，增强造血功能；对再生障碍性贫血、糖尿病、胃溃疡等均有良效。

（4）抗癌　最近美国的研究学者从海参中萃取出一种特殊物质——海参毒素，这种化合物能够有效抑制多种霉菌及某些人类癌细胞的生长和转移。

【使用注意】感冒、咳痰、气喘、急性肠炎、菌痢及大便溏薄等病症者不宜食用。

【食疗验方】

1.治再生障碍性贫血　鲜海参100克，当归15克，黄芪30克，杞子15克，熟地30克，水煎，饮汤食海参。每日1次。

2.治产后乳汁不足　鲜海参100克，猪蹄200克，王不留行20克，当归15克，黄芪30克，水煎，饮汁食海参与猪蹄，每日1次。

海虾

【来源】为对虾科动物对虾*Penaeus orientalis*或龙虾科动物龙虾*Palinuridae*等海产虾的肉或全体（图4-62）。

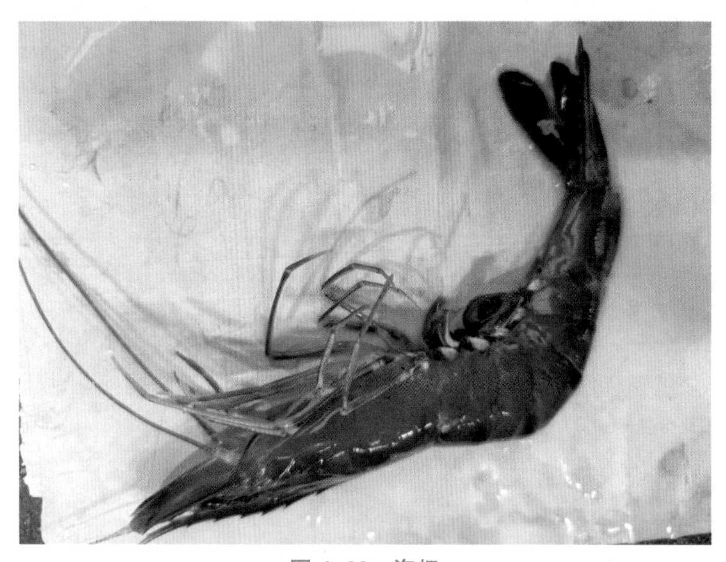

图4-62　海虾

【性味归经】甘、咸，温。入脾、肺、肝、肾经。

【功效】补肾壮阳，开胃化痰。

【主治】用于阳痿、食少等。

【用法用量】50～200克，煮、炖、炒、泡。

【营养成分】每100克海虾可食部分的营养成分：含水分77克，蛋白质20.6克，脂肪0.7克，碳水化物0.2克，灰分1.5克，钙35毫克，磷150毫克，铁0.1毫克，维生素A 360国际单位，硫胺素0.01毫克，核黄素0.11克，尼克酸1.7毫克。

【药理】海虾所含人体必需氨基酸中的缬氨酸并不高，但却是营养均衡的蛋白质来源。另外，海虾类含有甘氨酸，这种氨基酸的含量越高，虾的甜味越高。虾和鱼肉畜肉相比脂肪含量很少，并几乎不含作为能量来源的动物性糖质。海虾中的胆固醇含量较高，但同时含有丰富的能降低人体血清胆固醇的牛磺酸。虾含有丰富的钾、碘镁、磷等微量元素和维生素A等成分。虾中含有丰富的镁，镁对心脏活动具有重要的调节作用，能很好地保护心血管系统，减少血液中胆固醇含量，同时还能扩张冠状动脉，有利于预防高血压及心肌梗死。

【使用注意】食后风火易动，故阳虚火旺者尤宜忌服。

【食疗验方】

1.米酒炒海虾　海虾100克，浸酒中醉死后服食；或取出略加食油和盐，炒熟食。功能：治疗肾气虚弱，阳痿。

2.虾仁牡蛎粥 大米150克、瘦肉50克、虾仁250克、牡蛎肉200克。功能：补肾壮阳，对于少精症、慢性前列腺炎均有治疗作用。

海蛤

【来源】为帘蛤科动物 *Concha Meretricis seu Cyclinae* 等几种海蛤的贝壳（图4-63）。

【性味归经】性寒、味咸。归肝、胃经。

【功效】清热，润肺，增强机体免疫力。

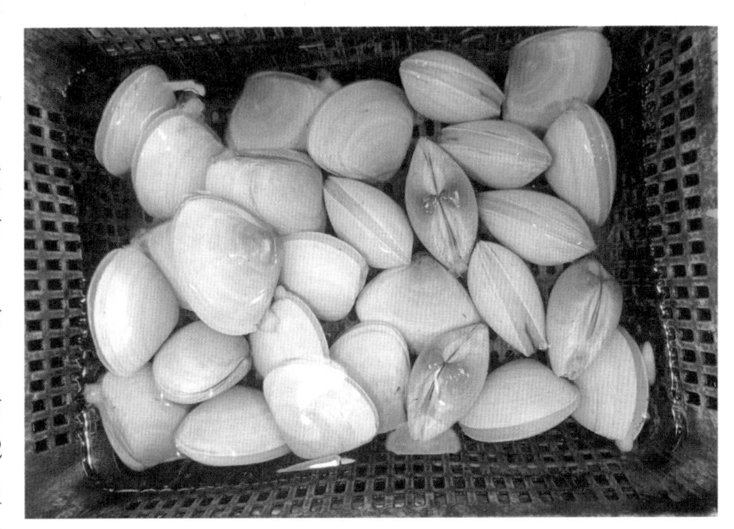

图4-63 海蛤

【主治】咳逆上气，喘息烦满，胸痛寒热。

【用法用量】内服：煎汤，10～15克，宜先煎，蛤粉宜包煎；入丸散，1～3克。

外用：适量，研极细粉撒布或油调后敷患处。

【营养成分】每100克蛤肉中含蛋白质10克、脂肪1.2克、碳水化合物2.5克，以及碘、钙、磷、铁等多种矿物质和维生素，而蛤壳中则含碳酸钙、磷酸钙、硅酸镁、碘、溴盐等。

【药理】

1.抑菌作用 试验证明蛤壳对结核杆菌有抑制作用。

2.抗癌作用 蛤壳提取物对染有白血病毒的动物，可使平均成活时间增长。临床用于食道癌等有效。

3.制酸止血 近代临床观察认为，蛤壳有制酸、止血及促进溃疡愈合作用，故常用于治疗胃、十二指肠溃疡。

【使用注意】对海鲜类食物过敏的人群禁止服用海蛤。

【食疗验方】

1.海蛤壳萝卜生姜汤 海蛤150克、白萝卜100克、生姜3片（2～3人量）。功能：有利肺化痰、下气消食的作用。

2.水肿发热，小便不能通者用海蛤、木通、猪苓、泽泻、滑石、黄葵子、桑白皮各一钱，灯芯三分，水煎服，一天服两次。此方名“海蛤汤”。

海蜇

【来源】为海蜇科 *Rhopilema esculenta* 动物海蜇（图4-64）的口腕部。

【性味归经】味咸，性平；归肝、肾、肺经。

【功效】清热化痰，消积化滞，润肠通便。

【主治】急慢性支气管炎、咳嗽哮喘痰多黏稠、高血压、便秘、烦热口渴、癌症。

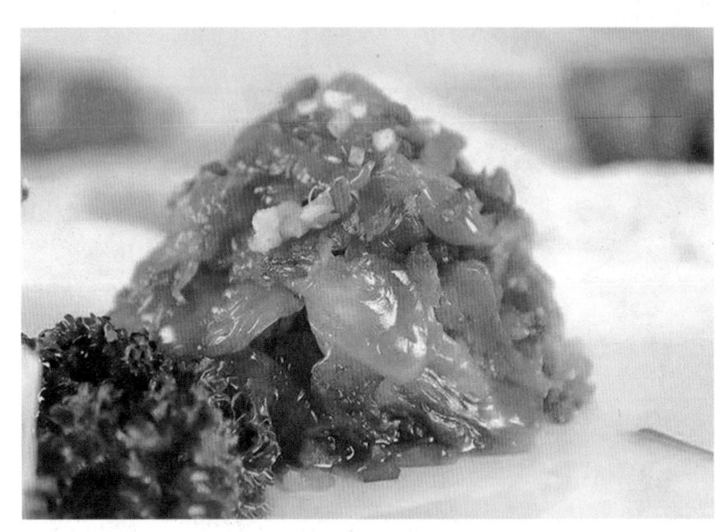

图4-64 海蜇

【用法用量】内服：煎汤，30～60克。

【营养成分】每100克海蜇丝的脂肪含量非常低，含蛋白质12.3克、碳水化合物4克、钙182毫克、碘132微克以及多种维生素。海蜇含有人体需要的多种营养成分，尤其含有人们饮食中所缺的碘，是一种重要的营养食品。含有蛋白质、脂肪、无机盐、钙、磷、铁、碘、维生素A、维生素B族等10多种营养物质。

【药理】海蜇中含有丰富的蛋白质、脂肪、碳水化合物、维生素以及钙、铁、磷等多种矿物质，适量食用海蜇可以为身体补充多种营养物质，对增强体质有辅助作用。海蜇中还含有大量的膳食纤维，吃了以后可以促进胃肠蠕动，对缓解便秘以及大便干结有辅助效果。

【使用注意】海蜇忌与白糖同腌，否则不能久藏。脾胃虚寒者禁用。

【食疗验方】

1.妇女劳损、带下　海蜇50克，党参30克，白术10克，土茯苓30克，鸡冠花10克，水煎，分2次服，每日1剂。

2.消化道溃疡病　海蜇、大枣各500克，红糖250克，浓煎成膏，每日2次，每次1匙。

海鲈鱼

【来源】为海鲈科鲈属 *Perca fluviatilis* 的鱼类（图4-65）。

【性味归经】味甘，性平。归肝、脾、肾经。

【功效】益脾胃，补肝肾。

【主治】用于脾虚泻痢，消化不良，疳积，百日咳，水肿，筋骨痿弱，胎动不安，疮疡久不愈。

【用法用量】煮汤、蒸熟吃。视病情掌握用量。

【营养成分】化学成分肉占全身重量的38%，含水分73%，蛋白质23.5%，脂肪1.5%，灰分1.8%。肉中的肌红蛋白的N端氨基酸为甘氨酸。按含铁率计算分子量为185560。

【药理】

1.降低胆固醇　海鲈鱼富含蛋白质、维生素A、B族维生素、钙、镁、锌、硒等营养物质，含有丰富的EPA，能与胆固醇结合形成胆固醇酯，促进胆固醇的代谢，从而帮助降低血液中的胆固醇含量，一定程度上预防动脉粥样硬化；

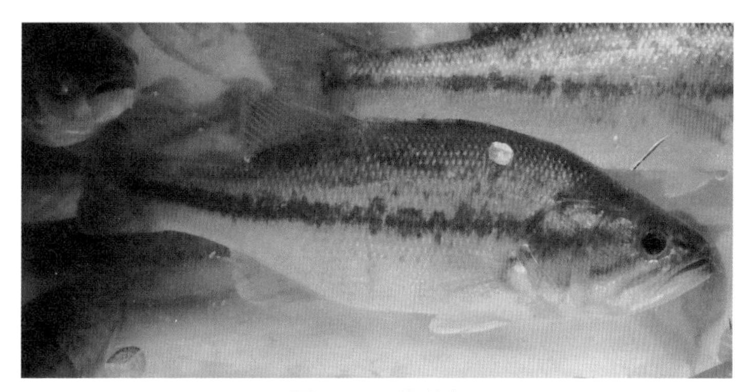

图4-65　海鲈鱼

2.补充铜元素　海鲈鱼含有较多的铜元素，而铜元素能维持神经系统的正常功能，并参与数种物质代谢的关键酶的功能发挥，铜元素缺乏的人可食用海鲈鱼补充。

【使用注意】

1.海鲈鱼喜欢在珊瑚丛附近，珊瑚丛上有一种叫做“雪毒素”的有毒物质，因此，食用海鲈鱼时，一定不能进食其内脏、鱼头等部位；

2.海鲈鱼常有寄生虫，最好不要生食。

【食疗验方】

1.治消化不良　海鲈鱼1条去内脏及鳞，加葱、生姜，久煎即熟，食肉饮汁。每日1次。

2.治小儿疳积、消瘦　鲜海鲈鱼肉50克，牡蛎20克，陈皮10克，同煮汤食用。

黑鱼

【来源】为鳢科动物鳢属*Channa argus*乌鳢（图4-66）的肉。

【性味归经】性凉，味甘，归脾、胃、肺、肾经。

【功效】补脾利水、去瘀生新、清热祛风、补肝益肾。

【主治】身面浮肿，妊娠水肿，温痹，脚气，产后乳少，习惯性流产，肺痨体虚，胃脘胀满，肠风及痔疮下血，疥癣。

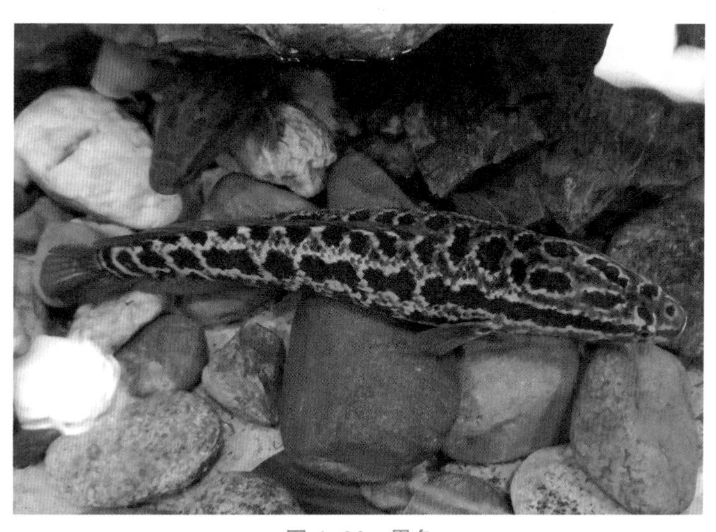

图4-66　黑鱼

【用法用量】内服：煮食或火上烤熟食，研末每次10～15克。外用：适量捣敷。

【营养成分】优质的蛋白质来源，富含维生素D。黑鱼中含有丰富的不饱和脂肪酸，富含维生素A、维生素B_{12}、维生素E和叶酸等其他营养物质。

【药理】黑鱼具有一定健脾利水、祛瘀生新、清热祛风、补益肝肾的临床作用。黑鱼对于瘀血阻滞证或术后血瘀证，都有良好的活血化瘀作用。黑鱼能够促进伤口愈合，产妇食用黑鱼可以辅助催乳、补血，所以黑鱼既能补血又能活血。

【使用注意】有疮者不可食，令人瘢白：头有星为厌，知者不可食，又发痼疾。

【食疗验方】

1.治疗肿满　鳢鱼合小豆白煮食。

2.治疗肠痔，每大便常有血　鳢鱼脍，姜食之。忌冷毒物。

鲍鱼

【来源】为鲍科鲍属*Haliotis rubra*的软体动物（图4-67）。

【性味归经】性平，味甘、咸。归经：入肝、肺经。

【功效】平肝潜阳，解热明目，止渴通淋。

【主治】肝热上逆，头晕目眩，骨蒸劳热，青盲内障，高血压，眼底出血。

【用法用量】内服：煮食或煎汤。一次食用2～3个。

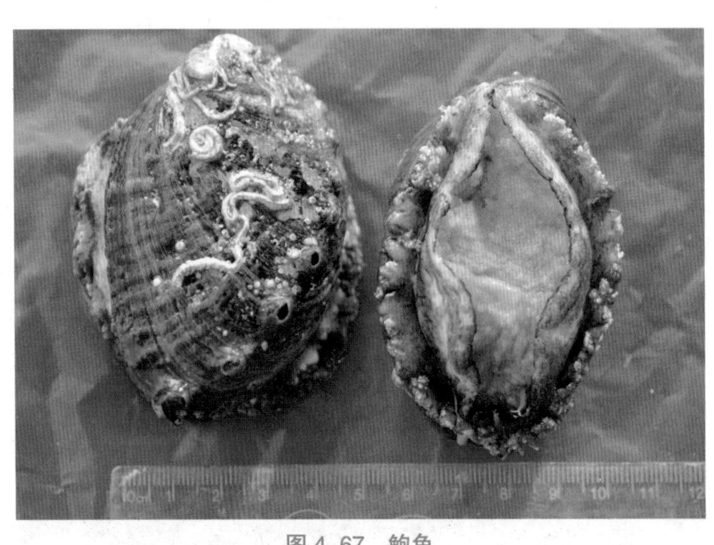

图4-67　鲍鱼

【营养成分】鲍鱼含有丰富的蛋白质、脂肪、糖类、牛磺酸、超氧化物歧化酶以及多种维生素和矿物质等营养成分，有利于补充人体的营养所需。鲍鱼中含有的维生素A、维生素D、维生素B等，有助于人体新陈代谢，有提高人体免疫力的作用。鲍鱼的壳中医称为石决明，具有明目退翳，清热平肝的作用，可以治疗头晕、视物模糊和高血压。

【药理】

1.止痛镇痛　鲍鱼含有的高含量蛋白质和各种维生素，能够促进人体细胞生成，而鲍鱼壳中的石决明同时还具有止痛、镇痛的作用，对于手术后的患者和受伤的患者，可以食用鲍鱼止痛、镇痛并加快伤口痊愈和身体恢复。

2.美体养颜　鲍鱼是海产品中蛋白质含量最高的食品，摄取足够的蛋白质可以维持女性体内荷尔蒙的正常水平，支撑起人体皮肤的皮下组织，达到让身体曲线更加优美、皮肤更加水润光滑的效果。

3.清肝明目　鲍鱼的壳被中医称为石决明，石决明不仅有明目退翳的功效还有清热平肝、滋阴壮阳的作用，可用于头晕、视物模糊和高血压等症状。

【使用注意】

1.鲍鱼性凉，脾胃虚寒者不宜食用，容易引起腹泻等消化不良症状。

2.鲍鱼富含胆固醇，血脂偏高或患有心血管疾病的人应适量食用。

3.鲍鱼多为野生捕捞，可能污染严重，需注食品安全问题。

【食疗验方】

1.鲍鱼虫草花汤　鲍鱼4个，瘦肉100克，瑶柱8克，玉竹15克，虫草花15克，香菇10克，无花果3颗。功能：滋阴补阳，明目健脾。

2.羊肚菌鲍鱼汤　鲍鱼4个，瘦肉100克，羊肚菌10克，山药100克，虫草花15克，板栗150克，红枣4颗，红枸杞。功能：滋阴补肾，益气健脾。

鲤鱼

【来源】为鲤科鲤属动物鲤*Cyprinus carpio*的肉或全体（图4-68）。

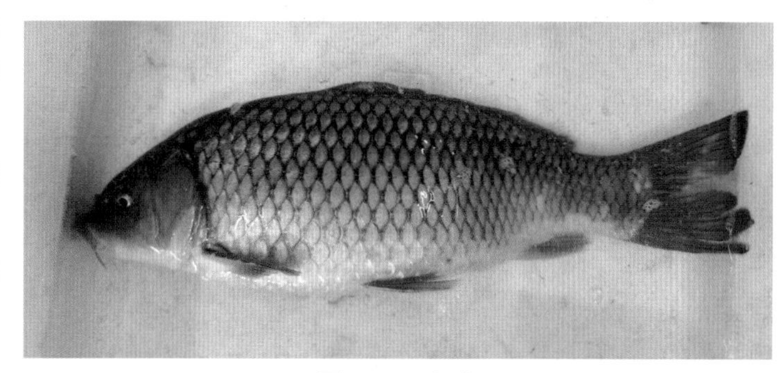

图4-68　鲤鱼

【性味归经】味甘，性平。归脾、肾、胃、胆经。

【功效】健脾和胃，利水下气，通乳，安胎。

【主治】用于治疗胃痛，泄泻，水湿肿满，小便不利，脚气，黄疸，咳嗽气逆，胎动不安，妊娠水肿，产后乳汁稀少。

【用法用量】内服：蒸汤或煮食，100～240克。外用：适量，烧灰，醋调敷。

【营养成分】鲤鱼肉中含有蛋白质、脂肪、碳水化合物、铁、钙、磷并含有十几种游离氨基酸。另外，它还含有维生素A、维生素B_1、维生素B_2、维生素C、尼克酸等。

【药理】鲤鱼为淡水鱼，资源丰富，现已作为提取二十碳五烯酸（EPA）和二十二碳六烯酸（DHA）的主要原料。EPA和DHA的主要药理作用为降血压，抗血栓，降低血液黏度，对抗ADP诱导的血小板聚集。

【使用注意】风热者慎服。

【食疗验方】

1.鲤鱼赤小豆汤　鲤鱼500克，赤小豆50克。功能：用于妊娠引起的水肿，脾虚水肿。

2.归芪鲤鱼汤　鲤鱼1条（约500克），当归15克，黄芪50克，煮汤吃。功能：用于产后气血虚亏，乳汁不足。

蟹

【来源】为方蟹科动物中华绒螯蟹*Chinese fine pincer crab*的肉和内脏（图4-69）。

【性味归经】味咸，性寒。归肝、胃经。

【功效】清热，散瘀，消肿解毒。

【主治】用于湿热黄疸，产后瘀滞腹痛，筋骨损伤，痈肿疔毒，漆疮，烫伤。

【用法用量】内服：烧存性研末，或入丸剂，5～10克。

外用：适量，鲜品捣敷；或绞汁滴耳；或焙干研末调敷。

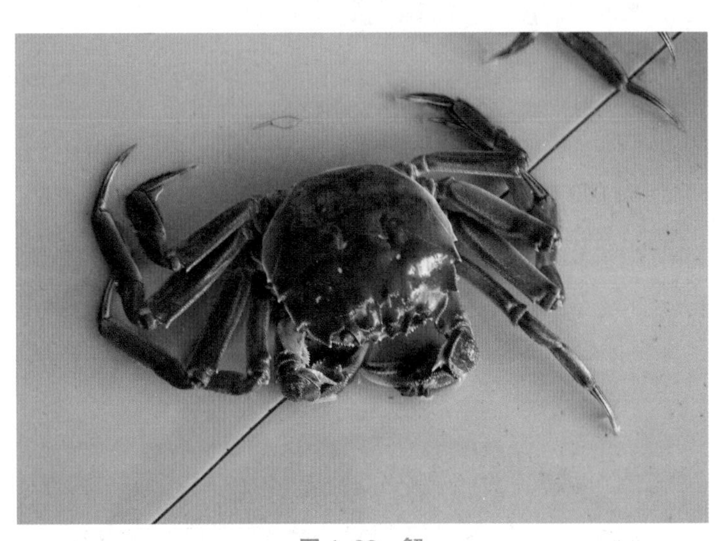

图4-69 蟹

【营养成分】100克的螃蟹中含蛋白质有17.5克，钙有126毫克，磷有182毫克，由此可见含有丰富的蛋白质，而且都是一些优质的氨基酸。同时，螃蟹的壳里面还有丰富的钙，有蟹红素、蟹黄素等。螃蟹还有很多丰富的一个微量元素，铁、钙、磷的含量都是比较高的。其中每100克螃蟹中硒含量高达56.7微克。

【药理】

1.清热解毒　有清热解毒、消结化瘀、利湿退黄、滋肝阴、充胃液等功效。螃蟹含有精氨酸，能参与能量代谢，适量吃蟹可促进肌体能量平衡，对体内毒素起到很好的排泄作用。

2.养筋活血　螃蟹有养筋活血、通经络、补骨添髓等功效。对于损伤、淤血、腰腿酸痛和风湿性关节炎等疾病有一定的改善效果，适合跌打损伤、骨折之人食用。

3.增强体质　螃蟹中丰富的蛋白质和人体必需的营养元素，如氨基酸、钙、铁、硒、锌、钾、维生素A、B族维生素等，对身体有很好的滋补作用，有助于人体组织细胞的修复与合成，增强体质。

【使用注意】胃寒、溃疡、风寒感冒、孕妇、痛经少用。

【食疗验方】

1.跌打损伤及瘀血肿痛　活蟹适量；洗净去泥，捣烂，加适量白酒拌和，敷于伤处，包扎，一日更换1次。伤口破溃者不宜。

2.扭伤　活蟹1只，高粱酒、面粉、葱各30克，生姜10克，共捣烂，用面粉拌和敷于伤处，一日1次。

第五章 草药类原料

丁香

【来源】为桃金娘科植物丁香*Eugenia caryophyllata* Thunb.（图5-1）的干燥花蕾。

【采收加工】当花蕾由绿色转红时采摘，晒干。

【性味归经】辛，温。归脾、胃、肺、肾经。

【功效】温中降逆，补肾助阳。

【性能特点】本品辛温芳香，暖脾胃而行气滞，尤善降逆，故有温中散寒、降逆止呕、止呃之功，为治胃寒呕吐呃逆之要药；辛散温通，功能温中散寒止痛，可用治心腹冷痛；性味辛温，入肾经，有温肾助阳起痿之功，用于治疗肾虚阳痿，宫冷不孕。

【用法用量】1～3克，内服或研末外敷。

【使用注意】不宜与郁金同用。

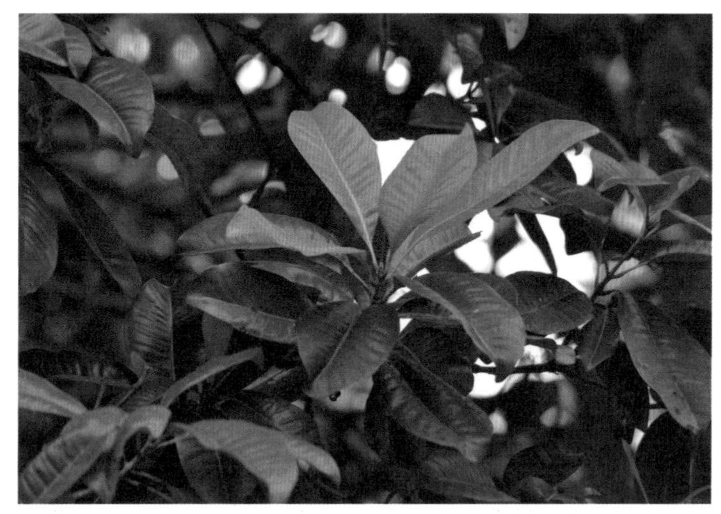

图5-1 丁香

【药用成分与药理】丁香含挥发油16%～19%，油中主要成分是丁香油酚、乙酰丁香油酚。丁香内服能促进胃液分泌，增强消化力，减轻恶心、呕吐，缓解腹部气胀，为芳香健胃剂；其水提物、醚提物均有镇痛抗炎作用；丁香酚有抗惊厥作用；其煎剂对葡萄球菌、链球菌及白喉杆菌、变形杆菌、铜绿假单胞菌、大肠杆菌、痢疾杆菌、伤寒杆菌等均有抑制作用，并有较好的杀螨作用；另有，抗血小板聚集、抗凝、抗血栓形成、抗腹泻、利胆和抗缺氧等作用。

【药膳】

1.丁香生姜膏　丁香50克，姜汁100毫升，蜂蜜300毫升。

制法用法：将丁香研为细末，过筛。丁香末加入姜汁、蜂蜜，调成膏状，装瓶密封保存。每日服用1次，每次20毫升。

功效：温补脾肾、和胃降逆。

应用：适合脾肾阳虚所致的呃逆，症见呃声低弱、面色苍白、手足不温、腰膝酸软、舌质淡、苔白润者。秋、冬寒冷季节食用尤宜。

使用注意：胃热等热证引起的呕吐者及阴虚内热者不宜。

2.丁香粥 生姜3片，大米80克，丁香5克，红糖适量。

制法用法：丁香洗净，煎汁去渣，大米洗净，倒入丁香汁中，煮沸，加红糖、姜片，煮熟煮稠即可。每天一剂，连续服用3～5天。

功效：理气开窍，温肾助阳，温中降逆。

3.丁香姜糖 冰糖（或白砂糖）50克，生姜末30克，丁香粉5克，小磨麻油适量。

制法用法：将冰糖（或白砂糖）加水少许放砂锅中，文火熬化，加生姜末、丁香粉调匀，继续熬至挑起不黏手为好。另备一大搪瓷盆，涂以麻油，将糖倒入摊平。稍冷后趁软切作50块。

功效：降逆止呕。特别适合胃寒的人群食用，特别是对于出现的呕吐、打嗝或者胃痛有缓解的作用。

山药

【来源】为薯蓣科植物薯蓣*Dioscorea opposita* Thunb.的干燥根茎（图5-2）。

【采收加工】冬季茎叶枯萎后采挖，切去根头，洗净，除去外皮和须根，干燥，习称“毛山药”；或除去外皮，趁鲜切厚片，干燥，称 为“山药片”；也有选择肥大顺直的干燥山药，置清水中，浸至无干心，闷透，切齐两端，用木板搓成圆柱状，晒干，打光，习称“光山药”。

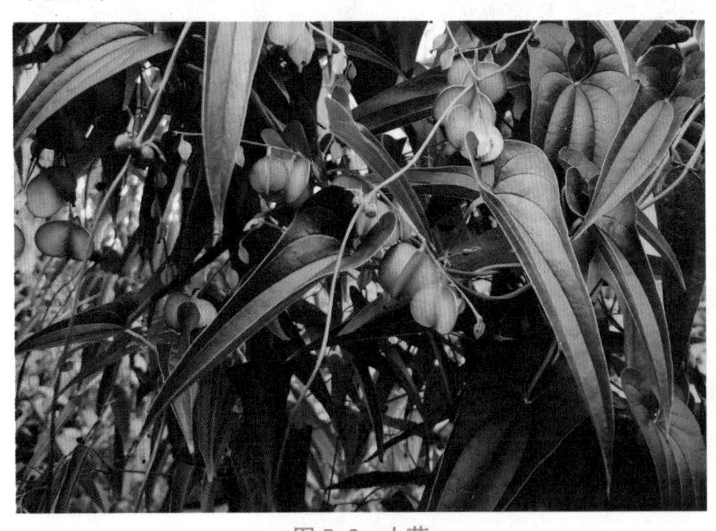
图5-2 山药

【性味归经】甘，平。归脾、肺、肾经。

【功效】补脾养胃，生津益肺，补肾涩精。

【性能特点】本品甘平，能补脾气，益脾阴，又兼涩性，能止泻、止带，适用于脾气虚弱或气阴两虚，消瘦乏力，食少便溏或泄泻，及妇女带下等；能补肺气，兼能滋肺阴，治肺虚久咳或虚喘；能补肾气，兼能滋肾阴，并兼收涩之性，适用于肾气虚的脚膝酸软，夜尿频多或遗尿，滑精早泄，女子带下清稀及肾阴虚的形体消瘦，脚膝酸软，遗精等症；既补脾肺肾之气，又补脾肺肾之阴，治疗消渴病气阴两虚。

【用法用量】15～30克。

【使用注意】湿盛中满或有实邪、积滞者慎服。

【药理】主要含皂苷、黏液质、糖蛋白、甘露聚糖、尿囊素、山药素、胆碱、多巴胺、粗纤维、果胶、淀粉酶及微量元素等多种成分。山药水煎液对脾虚动物模型有预防和治疗作用，能抑制胃排空运动及肠管推进运动，拮抗离体回肠的强直性收缩，增强小肠吸收功能，帮助消化，保护胃黏膜损伤。山药水煎液、山药多糖能降低血糖。山药多糖能提高非特异性免疫功能、特异性细胞免疫和体液免疫功能。山药多糖、总黄酮和山药烯醇提取物具有抗氧化、抗衰老作用。山药中的尿囊素具有抗刺激、麻醉镇痛和消炎抑菌等作用。此外，山药有降血脂、抗肿瘤等作用。

【药膳】

1.山药沙拉　山药200克，胡萝卜40克，豌豆粒40克，玉米粒40克，黄瓜50克，沙拉酱适量。

制法用法：山药去皮焯熟打成泥。胡萝卜、黄瓜切丁，与玉米粒、豌豆粒共煮熟后捞出控干水分，然后倒入山药泥中，再放入适量沙拉酱，搅拌均匀即可。

功效：健脾益气，调中开胃，明目消脂。

2.山药炸猪肥肉　山药50克，黑芝麻50克，猪肥肉500克，鸡蛋3只，白砂糖200克，花生油1000毫升，食盐、淀粉各适量。

制法用法：山药洗净打成粉末；黑芝麻洗净炒香；猪肥肉洗净，置锅中煮至熟透，取出切成肉丁；淀粉用水调散；鸡蛋去壳搅匀，与山药粉、湿淀粉、食盐调匀成浓稠的蛋糊；肥肉丁装入碗内，加入调匀后的蛋糊，用筷子搅动，使之均匀黏上蛋糊；炒锅烧热，倒入花生油烧至八成热，用筷子将已上蛋糊的肉丁一块块地放入锅内油炸，糊凝时起锅，掰去棱角，再回油锅炸至呈黄色时捞出，沥去花生油；将炒锅花生油倒出，注入清水少许，加入白砂糖，小火煮溶，待糖汁呈金黄色时加入炸好的肉丁，翻炒几下，撒上黑芝麻，又翻炒几下，使其都结贴在肉丁上后，倒出盘内晾凉食用。

应用：适用于脾肾虚弱、精血不足、肝肾两虚之眩晕、健忘、白发、脱发等症状。

3.山药鸡蛋粥　鲜山药100g，大米100g，鸡蛋2只，猪油、食盐各适量。

制法用法：鲜山药去皮，洗净捣烂；大米淘洗干净，共置锅中，加水适量，慢火煮至烂熟，加入猪油、食盐和打散的鸡蛋，与粥搅匀食用。

功效：此药膳具有补益脾胃、养心安神、补血养阴的功效。

应用：适用于心烦失眠、手足心热、心悸不宁、久泻、脱肛等症。健康人食用，能增强记忆力和增强体质。

马泡瓜

【来源】为葫芦科黄瓜属植物马泡瓜*Cucumis melo L.var.agrestis Naud.*的成熟果实（图5-3）。

微课

【采收加工】夏季果实成熟时采摘。

【性味归经】味甘、性凉、苦，入脾、胃、大肠经。

【功效】清热解毒、利水利尿。

【性能特点】用于烦躁口渴、咽喉肿痛、烫伤、红眼病。

【用法用量】常做油料作物。

【使用注意】不适合腹痛腹泻、脾胃虚弱、肺寒咳嗽的人食用。

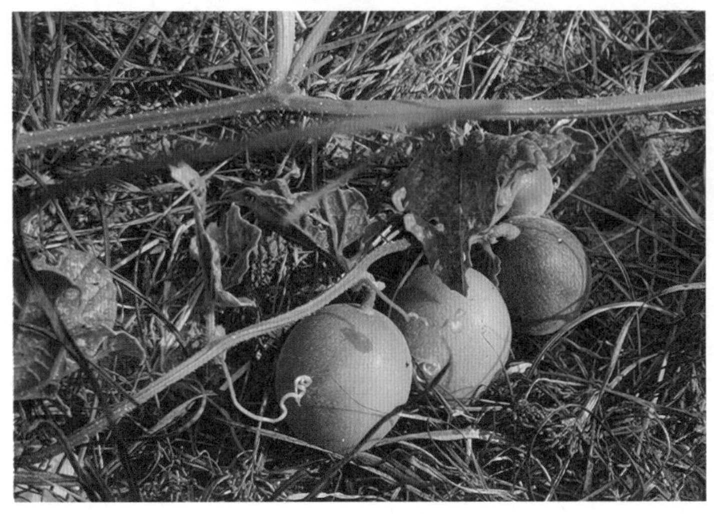

图 5-3 马泡瓜

【药用成分与药理】富含纤维素、维生素C、维生素E、精氨酸、葫芦素C、丙醇二酸等多种营养物质。马泡瓜水提取物能够降低小鼠体内血糖含量。丙醇二酸能抑制糖类物质转换成脂肪，富含的纤维素能促进肠道健康，降低胆固醇含量。精氨酸、丙氨酸、谷氨酰胺三种物质可以提高肝脏的解毒能力，防止酒精中毒。

五加皮

【来源】为五加科植物细柱五加*Acanthopanax gracilistylus* W.W.Smith（图5-4）的干燥根皮。

【采收加工】夏、秋两季采挖根部，洗净，剥取根皮，晒干。

【性味归经】辛、苦，温。归肝、肾经。

【功效】祛风除湿，补益肝肾，强筋壮骨，利水消肿。

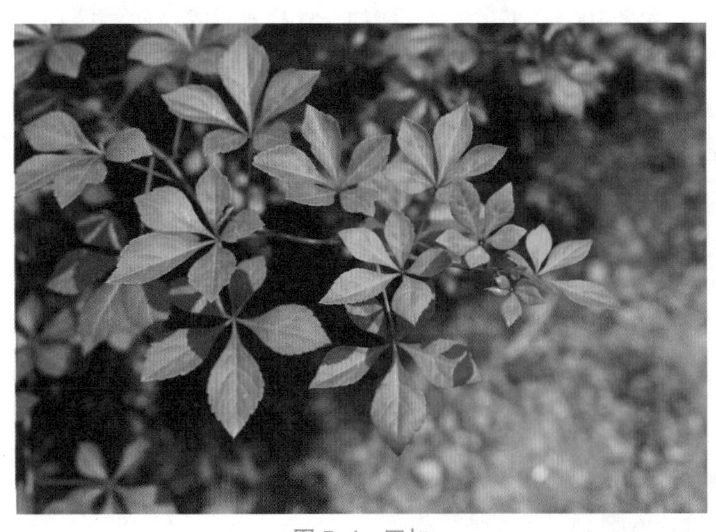

图 5-4 五加

【性能特点】本品辛能散风，苦能燥湿，温能祛寒，且兼补益之功，尤宜于老人及久病体虚者，治风湿痹证，腰膝疼痛，筋脉拘挛；有温补之效，能补肝肾，强筋骨；能利水消肿。

【用法用量】5～10克。

【使用注意】阴虚火旺者慎服。

【药用成分与药理】含丁香苷，刺五加苷B_1，右旋芝麻素，β-谷甾醇，β-谷甾醇葡萄糖苷，维生素A、B_1，挥发油等。五加皮有抗炎、镇痛、镇静作用，能提高血清抗体的浓度，促进单核-巨噬细胞的吞噬功能，有抗应激作用，能促进核酸的合成、降低血糖，有性激素样作用，并能抗肿瘤、抗诱变、抗溃疡，且有一定的抗排异作用。

【药膳】

1.五加皮炖猪瘦肉　五加皮15克，猪瘦肉100克，生姜1片。

制法用法：五加皮浸泡、洗净；猪瘦肉洗净，切小方块状。一起与生姜下炖盅，加入热开水250毫升（约1碗量），加盖隔水炖约2个半小时便可，进饮时下盐，为1人量。

功效：滋阴去湿、填精益阳。

2.五加皮炖猪蹄　五加皮250克，猪蹄1500克，黄酒、酱油、盐、冰糖适量。

制法用法：猪蹄洗净切块，加入黄酒，焯水去血水、异味，热油锅，放入冰糖、猪蹄，微炒上色。加适量黄酒、酱油、盐和开水，与五加皮一同放入高压锅内炖煮熟后即可食用。

功效：祛风湿，强筋骨，利水消肿。

应用：适用于风湿痹痛、关节肿痛、四肢挛急。

使用注意：阴虚火旺、口渴口苦者不可食用。

牙刷树

微课

【来源】来源于刺茉莉科牙刷树*Salvadora persica* L.（图5-5）的根。

【采收加工】以根入药。采挖根部，洗净，切成长10～20cm，直径1cm的小块，备用。

【用法用量】非洲及阿拉伯地区用本品制成牙膏和口香糖，以清洁牙齿和口腔保健。本品在塞内加尔用作利尿剂。在东苏丹则用其树皮打粉，加水制成糊剂敷在头部治疗热症；其叶用于治疗胃肠胀气、消化不良等疾病。种子油是制作蜡烛、肥皂的好原料。

【药理】根所含化学成分有助于牙齿、牙龈的卫生保健。根的提取物有很强的抗菌、抗噬菌体、抗炎和降血糖作用，对口腔卫生有益。

【知识拓展】

牙刷树树枝的纤维很柔软，且富有弹性。人们只要将树枝稍稍加工，就可以做成理想的天然牙刷。用它刷牙，不必使用牙膏也会满口泡沫。因为树枝里含有大量的皂质和薄荷香油，不仅牙刷得干净，而且清凉爽口，感觉舒适。

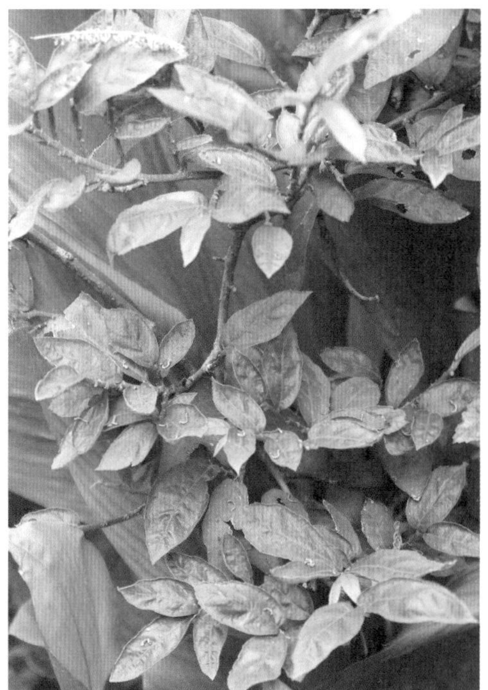

图5-5　牙刷树

牛膝

微课

【来源】为苋科植物牛膝*Achyranthes bidentata* Bl.（图5-6）的干燥根。

【采收加工】冬季茎叶枯萎时采挖，除去须根和泥沙，捆成小把，晒至干皱后，将顶端切齐，晒干。

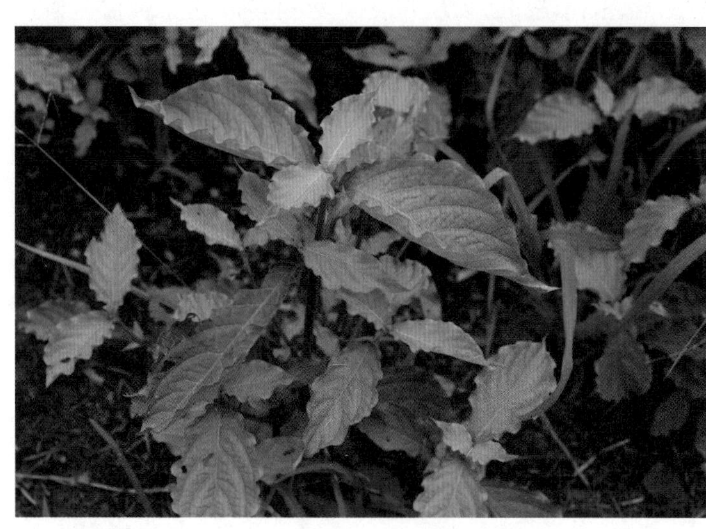
图5-6 牛膝

【性味归经】苦、甘、酸，平。归肝、肾经。

【功效】逐瘀通经，补肝肾，强筋骨，利尿通淋，引血下行。

【性能特点】本品苦泄甘缓，归肝肾经，性善下行，长于活血通经，多用于妇科瘀滞经产诸疾；苦泄下行，功善活血祛瘀，通经止痛，治跌打损伤、腰膝瘀痛；味苦通泄，味甘缓补，性质平和，主归肝、肾经，既能活血祛瘀，又能补益肝肾，强筋健骨，善治肝肾不足之证；性善下行，既能利尿通淋，又能活血祛瘀，为治下焦水湿潴留病症常用药；酸苦降泄，能导热下泄，引血下行，常用于气火上逆、火热上攻之证。

【用法用量】5～12克。

【使用注意】孕妇慎用。

【药理】含齐墩果酸、葡萄糖醛酸等三萜皂苷类化合物，脱皮甾酮、牛膝甾酮等甾酮类成分，牛膝多糖和甜菜碱等。牛膝总皂苷对子宫平滑肌有明显的兴奋作用，牛膝苯提取物有明显的抗生育、抗着床及抗早孕的作用；牛膝总皂苷可降低大鼠血压，改善大鼠脑卒中后的神经症状。齐墩果酸具有保肝、护肝、强心等作用。牛膝多糖能增强免疫、抑制肿瘤转移、升高白细胞和保护肝脏，并能提高记忆力和耐力。牛膝能降低大鼠全血黏度、血细胞比容、红细胞聚集指数，并有抗凝作用。脱皮甾酮有降脂作用，并能明显降低血糖。

【药膳】

1.猪蹄炖牛膝　川牛膝15克，猪蹄1只。

制法用法：将猪蹄切成8块，川牛膝洗净，一起放陶罐里，加水5碗炖熟即可。温热食，每日2次，也可加米酒30～60毫升同服。

功能：活血通经，引血下行。

应用：适用于气滞血瘀型闭经。

2.川牛膝羊肉汤　川牛膝、枸杞子各12克，羊肉90克，生姜少许，水适量。

制法用法：将羊肉、川牛膝、枸杞子、生姜同入瓦锅，加适量清水，小火煮2～3小时，至羊肉酥烂调味即成。佐餐食用。

功能：养血强筋，活血通痹。

应用：适用于筋脉失养型风湿性关节炎、类风湿关节炎等。

长命菜

微课

【来源】为马齿苋科植物马齿苋*Portulaca oleracea* L.（图5-7）的干燥地上部分。

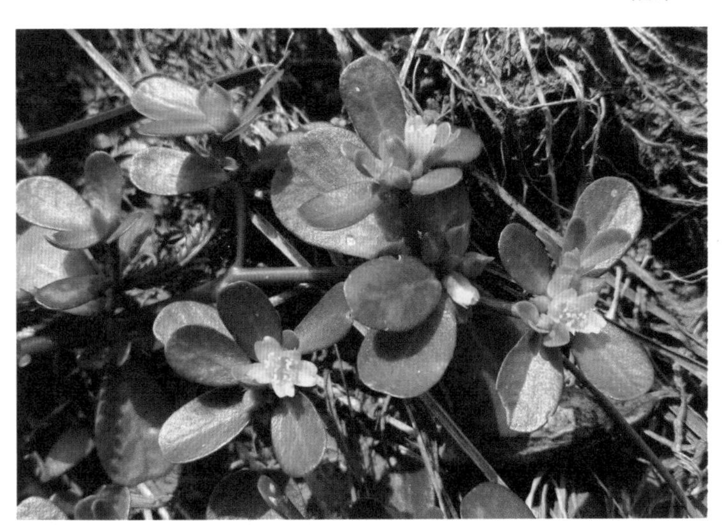

图5-7　马齿苋

【采收加工】夏、秋两季采收，除去残根和杂质，洗净，略蒸或烫后晒干。

【性味归经】酸，寒。归肝、大肠经。

【功效】清热解毒，凉血止血，止痢。

【性能特点】性寒质滑，酸能收敛，入大肠经，具有清热解毒，凉血止痢之功，为治痢疾的常用药物；清热解毒，凉血消肿，用治火热毒盛，痈肿疔疮，丹毒，以及蛇虫咬伤，湿疹；味酸而寒，入肝经血分，有清热凉血，收敛止血之效。

【用法用量】9～15克。外用适量捣敷患处。

【使用注意】脾胃虚寒，肠滑作泄者忌服。

【药用成分与药理】含三萜醇类，其主要为β-番树脂醇、丁基醚帕醇、帕克醇等。乙醇提取物及水煎液对痢疾杆菌有显著的抑制作用，对大肠埃希菌、伤寒杆菌、金黄色葡萄球菌、杜盎小芽孢癣菌也均有一定抑制作用。能增强豚鼠离体回肠的收缩；口服或腹腔注射其水提物，可使骨骼肌松弛；对子宫平滑肌有兴奋作用；能升高血压浓度；对心肌收缩力呈剂量依赖性的双向调节。

【药膳】

1.马齿苋瘦肉汤　鲜马齿苋500g，猪瘦肉150g，鸡蛋1个，姜2片，盐、生粉、花生油适量。

制法用法：猪瘦肉洗净切薄片，加适量盐、生粉、花生油均匀腌制10分钟。鲜马齿苋洗净沥干水备用。汤锅加水1000ml，大火烧开后，加入姜片和鲜马齿苋，待水再烧开时，加入腌好的猪瘦肉和鸡蛋，搅拌均匀再煮5分钟即可。

功能：具有清热解毒、凉血止血、止痢的功效。

应用：适宜在盛夏饮用，对湿热体质，口干口苦，心烦懈怠，多痤疮粉刺者尤为适宜，而脾胃虚寒者慎用。

2.马齿苋粥　马齿苋50克，大米100克，食盐、酱油各适量。将马齿苋洗净、切碎，水煎取汁，与大米同煮粥，调入适量食盐、酱油，早、晚餐温热服食。

应用：用于赤白痢疾及产后气血不调之积结等症。

3.蒜泥马齿苋　鲜马齿苋500克，大蒜30克，黑芝麻、白糖、酱油、葱白各10克，食盐3克，花椒末、味精各少许，醋5毫升。将马齿苋洗净，摘成5~6厘米长的段，以沸水烫透，沥干。将蒜捣成泥状，芝麻炒香捣碎，葱白切成段。把马齿苋抖散，加食盐，诸料拌匀，撒上芝麻，佐餐食用。

应用：用于湿热泄泻、痢疾等症。

丹参

【来源】本品为唇形科植物丹参*Salvia miltiorrhiza* Bge.（图5-8）的干燥根和根茎。

【采收加工】春、秋二季采挖，除去泥沙，干燥。

【性味归经】苦，微寒。归心、肝经。

【功效】活血祛瘀，通经止痛，清心除烦，凉血消痈。

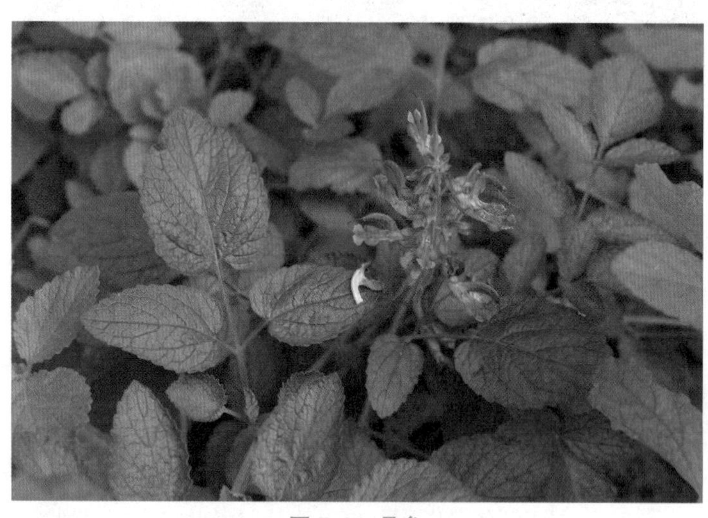

图5-8　丹参

【性能特点】丹参苦能泄散，微寒能清，入心、肝经。既活血祛瘀而通经止痛，又清心凉血而除烦、消痈，主治血瘀、血热、热扰心神诸证，兼治热毒疮痈肿痛。古云“一味丹参散，功同四物汤”，而实为去瘀生新、凉血清心之品。

【用法用量】10~15克。

【使用注意】不宜与藜芦同用。

【药用成分与药理】丹参中含结晶性菲醌类化合物如丹参酮（Ⅰ、ⅡA、ⅡB）、隐丹参酮（抗菌主要成分）、羟基丹参酮等，水溶性成分含酚酸类化合物，如丹参酸甲（丹参素）、原儿茶醛/酸及丹参酚酸A、B等成分。现代研究表明丹参具有扩张冠状动脉、增加血流量、抗心肌缺血、改善微循环、降低心肌耗氧量、改善心肌功能、降血压、降血脂、抗凝血、抗血栓、保肝、抗过敏、调节免疫功能、抗炎、镇静、抗菌等作用。

【药膳】

1.三参护心汤　太子参10克，西洋参4克，丹参5克，瘦肉300克；瘦肉洗净切块，与其他食材一起放入炖盅，加水适量，隔水炖2个小时，即可盛出食用。具有补气生津，健脾护心的效果，可起到保护心脑血管的作用。

2.打粉冲服　丹参打粉，每次3克，开水冲泡服用，或与三七粉、西洋参粉、石斛粉等搭配使用，对高血压、脑血栓、心肌梗塞、脑中风后遗症等心脑血管疾病有较好的效果。

3.泡茶　三七、丹参各8克，洗净放入养生壶或锅中，加水适量，大火煮开后，小火煮15分钟，代茶饮。具有凉血活血、通脉化瘀的作用。丹参与黄芪搭配，能益气养血，活血化瘀，具有改善血液循环，保护缺血损伤的心肌，治疗冠心病的作用。丹参与枸杞子配伍使用，能滋补肝肾，养血活血，具有调节脂质代谢，降血脂的作用。

龙舌兰

微课

【来源】为石蒜科植物龙舌兰*Agave americana* L.（图5-9）的叶。

【采收加工】四季可采，洗净，鲜用或晒干。

【性味归经】苦、酸，温。

【功效】清热解毒，拔毒排脓，杀虫止血。用于痈疽疮疡、疥癣瘙痒等。

【用法用量】水煎服，10～15克。外用适量，捣敷。

【药用成分与药理】龙舌兰主要含固醇皂苷类成分，具有抗炎、镇痛、抗真菌、抗肿瘤、杀精等作用。

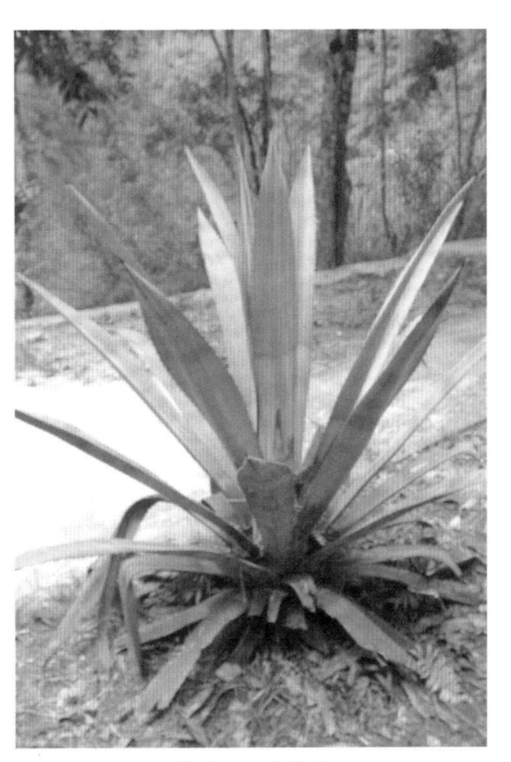
图5-9　龙舌兰

【药膳】

草莓龙舌兰：熟草莓4个，龙舌兰酒50毫升，新鲜柠檬汁30毫升，草莓糖浆20毫升，碎冰20克。草莓洗净，去叶、蒂，放入果汁机；碎冰投入果汁机，加柠檬汁、草莓糖浆、龙舌兰酒榨汁；倒入冰镇过的酒杯即可。具有明目养肝、清凉提神的作用。

【知识拓展】

龙舌兰在墨西哥中部干旱地区已有数千年的栽培历史，当地居民用龙舌兰的纤维拧成绳子，把龙舌兰叶当作食物，并以龙舌兰汁酿酒。龙舌兰传入中国有百余年，为南方民间草药之一，主产于中国广东。

白芷

【来源】伞形科植物白芷*Angelica dahurica*（Fisch.ex Hoffm.）Benth.et Hook.f.或杭白芷*Angelica dahurica*（Fisch.ex Hoffm.）Benth.et Hook.f.var.formosana（Boiss.）Shan et Yuan（图5-10）的干燥根。

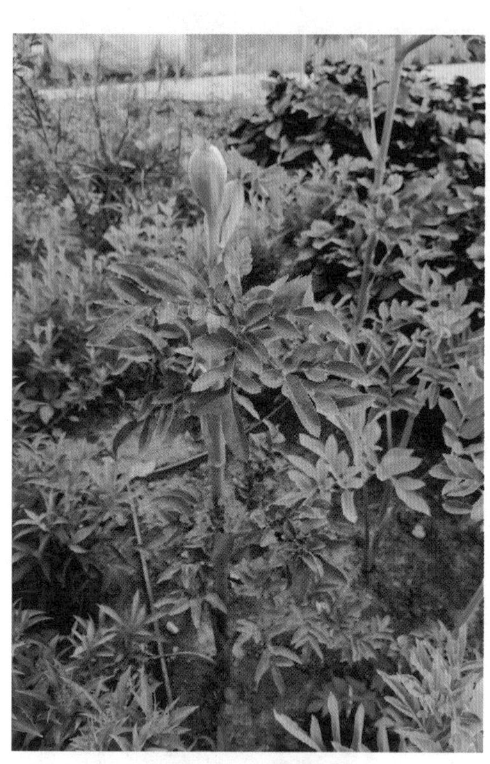
图5-10 白芷

【采收加工】夏、秋间叶黄时采挖，除去须根和泥沙，晒干或低温干燥。

【性味归经】辛，温。归胃、大肠、肺经。

【功效】解表散寒，祛风止痛，宣通鼻窍，燥湿止带，消肿排脓。

【性能特点】本品辛温燥散，芳香走窜，善除肺胃经之邪。外散风寒而解表，上通鼻窍而止痛。入阳明能燥湿散寒而止带，走肌肤能消肿排脓止痒而疗疮疹。最善治阳明头痛。

【用法用量】3～10克。

【使用注意】辛温散燥，故阴虚血热者忌服。

【药理】白芷根含白当归素、白当归脑、白芷毒素等。杭白芷根含佛香柑内酯等。白当归素对冠状血管有明显的扩张作用，对人Hela癌细胞有细胞毒活性。小量白芷毒素对动物中枢神经系统有兴奋作用，大量可致惊厥，继以麻痹。

【药膳】

1.川芎白芷鱼头汤　鱼头1个，猪瘦肉，川芎3克，白芷5克，山药5克，枸杞5克，党参。先将鱼头和汆过的猪肉过油煎炒，然后加入高汤或开水，水开后将鱼头和肉捞至汤罐中，再把洗净的药料放入锅中，煮熟后将汤和药料倒进罐中，文火煮90分钟，出锅前加入盐、味精、鸡精等调味料，这样，这道川芎白芷鱼头汤就做成了。中医认为肾精充足的人，精力旺盛，思维敏捷，记忆力好，头发乌黑，牙齿坚固。那么这道川芎白芷鱼头汤就是通过健脾益气方法来增加人体的肾精，达到健脑作用的。

2.白芷当归鲤鱼汤　白芷15克，黄芪12克，当归、枸杞子各8克，红枣4个，鲤鱼1条，生姜3片。各药材洗净，稍浸泡且红枣去核；鲤鱼宰洗净，去肠杂等，置油镬慢火煎至微黄。一起与生姜放进瓦煲里，加入清水2000毫升（约8碗量），武火煲沸后，改为文火煲约1个半小时，调入适量食盐便可。白芷当归黄芪煲鲤鱼则能通经活血、滋补肝肾，虽略带一股淡淡的中药味，却是香醇可口的春日靓汤。白芷性温，味甘、辛，归肺、肠、胃经，具有散风除湿、通窍止痛、消肿排脓的功效。以它为主配伍当归黄芪煲鲤鱼，对女士有丰胸健体的作用。

3. 白芷薄荷酒　白芷，薄荷各50克，白酒500毫升。将前2味捣碎，置容器中，加入白酒，密封。浸泡5～7天后，过滤去渣，即成，祛风通窍止痛。

兰香子（罗勒子）

微课

【来源】唇形科罗勒*Herba ocimi*和毛罗勒*Ocimumbasilicuml*.var.pilosum（Willd.）Benth.（图5-11）的果实。

【采收加工】9月间采收成熟的果实，晒干。

【性味归经】味甘、辛，性凉。

【功效】清热，明目，祛翳。

【性能特点】主治目赤肿痛，倒睫目翳，走马牙疳。

【用法用量】内服：煎汤，3～5克。外用：适量，研末点目。

【使用注意】凡风寒头目作痛者忌用。

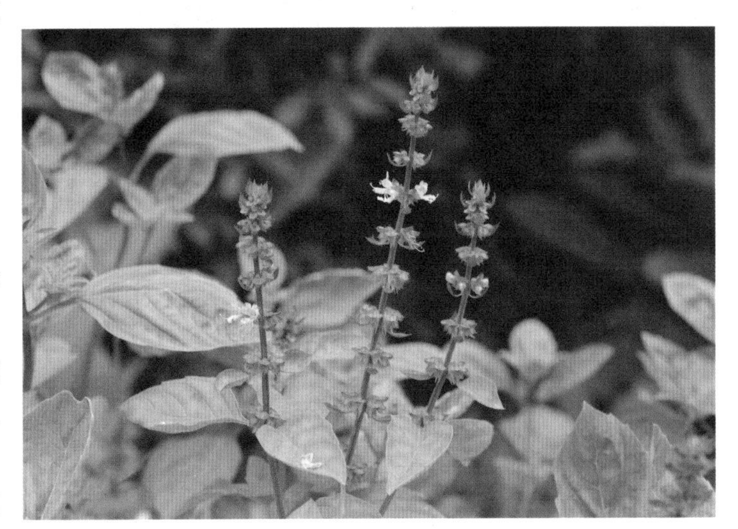

图5-11　兰香子

【药用成分与药理】种子含油达16.8%，从油中分得5种脂肪酸。种子浸润后其分泌物含酸性多糖，经水解后得到6种单糖和2种醛酸糖。

【药膳】

兰香饼

原料：兰香叶60克，鲜姜、白面各120克，椒末3克，盐适量。

制法：将面和好。将生姜捣烂，兰香叶剁碎，与椒末和拌馅，用面裹作烧饼，煨熟。

用法：空腹任意食用。

功效：行气降逆，消食止呃。

适用于：咳噫。

地榆

微课

【来源】本品为蔷薇科植物地榆*Sanguisorba officinalis* L.或长叶地榆*Sanguisorba officinalis* L.var.longifolia（Bert.）Yü et Li（图5-12）的干燥根。

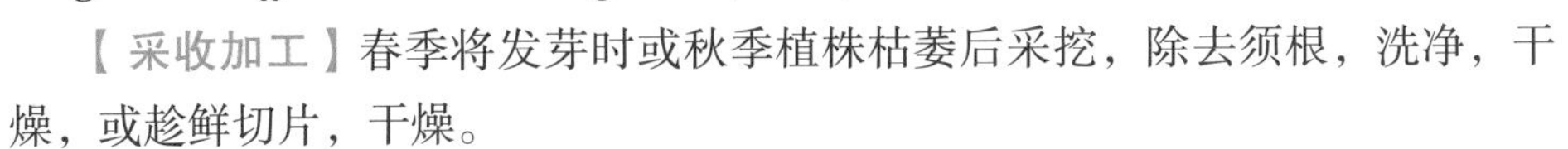

【采收加工】春季将发芽时或秋季植株枯萎后采挖，除去须根，洗净，干燥，或趁鲜切片，干燥。

【性味归经】苦、酸、涩，微寒。归肝、大肠经。

【功效】凉血止血，解毒敛疮。

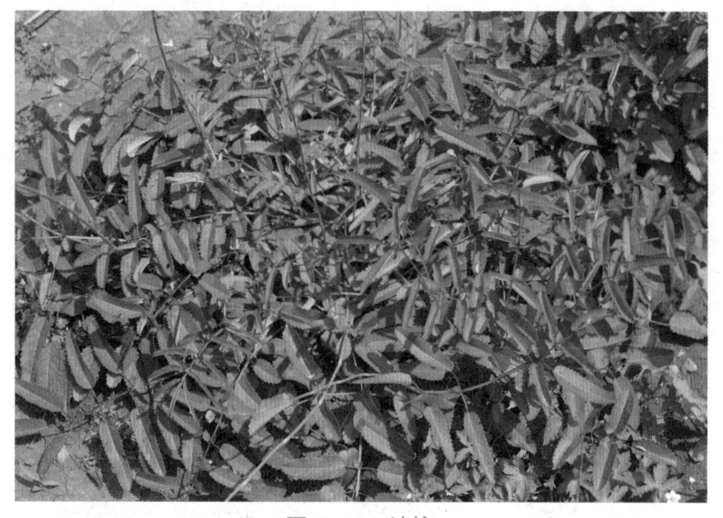
图5-12 地榆

【性能特点】本品苦寒泄降，味酸收敛，入肝、胃、大肠经，作用偏于下焦。既善泄热凉血、收敛止血，治血热妄行，尤宜下焦出血；又能泻火解毒、敛疮，治烫伤及疮疡。

【用法用量】9～15克。外用适量，研末涂敷患处。

【使用注意】伤胃，误服多致口噤不食。脾胃虚寒，中气下陷，冷痢泄泻，崩漏带下，血虚有瘀者均应慎服。

【药用成分与药理】含地榆苷Ⅰ、没食子酸、地榆素、1，2，6-三没食子酰-β-D-葡萄糖、地榆苷Ⅱ、苷元19-α-羟基熊果酸。另含地榆糖苷、槲皮素-3-半乳糖-7-葡萄糖苷、山柰酚、槲皮素、地榆皂苷A、地榆皂苷B、地榆皂苷E、苷元熊果酸以及儿茶素等成分。药理研究示其有止血作用，可使创面渗出液减少，抗感染，有利于烫伤创面愈合。此外，尚有降压、止吐、治疗急性肝损伤和对抗氧化氢诱发的溶血等作用。

【药膳】

1.地榆槐花蜜饮　地榆60克，槐花30克，水煎，过滤留汁，加入蜂蜜。适用于宫颈癌、阴道出血等症。

2.地榆菖蒲酒　菖蒲40克，地榆100克，当归80克，研细末，与料酒1000毫升同煎，过滤留汁，每日1杯，分为3次饮用。适用于产后血崩者。

3.地榆醋汁　地榆50克，醋50克，水煎服。适用于月经过多，崩漏等，也可治疗呕血。

西红花

微课

【来源】鸢尾科植物番红花 *Crocus sativus* L（图5-13）的柱头。

【采收加工】10～11月下旬，晴天早晨刚日出时采花，然后摘取柱头，随即晒干，或于55～60℃烘干。

【性味归经】性平，味甘。归心经、肝经。

【功效】活血化瘀，凉血解毒，解郁安神。

【性能特点】质轻甘寒，行散清泄，入心、肝经。既活血祛瘀，治血瘀兼热最宜；又凉血解毒，治热入营血、温毒发斑常用；还解郁安神，治忧郁痞闷、惊悸发狂可投。

【用法用量】用量3～9克；冲泡或浸酒炖。

【使用注意】月经过多者及孕妇忌服。

【药用成分与药理】主要含胡萝卜素和苦味素，系其药理活性物质。此外，还含挥发油成分。胡萝卜色素为西红花的主要色素，含量约2%，主要是西红花苷元与各种糖所组成的各种糖苷。苦味素主要为西红花苦素。另含番红花苷1～4、反式和顺式番红花二甲酯、α-番红花酸、α-菠固醇、番红花苦苷等成分。具有抗凝血，兴奋子宫，抗肿瘤，改善记忆性障碍，兴奋肠道平滑肌等作用。有药理试验证明，本品有兴奋子宫、活血与止血、抗肾炎、抗动脉粥样硬化、抗癌、抗自由基氧化、促进视网膜动脉血流量等作用。

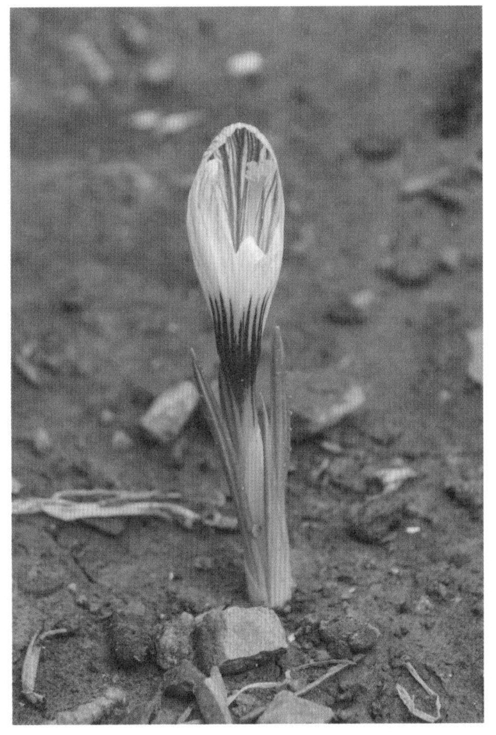
图5-13 西红花

【药膳】

1.黄芪藏红花茶 黄芪10克，藏红花10根。黄芪补气固表与藏红花补血活血的功效相辅相成，适用于血虚气虚，经常容易感冒的人群。

2.玫瑰石斛花藏红花茶 法兰西玫瑰6朵，石斛花6克，藏红花10根。玫瑰温经通络，石斛花理气解郁，藏红花利胆护肝，适用于气郁人群，适合春天做茶饮。

3.山楂藏红花茶 山楂10克，藏红花10根。山楂中的黄酮类物质能有效扩张血管，辅助加强藏红花活血化瘀的功效。适用于高血脂人群，适合减肥人士经常饮用。

微课

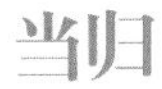

当归

【来源】伞形科植物当归*Angelica sinensis*（Oliv.）Diels.（图5-14）的根。

【采收加工】秋末采挖，除去须根及泥沙，待水分稍蒸发后捆成小把，上棚，用烟火慢慢熏干。

【性味归经】性温，味甘、辛。归肝经、心经、脾经。

【功效】补血活血，调经止痛，润肠通便。

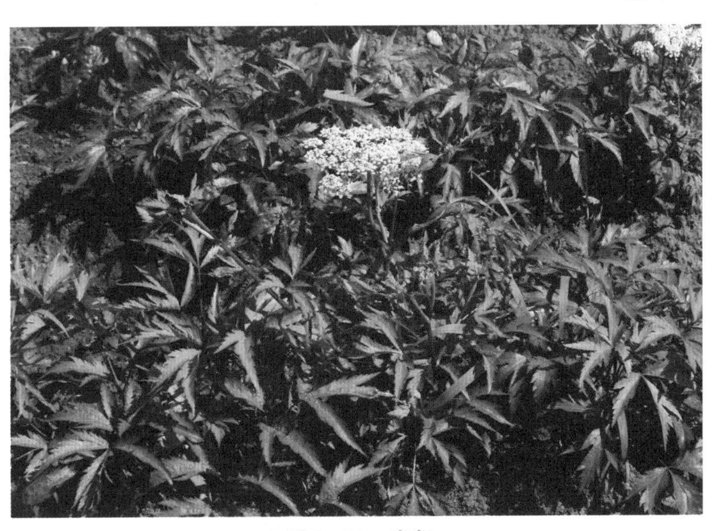
图5-14 当归

【性能特点】本品甘温补润，辛能行散，主入肝、心经，兼入脾经。善补血活血、调经止痛、润肠通便，并能散寒，凡血虚血瘀有寒之证均宜，兼肠燥便秘者尤佳，既为妇科调经之要药，又为内科补血之佳品，还为外、伤科消肿疗伤所常用。

【用法用量】用量6～12克，煎服。

【使用注意】热盛出血患者禁服，湿盛中满及大便溏泄者慎服。

【药用成分与药理】当归挥发油中主要成分为藁本内酯、正丁烯基呋内酯和当归酮等，尚含维生素B_{12}和铁、锌等多种微量元素。另含阿魏酸、苯乙酮、菖蒲二烯、香荆芥酚、愈创木酚、茴香酸、当归内酯、藁本内酯二聚体等。当归能降低血小板聚集及抗血栓，促进造血系统功能，降血脂及抗动脉硬化，抗氧化和清除自由基，增强免疫系统功能，抑制Ⅰ、Ⅱ、Ⅲ、Ⅳ型变态反应，对子宫具有兴奋及抑制的双向性作用，抑制前列腺增生，抗促性腺激素，抗辐射损伤，抗肿瘤，抗炎镇痛、抗损伤，保肝，利胆，促进消化，抑制胃肠的推动运动，具有抑制神经系统、松弛气管平滑肌、利尿、抑菌等作用。可抑制离体动物的子宫而兴奋整体动物的子宫。藁本内酯对实验动物有平喘作用，对其中枢神经系统有抑制作用。抗贫血作用可能与所含的维生素B_{12}和铁、锌等微量元素有关。

【药膳】

1.当归首乌鸡肉汤　当归20克，何首乌20克，鸡肉200克，枸杞子15克。将鸡肉洗净切块与当归、何首乌、枸杞同放锅内加清水适量煮至鸡肉烂熟时放入生姜、葱花、食盐、味精调味，饮汤食肉。鸡肉补气血。首乌养肝肾补血、当归养血和血，枸杞补肝肾、明目。几味合用有补肝肾、益气血的功能。适用于肝血不足所致的身体虚弱、头晕目眩、倦怠乏力、心悸怔忡、失眠健忘、食欲不佳等症的补养和治疗。

2.当归羊肉羹　当归25克，黄芪25克，党参25克，羊肉500克，葱、姜、料酒、味精、食盐各适量。将羊肉洗净，当归、黄芪、党参装入纱布袋内，扎好口，一同放入锅内，再加葱、生姜、食盐、料酒和适量的水，然后将锅置武火上烧沸，再用文火煨炖，直到羊肉烂熟即成。

3.归芪鸽肉汤　当归20克，黄芪50克，怀山药20克，红枣20克。将鸽去毛及内脏，洗净切块放砂锅中加水及药。

花椒

微课

【来源】芸香科植物花椒*Zanthoxylum bungeanum* Maxim.（图5-15）的成熟果皮。

【采收加工】秋季采收成熟果实，晒干除去杂质。

【性味归经】性温，味辛。归脾经、胃经、肾经。

【功效】温中止痛，杀虫止痒。

【用法用量】用量3～6克，外用适量，煎汤熏洗。

【使用注意】阴虚火旺者禁服，孕妇慎服。

【药用成分与药理】含挥发油，油中含有柠檬烯、枯醇、牻牛儿醇等。还含去1,8-桉叶油、月桂烯、香草木宁碱、七叶内酯、茴香脑、侧柏烯等成分。抗实验性胃溃疡、对肠平滑肌运动有双向作用、抗腹泻、保肝、镇静抗炎、局部麻醉、抗凝血、杀疥螨。药理实验表明，果皮注射液有止痛、麻醉作用；牻牛儿醇小量可引起离体肠管蠕动，大量则使之抑制；水煎剂对链球菌、葡萄球菌、肺炎球菌、炭疽杆菌、枯草杆菌、霍乱弧菌、副伤寒杆菌和铜绿假单胞菌均有抑制作用；所含挥发油可使蛔虫、蛲虫中毒。

【药膳】

1.花椒蒸梨　花椒20粒，冰糖2粒，梨1枚，将梨靠近柄部横断切开为两部分，挖去梨核后填入花椒与冰糖，将带柄的一端盖住另一部分，放入碗中，上锅蒸30分钟。治疗风寒咳嗽或肺气虚寒干咳。

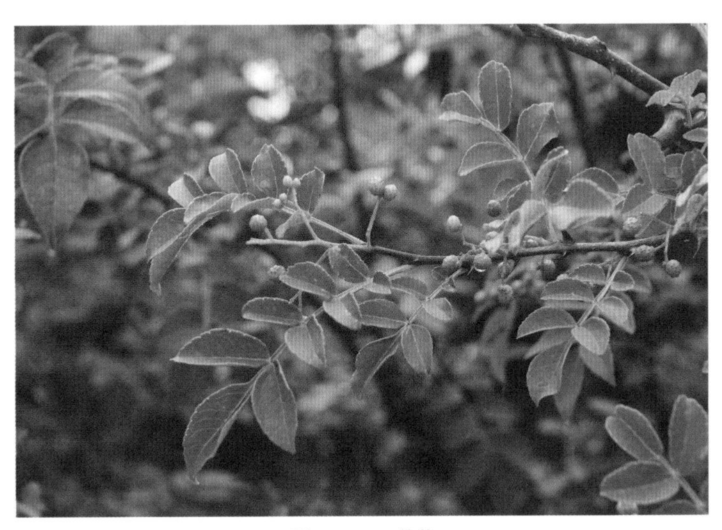
图5-15　花椒

2.花椒鸡丁　鸡胸肉250克，花椒10克，鸡蛋清1个。淀粉、葱段、姜片各10克，料酒、酱油、白糖、盐、香油各适量。鸡胸肉洗净，切成丁，用料酒、鸡蛋清和淀粉抓匀、上浆。锅中倒油烧热，下葱段、姜片炒香，放入鸡丁炒至变白色。倒入花椒，炒出椒香。放入酱油、白糖、盐调味，淋上香油炒匀即可出锅。随餐食用。适合脾胃虚寒所致的脘腹冷痛、泄泻、体弱乏力者食用。气血两亏、四肢不温、寒湿痹痛者宜食用。适合秋、冬寒冷季节食用。此菜比较燥热，有阴虚内热、上火炎症、出血者均不宜食用。孕妇慎食。

3.花椒粥　花椒3克，粳米100克。葱末、姜末、盐、香油各适量。将粳米淘洗干净，放入锅中，加适量水，熬煮成粥，盛入碗中。花椒焙干压碎，撒在粥上，放入所有调料，拌匀食用。每日早、晚温热食用。适合脾胃虚寒所致的脘腹冷痛、呕吐、泄泻或由于蛔虫引起的腹痛、呕吐者食用。秋、冬季食用尤宜。此粥较辛辣，平素畏辣食及阴虚火旺者不宜；孕妇亦不宜。

辛夷

【来源】本品为木兰科植物望春花 *Magnolia biondii* Pamp.、玉兰 *Magnolia denudata* Desr.或武当玉兰 *Magnolia sprengeri* Pamp.的干燥花蕾（图5-16）。

【采收加工】冬末春初花未开放时采收，除去枝梗，阴干。

【性味归经】辛，温。归肺、胃经。

【功效】散风寒，通鼻窍。

【性能特点】本品辛温发散，芳香质轻，升浮通达。入肺经，善散风寒、通鼻窍；入胃经，能引胃中清气上达。然因解表力弱，故仅为治鼻渊头痛与风寒头痛鼻塞所常用。用于风寒头痛，鼻塞流涕，鼻鼽，鼻渊。

【用法用量】3～10克，包煎。外用适量。

【使用注意】鼻病因阴虚火旺者忌服。

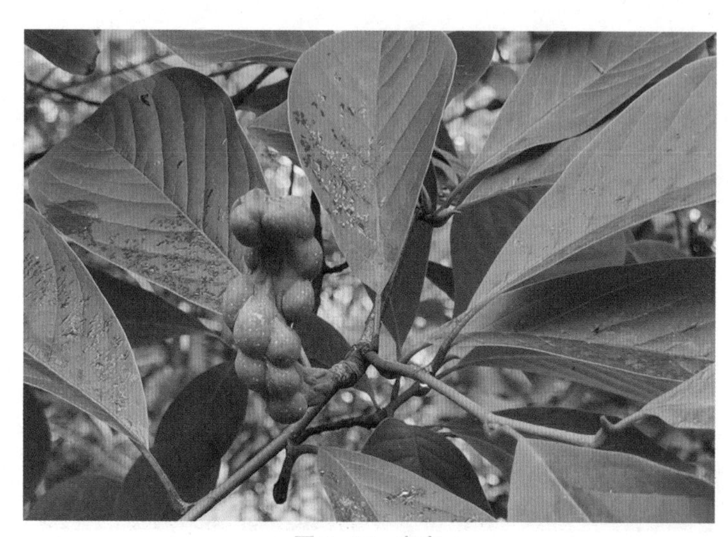
图5-16 辛夷

【药用成分与药理】含挥发油。油中主要成分为1,8-桉油精等。另含β-蒎烯、1,8-桉叶素、樟脑、望春花素、香橙烯、望春玉兰脂素A等成分。辛夷为治鼻渊（鼻窦炎）的常用药。可治疗由鼻窦炎、慢性鼻炎引起的头痛、鼻塞、鼻流浊涕。对急性鼻炎也有一定疗效。常配白芷、防风、细辛等同用，方如辛夷散；也可配苍耳子、荆芥、黄芩等。外用以乳剂和浓油最佳，油剂次之，煎剂又次之。

【药膳】

1.辛夷花鸡蛋汤　辛夷花10克，鸡蛋3个。将辛夷花择净，与鸡蛋同放锅中，加入清水500毫升，煎煮至200毫升后，取出鸡蛋，剥去蛋壳后放回再煎片刻便可。每日1次，饮汤吃蛋。可宣肺通窍，适用于鼻炎、鼻窦炎及其引起的鼻塞头痛等。

2.辛夷猪肺汤　辛夷花10克，猪肺1只，生姜3片，食盐适量。将猪肺洗净，切片，与辛夷花、生姜同放锅中，加清水适量炖至猪肺烂熟后，食盐调味服食。可散寒、宣肺、通窍。适用于风寒犯肺、肺气不利所致的鼻塞不通、流脓鼻涕、鼻渊等症。

没药

【来源】本品为橄榄科植物地丁树 *Commiphora myrrha* Engl.或哈地丁树 *Commiphora molmol* Engl.的干燥树脂（图5-17）。分为天然没药和胶质没药。

【采收加工】没药为橄榄科植物没药树或爱伦堡没药树的胶树脂。每年11月至次年2月间将树刺伤，树脂由伤口或裂缝口自然渗出初为淡黄白色液体，在空气中渐变为红棕色硬块。采后拣去杂质。

【性味归经】辛、苦，平。归心、肝、脾经。

【功效】散瘀止痛，消肿生肌。

【性能特点】没药味辛，苦，性平，它可以归心经、肝经还有脾经。它的功效可以散瘀定痛，消肿生肌，用于胸痹心痛，胃脘疼痛，痛经经闭，还有产后瘀阻，癥瘕腹痛，风湿痹痛，跌打损伤，痈肿疮疡。

【用法用量】3～5克，炮制去油，多入丸散用。

【使用注意】胃弱者慎服，孕妇及虚证无痛者禁服。

【药用成分与药理】与其他含油树脂的物质相似，没药（一般用酊剂）有某些局部刺激作用，可用于口腔洗剂中，也可用于胃肠无力时以兴奋肠蠕动。水浸剂用试管稀释法，1∶2对堇色毛癣菌等皮肤真菌有抑制作用。所含挥发油对霉菌有轻度抑制作用。没药煎剂20毫克/千克股动脉注射，可使麻醉狗股动脉血流量增加，血管阻力下降。

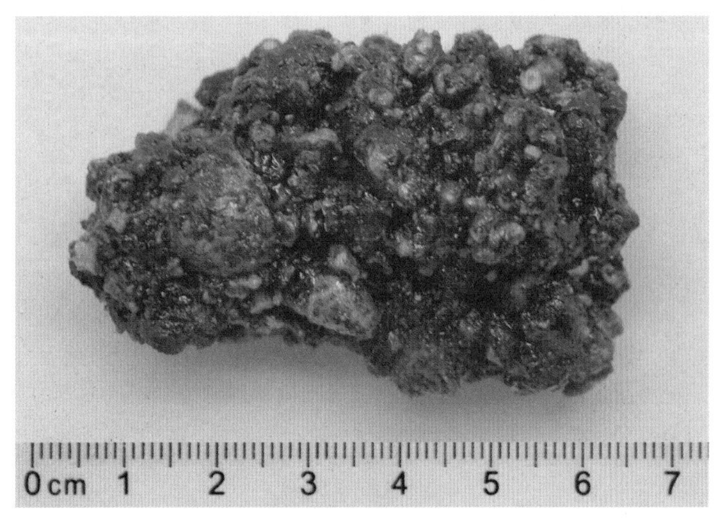

图5-17 没药

【药膳】

1.没药粥

材料：没药10克，大米100克，白糖适量。

做法：将没药择净，放入锅内，加清水适量，浸泡5～10分钟后，水煎取汁，加大米煮粥，待煮至粥熟后，白糖调味服食，或将没药研末，每取2～3克，调入粥中，再煮一、二沸服食，每日1剂，连续3～5天。

功效：活血止痛，消肿生肌。

用途：适用于痛经，闭经，胃脘疼痛，风湿痹痛，跌打伤痛，痈疽肿痛等。

2.没药鸡子酒方

材料：没药（研末）15克，生鸡蛋3枚，陈酒一升。

做法：上药先将鸡蛋开破，取蛋清置碗内，入没药备用；陈酒加热，投于碗中拌匀。

功效：活血化瘀止痛。

用途：适用于跌打损伤。

陈皮

【来源】本品为芸香科植物橘 *Citrus reticulata* Blanco 及其栽培变种（图5-18）的干燥成熟果皮。

微课

【采收加工】陈皮以产于广东新会、四会、广州近郊者质佳，称“广陈皮”。秋末冬初采摘成熟果实，剥取果皮，晒干或低温干燥。生用。

【性味归经】苦、辛，温。归肺、脾经。

【功效】理气健脾，燥湿化痰。

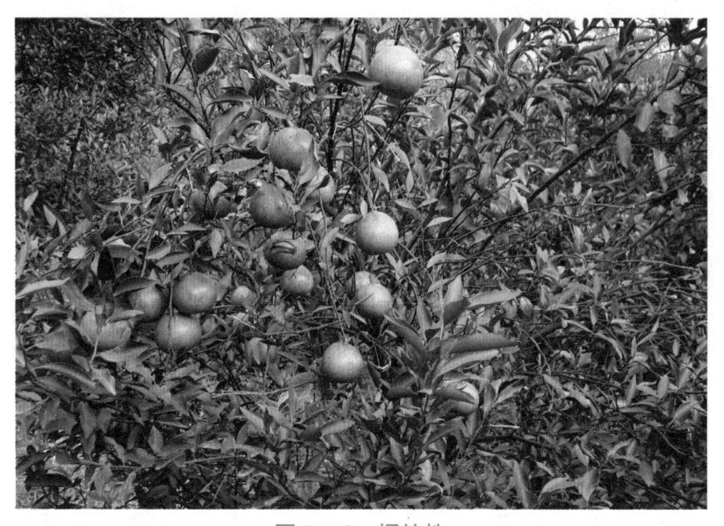

图 5–18　橘植株

【性能特点】用于脘腹胀满，食少吐泻。本品辛温芳香，能入脾经而行滞气，有行气止痛的功效，适用于寒湿阻中焦之气滞者，用于脾胃气滞所致的胃脘胀痛、恶心呕吐。本品有健脾和中之功，治疗各种脾胃虚引起的呕吐不食。另外本品辛温既能燥湿化痰又能温化寒痰。

【用法用量】3～10克，煎服。

【药用成分与药理】含挥发油，油中主要成分为右旋柠檬烯、枸橼醛，并含陈皮素、橙皮式、中肌醇、川皮酮、维生素B等。

挥发油对胃肠道有缓和的刺激作用，有利于胃肠积气的排出，并可使胃液分泌增多，故有助于消化。煎剂对胃肠平滑肌有抑制作用。挥发油能刺激呼吸道黏膜，使分泌物增多而有祛痰作用。能舒张支气管而有平喘作用。本品略有升高血压、兴奋心脏的作用，又能使肾容量减小、肾血管收缩而有抑尿作用。橙皮式类有类似维生素D的作用，能降低毛细血管的脆性，防止微血管出血，并有降低胆固醇的作用。对子宫有抑制作用。本品在试管内有抑制葡萄球菌生长的作用。

【药膳】

1.陈皮粥

材料：陈皮10克，大米50克。

做法：陈皮浸泡，洗净，撕成小片（比刀切味更佳），用1.5碗清水泡其半小时，然后用大火煎，煮开后改小火煎成大半碗，取出，再加水1.5碗煎成另一半碗，把两次煎好的陈皮汁相兑待用。大米淘净，放入锅中，加入陈皮汁及适量清水，煮为稀粥服食，每日1剂。

功效：行气健脾，化痰止咳。适用于脾胃气滞，消化不良，脘腹胀满，食欲不振，恶心呕吐，咳嗽痰多，胸膈满闷等。

2.陈皮瘦肉羹

原料：陈皮10克，猪瘦肉50克，生姜3片，调味品适量。

制作方法：将陈皮洗净，葱切成段，猪瘦肉洗净，切丝，锅里放入适量的植物油烧热后，葱、姜爆香，然后用肉丝炒，待出锅前加入盐、味精，炒成。

功效：可健脾开胃，制酸止痛，适用于胃气郁滞，胃酸过多所致胃脘疼痛，嗳气泛吐清水等。

板蓝根

微课

【来源】板蓝根是十字花科植物菘蓝*Isatis indigotica* Fort.（图5–19）的干燥根。

【采收加工】秋季采挖，除去泥沙，晒干。切片，生用。

【性味归经】苦、寒。归心经、胃经。

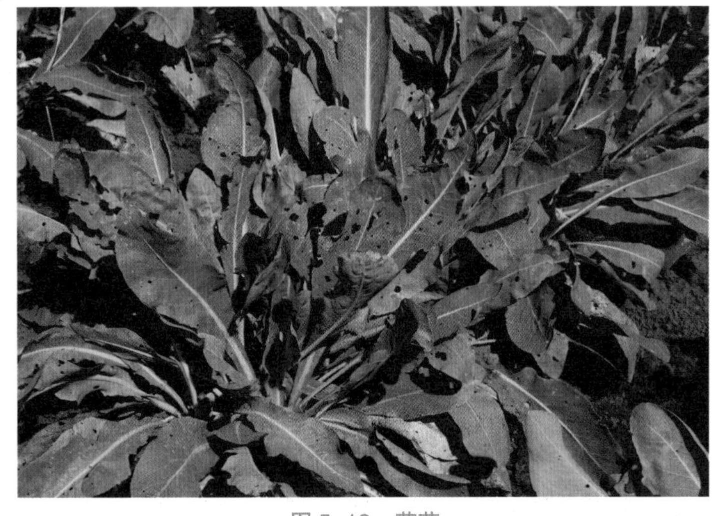
图5–19 菘蓝

【功效】清热解毒，凉血利咽。

【性能特点】本品苦寒，入心、胃经，善于清解实热火毒。用于治外感风热或温病初起、发热头痛咽痛。本品有清热解毒、凉血消肿之功，主治多种瘟疫热毒之证。用治时行温病、发斑发疹、舌绛紫暗者。

【用法用量】9～15克，煎服。

【使用注意】体虚而无实火热毒者忌服，脾胃虚寒者慎用。

【药用成分与药理】化学成分菘蓝的根部含靛甙、β–谷甾醇、靛红、板蓝根结晶乙、板蓝根结晶丙、板蓝根结晶丁。又含植物性蛋白、树脂状物、糖类等。根中氨基酸有精氨酸、脯氨酸、谷氨酸、酪氨酸、γ–氨基丁酸、缬氨酸和亮氨酸，又含芥子苷，还含有抗革兰阳性和阴性细菌的抑菌物质及动力精。菘蓝根对多种细菌有作用。水浸液对枯草杆菌、金黄色葡萄球菌、八联球菌、大肠杆菌、伤寒杆菌、甲型副伤寒杆菌、痢疾（志贺、弗氏）杆菌、肠炎杆菌等都有抑制作用。抗钩端螺旋体作用即1∶100以上的板蓝根或大青叶，在试管内均有杀钩端螺旋体的作用。

【药膳】

1.板蓝根炖猪肉汤

主料：猪肉，板蓝根，黄芪，红枣。调料：米酒，1/2汤匙盐。

制作方法：

（1）猪肉洗净，切块，焯水捞起；

（2）板蓝根、黄芪洗净；红枣洗净，拍扁去核；

（3）煮沸水，倒入炖锅，放入所有材料，用水炖两个小时，用盐和米酒调味。

菜谱功效：清热解毒，凉血利咽，能增强人体抵抗力，抵抗外来病菌的侵袭。但是板蓝根性寒，用猪肉炖可以稍微中和药性，但是体质寒冷的人不宜多喝，容易损伤阳气。

2.板蓝根茶

板蓝根10g，加盖子闷泡10分钟后即可饮用，少量频服。适宜人群：慢性咽炎，夏季感冒延后肿痛者。

奇亚籽

微课

【来源】来源于唇形科鼠尾草属植物芡欧鼠尾草 *Salvia Hispanica* L.的种子（图5-20）。

【采收加工】每年1～2月或11～12月成熟时采收。

【性味归经】性平、味甘淡，归脾经、肝经。

【功效】健脾祛湿，降脂化浊，平抑肝阳。

【性能特点】适用于肥胖，高脂血症，消渴；肝阳上亢、头晕目眩。可以控制血糖、促进排便、轻身减肥。

【用法用量】内服原粉或整粒9～30克。

【使用注意】消化功能不佳者忌服。

【药用成分与药理】奇亚籽富含蛋白质、脂肪酸、碳水化合物、膳食纤维、矿物质、维生素等多种营养及活性化学成分。

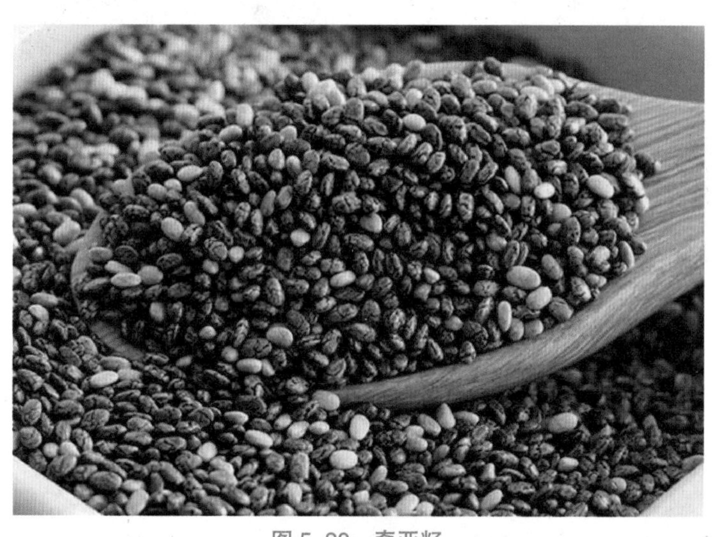
图5-20 奇亚籽

（1）调节胆固醇　奇亚籽富含不饱和脂肪酸，食用奇亚籽可以有效调节人体胆固醇水平，减少高血压病，降低血压水平，促进营养物质吸收，增强组织细胞免疫力。

（2）促进排便　由于奇亚籽的吸水能力超强，从而能够膨胀、变重，刺激肠道蠕动，避免肠道对有毒物质的吸收，起到促进排便的作用。

（3）控制血糖　奇亚籽所含碳水化合物的主要存在形式是纤维素，纤维素难以被分解成葡萄糖，进入人体后不会升高血糖浓度，从而维持血糖平衡。纤维素还具有调节胰岛素分泌的作用。

（4）美肤养颜　奇亚籽富含的抗氧化成分维生素E和维生素C具有抗氧化作用，有助于保持肌肤年轻态，而丰富的有益于人体的不饱和脂肪酸可以保持皮肤水分。

（5）轻身减肥　奇亚籽含有非常高的膳食纤维，是大米的9.8倍，燕麦的2.6倍，小麦的1.6倍。奇亚籽里面的纤维素还具有吸水功能，吸水后体积就会膨胀、变大。这样，分泌液和大体积的纤维素都会在胃肠道中占有较大空间，增强饱腹感，故有很好的轻身减肥而作用。

（6）促进心脏健康　奇亚籽含有多达20%的Ω-3 ALA，这是维持身体健康不可或缺的。人体自身无法制造，需要通过饮食进行补充的脂肪酸。奇亚籽中所含的Ω-3 ALA对心脏健康尤其重要，Ω-3 ALA可以帮助降低胆固醇、维护血管功能和减少心血管疾病风险。

（7）延缓衰老　奇亚籽富含多种抗氧化剂，蛋白酶抑制剂、绿原酸、咖啡酸、杨梅黄酮、橡黄素、维生素C、维生素E、β-胡萝卜素、硒等，可以有效解决肌肤老化、色素沉着。

【药膳】

1.美容养颜　奇亚籽是可以搭配牛奶吃的，大家需要准备一杯温开水，然后向其中倒入奇亚籽，然后等奇亚籽泡发好了之后，可以将其放入热牛奶中搅拌着吃，牛奶还是很有营养的，一起服用可以帮助美容养颜的。

2.促新陈代谢和排毒　可以将奇亚籽直接放在开水中，泡着喝。将其泡水喝后，也可以将其嚼烂，因为它含有很多的纤维，可能不是很容易消化，可以在口中嚼烂。早上喝一杯奇亚籽泡的水，可以促进新陈代谢和排毒。

3.补充营养　奇亚籽可以加在蔬菜沙拉中，将其拌在一起吃，补充营养。

非洲马铃果

微课

【来源】来源于夹竹桃科（Apocynaceae）马铃果属植物，产于炎热而又干旱的非洲地区的非洲伏康树（图5-21）。

【采收加工】取全株各部分干燥，药用。

【性能特点】其茎和树皮的煎液被用于治疗精神障碍，树胶被用于治疗牙齿黯黑，根的煎液被用于治疗噎膈，果实煎液被当作消毒剂使用，叶的煎液被用于治疗小儿哮喘。非洲马铃果浑身都是宝，它的提取物长期作为药物和致幻剂使用。

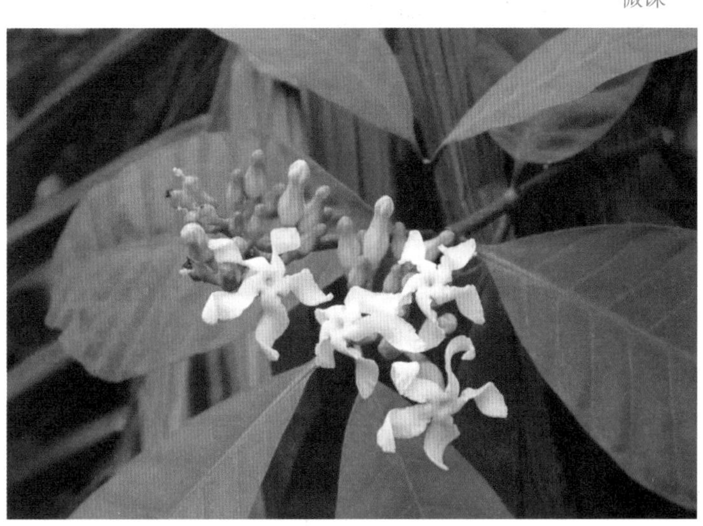

图5-21　非洲马铃果

【药用成分与药理】据研究发现伏康树（Voacanga africana Staph.）根皮含有黄酮类，单宁、类固醇和萜类、生物碱，不含蒽醌和皂角苷、香豆素类物质。生物碱为伏康树的主要生物活性和生理功能成分。

【药膳】

1.治疗精神障碍　非洲马铃果的茎和树皮的煎液。

2.治疗噎嗝　取树皮和根的煎液。

非洲臀果木

微课

【来源】为蔷薇科李亚科野生乔木植物非洲臀果木*Pygeum topengii* Merr.（图5-22）的树皮、果实及种子。

【采收加工】种子可供榨油。花期6～9月，果期冬季。由非洲臀果木树的树皮制成的提取物。

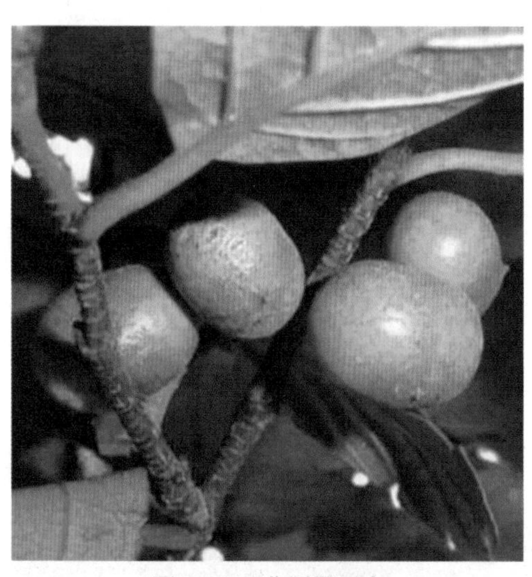

图5-22　非洲臀果木

【性味归经】辛，凉。归肺、肝经。

【功效】消除炎症，减轻前列腺因受到刺激所发生的肿胀。可减少夜尿以及排尿中断的情况。

【性能特点】非洲臀果木是一种传统的用于治疗前列腺炎的草药。它通常作为前列腺健康的补充剂出售。用于缓解良性前列腺增生症（BPH）。

【用法用量】建议剂量，每天100～200毫克，持续服用3个月。

【使用注意】阴虚血燥，肝阳偏亢，表虚汗多者忌服。

【药用成分与药理】树皮及果实的提取物中含有甾醇、萜类化合物。主要检测成分总甾醇（豆甾醇，β-谷甾醇，菜籽甾醇）可以减少患者体内过量的前列腺素，减少前列腺中沉积的胆固醇，改善静脉和毛细血管的脆性，同时还有利尿和抗水肿的作用，可以大大改善男性前列腺和性器官疾病的发生发展。生长因子抑制剂具有同时作用于前列腺和膀胱的双重功效，能有效地抑制由碱性成纤维细胞生长因子所导致的成纤维细胞的增生，因而能有效抑制前列腺中纤维组织的增生，从而抑制前列腺组织的增生。同时具有抑制膀胱壁纤维化，改善膀胱壁弹性，保护膀胱功能的作用。

碱性成纤维细胞生长因子（bFGF）是前列腺内的主要生长因子。bFGF增多可导致前列腺细胞的增生。非洲臀果木提取物，能有效抑制膀胱壁的继发性bFGF分泌增加所造成的代偿性增厚，使膀胱壁的纤维化进程减慢，并能降低膀胱逼尿肌的敏感性。

金花菜

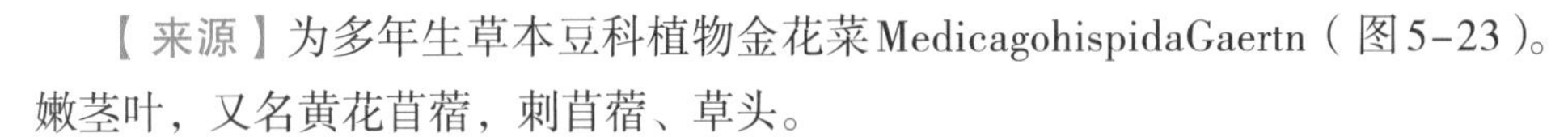

【来源】为多年生草本豆科植物金花菜MedicagohispidaGaertn（图5-23）。嫩茎叶，又名黄花苜蓿，刺苜蓿、草头。

【采收加工】茎平卧或倾斜之出复叶，8月至立春3月陆续采收，各地有野生，亦有栽培。江苏苏州等地将其嫩苗腌作菜蔬，叫腌金花菜。一名三叶菜，古称苜蓿，原本是马吃的，据说还是张骞出使西域从大宛带回来的，这就是今日上海人所说的"草头"。这种野菜现在也渐渐成为"园蔬"了。可炒吃，如上海馆子的"生煸草头"。

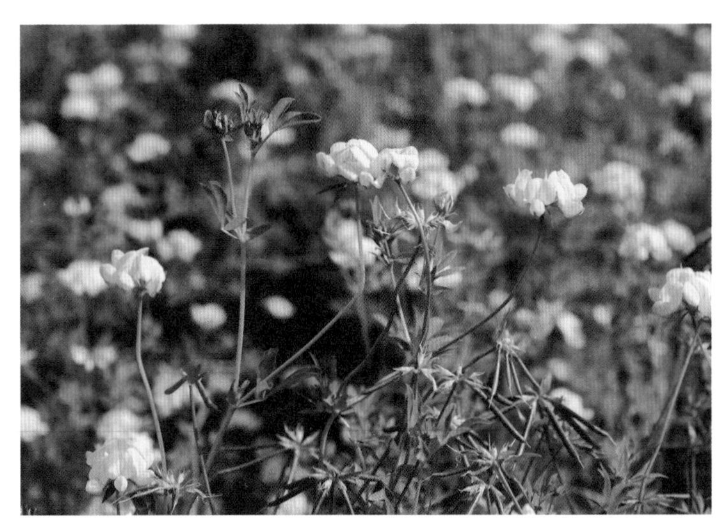

图5-23 金花菜

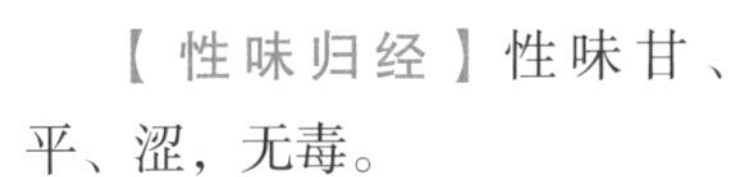

【性味归经】性味甘、平、涩，无毒。

【功效】利大小肠，安中，和胃，舒筋活络。可治疗神经病、尿酸性膀胱结石、水肿、白血病等病症。

【性能特点】对肿瘤有抑制作用，能降血脂、抗凝血、防出血、清内热。它含有的植物皂素能和人体内的胆固醇结合，促进排泄，从而大大降低胆固醇含量，保护动脉壁，对防治冠心病有功效。哺乳期妇女吃富含维生素K的秧草，可预防婴儿脑溢血，同时还是乌发的重要营养物。秧草的含糖量低，肥胖人吃了既可满足食欲，又能增加必要的营养，还能起到减肥作用。秧草也是糖尿病、心脏病患者的佳蔬。

【用法用量】可炒食、腌渍及拌面蒸食，味鲜美。

【食疗验方】

1.风湿筋骨痛，神经痛　野苜蓿15克，水煎，一日分2次服。

2.黄疸型肝炎　野苜蓿、茵陈各15克，水煎，一日分2次服。

3.白血病　野苜蓿15克，水煎，一日分2次服。

4.毒蛇咬、蜈蚣及黄蜂咬　鲜草捣烂，涂敷伤口（江西草药资料）。

【使用注意】皮肤瘙痒症者、哮喘病者、平素痰多者、肠胃病患者忌食。

【药用成分与药理】金花菜每百克嫩茎叶含水分87.5 克，蛋白质5.9克，脂肪0.1克，碳水化合物9.7克，钙168毫克，磷64毫克，铁7.6毫克，胡萝卜素3.48毫克，尼克酸1.0毫克，维生素C 85毫克等。含有蛋白质和脂肪以及大量的水分与碳水化合物，可以让人体吸收多种必需的营养成分，能促进身体代谢，也能提高人体内各器官的功能。

【药膳】

苜蓿菜摊蛋饼

材料：苜蓿菜，鸡蛋，盐，黑胡椒粉。

方法：

（1）苜蓿菜叶洗净沥干水分，打入鸡蛋。

（2）然后适量盐、黑胡椒粉拌匀。拌入盐的时候要尽量拌匀，以免出现咸味不均的现象。

（3）平底锅里加入少许油，将苜蓿菜面糊平摊在锅里，将一面煎至成型后慢慢对折下，然后对折后翻面煎黄即可。煎的时候一面煎好再翻面，火不要太大，以免煎煳。

（4）然后取出蛋饼，修整下形状切块即可食用。

乳香

【来源】为橄榄科植物乳香树*Boswellia carterii* Birdw.及其同属植物*Boswellia bhawdajiana* Birdw.树皮渗出的树脂（图5-24）。

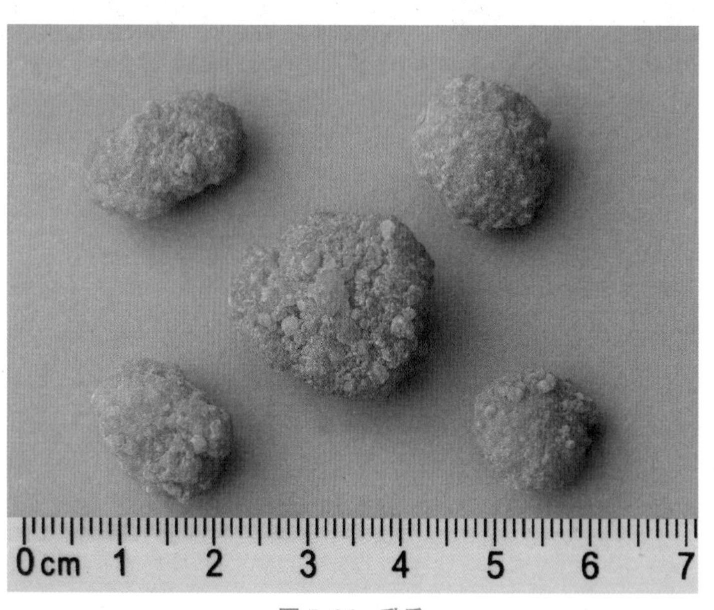

图5-24 乳香

【采收加工】春、夏将树干的皮部由下向上顺序切开，使树脂由伤口渗出，数天后凝成硬块，收集即得。入药多炒用。

春、夏均可采收，以春季为盛产期。采收时，干树干的皮部由下向上顺序切伤，并开一狭沟，使树脂从伤口渗出，流入沟中，数天后凝成干硬的固体，即可采取。落于地面者常黏附砂土杂质，品质较次。本品性黏，宜密闭，防尘；遇热则软化变色，故宜贮藏于阴凉处。

【性味归经】辛、苦，温。归心、肝、脾经。

【功效】活血止痛，消肿生肌。

【性能特点】本品辛散苦泄，芳香走窜。内能宣通脏腑，通达气血；外能通达经络。本品散瘀消肿止痛之力较强，且能活血消痈、去腐生肌，并兼行气，为外、伤科之要药。凡血瘀气滞之疼痛、跌打损伤、痈疽疮疡及瘰疬肿块皆可用之。

【用法用量】内服：煎服，3～10克，宜炒去油用。外用：适量，生用或炒用，研末调敷。

【使用注意】本品味苦气浊，对胃有刺激性，易致恶心呕吐，胃弱者慎用；孕妇及无瘀滞者慎用。

【药用成分与药理】

含树脂60%～70%，树胶27%～35%，挥发油3%～8%。树脂的主要成分为游离α、β-乳香脂酸33%，结合乳香脂酸1.5%，乳香树脂烃33%。树胶为阿糖酸的钙盐和镁盐20%，西黄芪胶黏素6%；此外，尚含苦味质0.5%。挥发油呈淡黄色，有芳香，含蒎烯，消旋柠檬烯及α、β-水芹烯，其主要的芳香成分未明。

本品有较显著的镇痛作用。调气活血，定痛，追毒。治气血凝滞、心腹疼痛，痈疮肿毒，跌打损伤，痛经，产后瘀血刺痛。

以乳香为首味药的子宫丸比多种抗菌素有更强烈的抑菌作用，且能有效地杀灭滴虫。

【药膳】

1.乳香粥　粥方组成：乳香10克，大米100克，白糖适量。

煮制方法：将乳香择净，放入锅内，加清水适量，浸泡5～10分钟后，水煎取汁，加大米煮粥，待煮至粥熟后，白糖调味服食，或将乳香研末，每取2～3克，调入粥中，再煮一、二沸服食，每日1剂，连续3～5天。

适用于痛经，闭经，胃脘疼痛，风湿痹痛，跌打伤痛，痈疽肿痛等。

注意事项：本品味苦，胃弱者服用多易致呕吐，故用量不宜大；无淤滞者及孕妇不宜选用。

2.乳香蛋丁　其是以乳香、鲜鸡蛋为主料制作的药膳。

方药组成：乳香1.5克，鲜鸡蛋2个，牛奶400毫升，青豆50克，淀粉50克，猪油30克。精盐、味精少许。

功效主治：活血化瘀，行气止痛。本药膳主要适用于骨癌气滞血瘀型疼痛者。

用法用量：牛奶中加入乳香、蛋清、味精和盐，调匀。将蛋黄打碎，稍加味精、精盐、上笼蒸熟后切成丁。青豆煸炒至熟。再置炒锅于火上，放入猪油烧热，倒入调匀的牛奶和蛋清，不断地翻炒成粥状，起锅装盘，再撒入蛋黄丁和青豆于上面，即可食用。

泽兰

微课

【来源】为唇形科植物毛叶地瓜儿苗 *Lycopus lucidus Turcz.var.hirtus* Regel（图5-25）的干燥地上部分。

【采收加工】全国大部分地区均产。夏、秋二季茎叶茂盛时采割，晒干。切段，生用。

【性味归经】苦、辛，微温。归肝、脾经。

【功效】活血调经，祛瘀消痈，利水消肿。

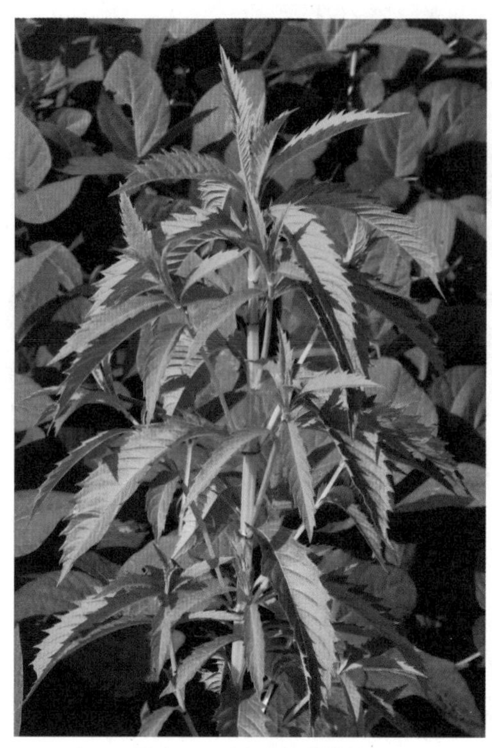
图 5-25 地瓜儿苗植株

【性能特点】

（1）血瘀月经不调，经闭痛经，产后瘀血腹痛 本品辛散苦泄，温通行滞，功善活血调经，为妇科经产瘀血病症的常用药。治血瘀经闭痛经，产后瘀滞腹痛，常配伍当归、白芍、茺蔚子等，如泽兰汤（《医学心悟》）；治月经不调因血瘀兼血虚者，常配伍当归、白芍等。

（2）跌打伤痛，疮痈肿毒 本品能活血祛瘀以消肿止痛、消痈散结，可用于跌打伤痛、疮疡肿毒。治跌打损伤，瘀肿疼痛，可单用捣碎，或配伍当归、红花、桃仁等；治胸胁损伤疼痛，常配伍丹参、郁金、延胡索等；治疮痈肿毒，可单用捣碎外敷，或配伍金银花、黄连、赤芍等。

（3）水肿，腹水 本品既能活血祛瘀，又能利水消肿，对瘀血阻滞、水瘀互结之水肿尤为适宜，以本品与防己等分为末，醋汤调服，治疗产后水肿。治大腹水肿，常配伍白术、茯苓、防己等。

【用法用量】煎服，6～12克。

【使用注意】无瘀滞者慎用。

【药用成分与药理】

1.化学成分 含挥发油、葡萄糖苷、鞣质、树脂、黄酮苷、酚类、氨基酸、有机酸、皂苷、洋兰糖、水苏糖、半乳糖、果糖等。

2.药理作用 泽兰水煎剂能降低血液黏度、纤维蛋白原含量、血细胞比容、缩短红细胞电泳时间、减少红细胞聚集、抑制血小板聚集、抗凝血和血栓形成、改善微循环、调节血脂代谢。泽兰全草制剂有强心作用。泽兰水提醇沉液具有利胆保肝作用。泽兰及其不同极性部位具有清除自由基作用。

【药膳】

1.泽兰墨鱼 泽兰叶末100克，墨鱼250克，料酒少许。将泽兰叶研成细末，装入布袋中备用。墨鱼用清水洗净后，切成片状，放入砂锅，加水适量，放入泽兰药袋浸透，用大火煮沸，烹入料酒，改用小火煨煮1小时，待墨鱼肉酥烂即成。本食疗方对瘀血阻滞型慢性前列腺炎尤为适宜。

临床观察无毒。在常规剂量内水煎服没有不适反应。长期服用或大剂量（30克以下）服用也没有明显副作用。

2.鸡蛋水泽兰汤 血瘀型无排卵功能失调性子宫出血：见阴道出血无规律，时出时止，或良久方来，或淋漓难止，量多，血色暗红或紫红，质地黏稠多块，下腹疼痛，腰腹疼痛，面色、唇色偏暗。

泽兰专治产后血败、流于腰股，拘挛疼痛，破宿血，消癥瘕，除水肿及身面四肢浮肿。如“泽兰通经饮”充分利用各药材的强劲功效，驱散患者体内的寒气，激起了机体的活跃度，使气血得以正常运行，恢复内分泌正常，调节月经周期至规律。

荜茇

微课

【来源】为胡椒科植物荜茇*Piper longum* L.的干燥近成熟或成熟果穗（图5-26）。

【采收加工】果穗由绿变黑时采收，除去杂质，晒干。生用。

【性味归经】辛，热。归胃、大肠经。

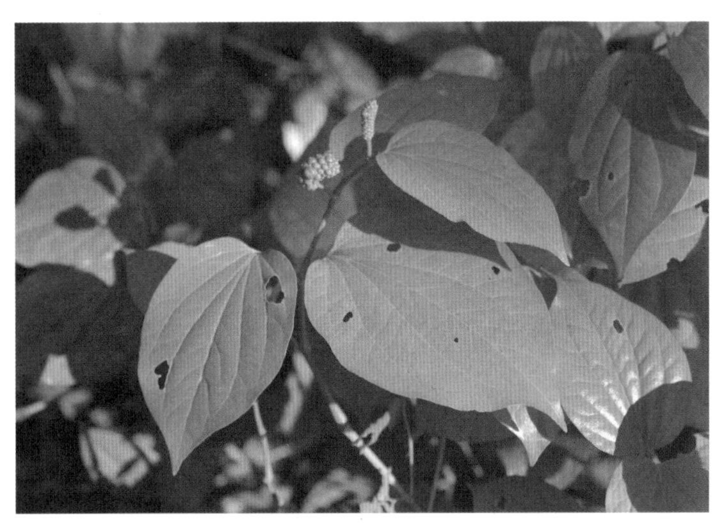

图5-26　荜茇

【功效】温中散寒，下气止痛。

【性能特点】本品既善温中散寒，又能行气止痛，除治脾胃寒证之腹痛、呕吐、泄泻外，亦可治寒凝气滞之胸痹心痛、头痛及龋齿疼痛。

【用法用量】内服：煎服，1～3克。外用：适量，研末堵塞龋齿孔中。

【使用注意】实热郁火、阴虚火旺者均忌服。

【药用成分与药理】

1.化学成分　果实含胡椒碱、棕榈酸、四氢胡椒酸、挥发油等。

2.药理作用　本品挥发油非皂化物能降低动物外源性及内源性总胆固醇；挥发油能对抗多种条件所致的缺氧及心肌缺血；纠正动物实验性心律失常；并有镇静、镇痛、解热等作用。

【药膳】

砂仁荜茇桔鱼汤，砂仁和陈皮一起煲汤，适于寒性的腹痛患者食用。荜茇粥，与平常做粥的方法无异，加入些许胡椒、桂心，能温润养胃，增加食欲。冷痢患者在吃药治疗的同时，辅以药粥，能好得更快些。除了荜茇粥能治疗冷痢，将牛奶和荜茇一起吃，除了增加营养，增强体质，还能起到滋润阴液的作用，并对肠胃类的癌症患者有一定疗效。

1.治气痢　牛乳半斤，荜茇三钱。同煎减半，空腹顿服。（《独异志》）

2.治牙齿疼痛　荜茇、胡椒。上二味等分，捣罗为末，化蜡丸，如麻子大。每用一

丸，内蛀孔中。(《圣济总录》荜丸)

3.荜茇米粥

原料：荜茇，糯米，砂糖，水，胡椒粉。

制法：将荜茇研为细粉，选用糯米50克，砂糖适量，加水500毫升。先煮糯米粥，然后取荜茇粉2～3克，胡椒粉1～2克，调入粥中，改用文火再煮5～7分钟，即可。早晚餐温热服食，5天为一疗程，停3天再服。

效用：荜茇为胡椒科多年生草质藤本植物荜茇的未成熟果穗。荜茇粥在《太平圣惠方》一书中有记载，是由荜茇和糯米加水煮成，具有温中益胃，散寒止痛的作用。

适应症状：胃寒冷痛、呕吐清水、肠鸣水泻、虚寒冷痢等症。

茯苓

微课

【来源】原本品为多孔菌科真菌茯苓*Poria cocos*(*Schw.*)Wolf的干燥菌核(图5-27)。

【采收加工】多于7～9月采挖，挖出后除去泥沙，堆置“发汗”后，摊开晾至表面干燥，再“发汗”，反复数次至现皱纹、内部水分大部散失后，阴干，称为“茯苓个”。或将鲜茯苓按不同部位切制，阴干，分别称为“茯苓块”和“茯苓片”。取茯苓个，浸泡，洗净，润后稍蒸，及时削去外皮，切制成块或切厚片，晒干。

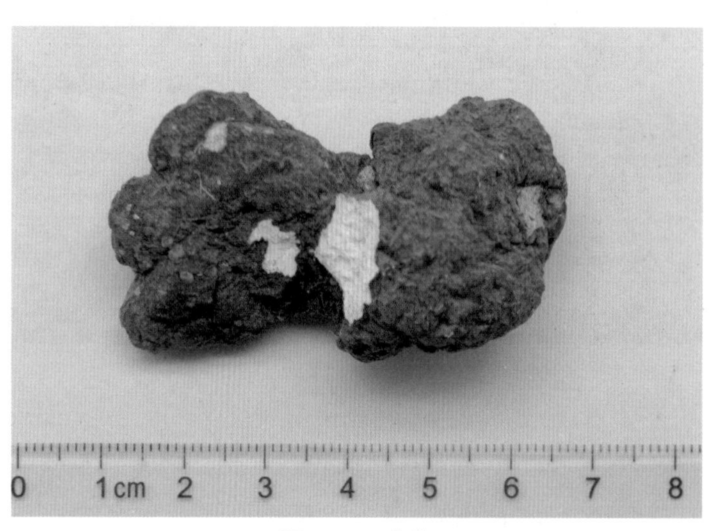

图5-27　茯苓

【性味归经】甘、淡，平。归心、脾、肾经。

【功效】利水渗湿，健脾，宁心安神。

【性能特点】本品淡渗甘补，药性平和。既可祛邪，又可扶正，利水而不伤正气，为利水消肿之要药，可用于寒热虚实各种水肿；又善渗湿健脾，治水湿，有标本兼顾之功，常用于治疗痰饮及脾虚诸证；尚能宁心安神，为治心悸失眠之良药。

【用法用量】内服：煎服，10～15克。

【使用注意】虚寒精滑或气虚下陷者忌服。

【药用成分与药理】

1.化学成分　本品含β-茯苓聚糖，占干重约93%。另含茯苓酸、蛋白质、脂肪、卵磷脂、胆碱、组氨酸、麦角甾醇等。

2.药理作用　茯苓煎剂、糖浆剂、醇提取物、乙醚提取物，分别具有利尿、镇静、抗肿瘤、增加心肌收缩力的作用。茯苓多糖有增强免疫功能的作用。本品还有护肝、降血糖、延缓衰老、对胃溃疡有抑制作用。

【药膳】

1.白茯苓粥　用白茯苓与粳米一起煮粥服用，具有祛斑增白、润泽皮肤的作用。

2.茯苓糊　碗里倒入少量水加入一小勺茯苓拌匀，继续加粉搅拌，倒入热锅里，其间不断搅拌，直到透明状关火，加入糖、或蜂蜜调匀食用。

胡椒

微课

【来源】为胡椒科胡椒属植物胡椒*Piper nigrum* L.（图5-28）的干燥近成熟或成熟果实。

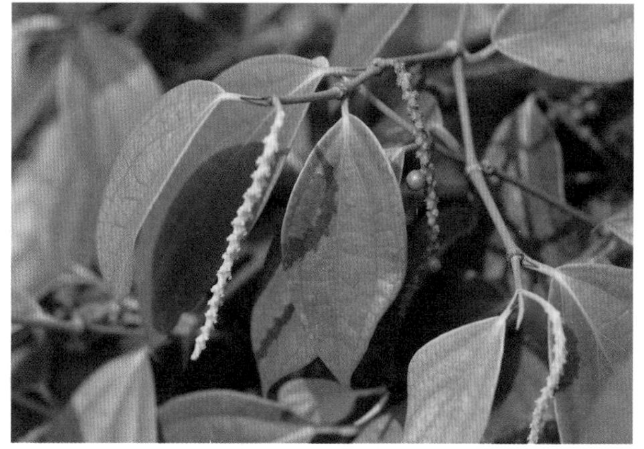
图5-28　胡椒

【采收加工】秋末至次春果实呈暗绿色时采收，晒干，为黑胡椒；果实变红时采收，用水浸渍数日，擦去果肉，晒干，为白胡椒。

【性味归经】味辛，性热；归胃、大肠经。

【功效】温中止痛，下气消痰，开胃进食。

【性能特点】温中，下气，消痰，解毒。治寒痰食积，脘腹冷痛，反胃，呕吐清水，泄泻，冷痢并解食物毒。

【用法用量】内服：煎汤，1～3克；或入丸、散。外用：研末调敷，或置膏药内外贴。

【使用注意】热病及阴虚有火者禁服，孕妇慎服。

【药用成分与药理】胡椒的主要成分是胡椒碱，也含有一定量的芳香油、粗蛋白、粗脂肪及可溶性氮，能祛腥、解油腻，助消化；胡椒的气味能增进食欲；胡椒性温热，对胃寒所致的胃腹冷痛、肠鸣腹泻有很好的缓解作用，并治疗风寒感冒；胡椒有防腐抑菌的作用，可解鱼虾肉毒；黑胡椒的辣味比白胡椒强烈，香中带辣，祛腥提味，更多地用于烹制内脏、海鲜类菜肴；白胡椒的药用价值较大，可散寒、健胃等，可以增进食欲、助消化，促发汗；还可以改善女性白带异常及癫痫症。

【药膳】

1.胡椒生姜水

原料：胡椒3分（末），生姜1两（微煨切）。

制法及用法：以水2大盏，煎取1盏，去渣，3次温服。

功效：治反胃呕哕吐食，数日不定。

2.胡椒根鸡汤

材料：胡椒根15克，党参10克，红枣5枚，鸡半只。

做法：胡椒根、党参、红枣洗净，与鸡肉一同放入炖盅内，加入适量饮用水，隔水炖

2小时，加盐调味即可。

功效：这款汤能温中散寒，下气止痛。用于风寒湿痹痛，脘腹冷痛，气阻失畅者。

微课

微课

南非叶

【来源】为菊科斑鸠菊属植物（Vernoniaamygdalina），别称扁桃斑鸠菊（图5-29）。

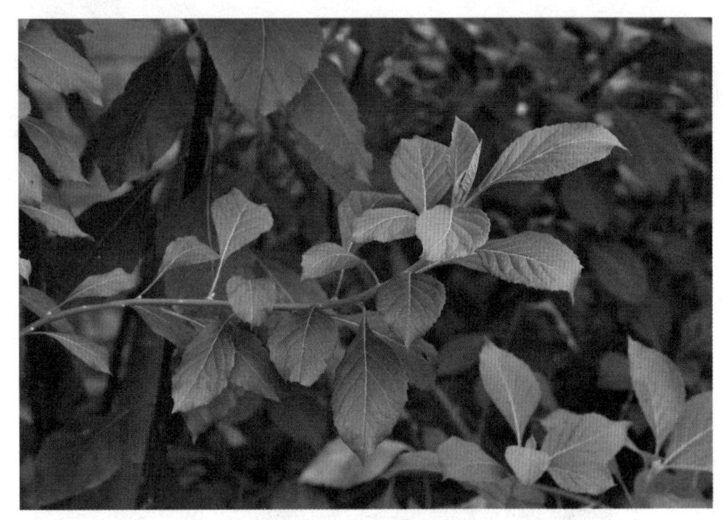
图5-29 南非叶

【采收加工】南非叶雨水充沛环境下，茂盛生长，无性繁殖，常用作中草药，原生长于南非，从马来西亚、新加坡移植到中国。

【性味归经】苦涩，性凉。

【功效】清热解毒，功能散热。主治闪光、老花眼、近视，对青光眼也有显著的功效。

【性能特点】南非叶性味苦寒，可入肝经、胆经、肺经、大肠经，对于血热型皮肤病、高血压症、高胆固醇症等有辅助治疗的功效。

【用法用量】南非叶富含抗氧化剂，经过高温烹煮后，抗氧化剂就会削减，生吃的效果最好。

【使用注意】过量对肾可能带来负荷。且由于是味苦性凉，故身体虚弱、胃寒、低血压、手脚麻痹、贫血、骨瘦如柴和经常头晕者慎服或从小剂量服起并观察，孕期、经期禁服。

【药用成分与药理】

1.清热解毒　南非叶性味苦寒，入肝经、胆经、肺经、大肠经，具有清热解毒的作用。由于南非叶特别苦寒，在配伍使用中宜搭配辛温药材如姜半夏，起到调和作用。

2.凉血清血　南非叶味苦性凉，入血分，有凉血清血的功效，对于血热型皮肤病、高血压症、高胆固醇症等有辅助治疗的功效；并且南非叶中含有的倍半萜内酯成分，能够抗血小板活性，对于预防血栓、动脉粥样硬化等心脑血管疾病也有一定的作用。

3.防病抗病　南非叶含有一些天然药用成分，具有清热解毒，凉血止血等多种功效，另外南非叶还能消炎杀菌提高人体的抗病毒能力，平时人们食用南非叶，能预防高血压和高血脂，更能减少糖尿病和青光眼等多种疾病发生。除此以外，它对人类的癌症和身体肥胖以及病毒性感冒等症也有良好的预防与缓解作用。

4.抗肿瘤　南非叶富含抗氧化剂倍半萜内酯和斑鸠菊苷，而抗氧化剂具有抵抗自由基的攻击，防止细胞氧化的功用。用氯仿、乙酸乙酯提取南非叶，提取物对肿瘤细胞增殖具有抑制作用。

5.抗菌消炎　南非叶中含有倍半萜内酯和斑鸠菊苷成分，都具有一定的抗菌、抗疟疾作用，可用于治疗疟疾、腹泻、痢疾、肝炎、疥疮、胃痛等病症。

6.抗氧化延缓衰老　南非叶中含有多种天然抗氧化成分，它能清除人体内的自由基，而且能降低人体内过氧化脂质的活性，可以减少它们对人体组织细胞的伤害。平时经常食用能减少身体内氧化反应发生，延缓人体衰老，坚持食用还能起到延年益寿的重要作用。

【药膳】

南非叶既可以作为茶叶泡茶，也可以作为中药制作成药品治疗多种疾病。

降血压　南非叶有清热解毒的功效，对降低血压具有一定的辅助治疗作用。

用法：南非叶，3～5片冲泡或煲成水饮用，服用后在短期内可看到效果。例如高血压者服用短时间后，会觉得比较轻松。病情严重者可连续喝8～10天，一旦病情改善，改为每周1～2次。

南非钩麻

微课

【来源】为胡麻科爪钩草属植物南非钩麻*Harpagophytum* procumbens（图5-30）的干燥根。

【采收加工】药用部分是其次生根。南非钩麻的浸泡油可当作按摩油使用，和内服药草的疗效相同。南非钩麻浸泡油具有很强的抗发炎和止痛疗效。

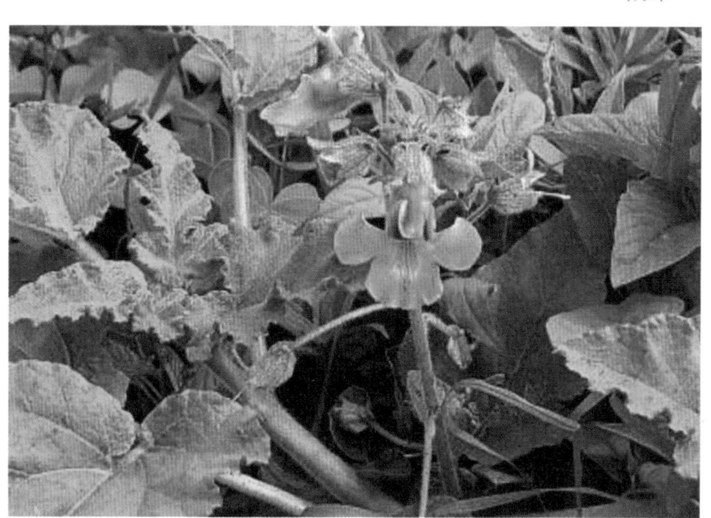
图5-30　南非钩麻

【性味归经】辛，凉。归肺、肝经。

【功效】治疗风湿病、关节炎、胃肠道功能紊乱和其他疼痛及发炎现象。作为一个现代的、流行的膳食补充剂，用于治疗退化性关节疾病，包括关节炎、痛风、风湿病、炎症、腰痛、肌肉和关节疼痛，并帮助消化。

【性能特点】提取物具有消炎、镇痛、抗风湿、抗氧化以及免疫方面的作用。多用于药物治疗炎症、减少疼痛、增强食欲等，民间口服南非钩麻根用于动脉硬化、关节炎、痛风、肌痛、纤维织炎、腰部风湿痛、胸膜炎痛、风湿病、胃肠道不适、食欲减退，以及运动系统退化病。口服南非钩麻传统上用于肾、膀胱病和月经不调。用作软膏，外用于损伤等。口服南非钩麻用于食欲减退或消化不良可能有效。用于退化性关节病的支持治疗可能有效。其他疗效无足够、确信的资料。安全性口服并适量用南非钩麻块茎的制剂可能安全。外用的安全性无足够、确信的资料。

【用法用量】口服用于食欲减退每日1.5克南非钩麻根，其他用途常用剂量为每日4.5克南非钩麻根。南非钩麻浸泡油浓度较高，一般添加比为1%～2%，也常将该油用于按摩使用。

【使用注意】胃或十二指肠溃疡患者禁服，孕妇禁服。南非钩麻长期服用安全性高，被认为是一种低副作用的草药。由于南非钩麻可能的催产特性，孕期应禁用。目前的研究报告中暂没有儿童服用的临床验证，故而不建议儿童服用。南非钩麻可能与抗高血压药、抗凝剂、抗糖尿病的药物间存在配伍禁忌。2014年6月30日，国家食品药品监督管理总局发布第11号公告，将南非钩麻根提取物列入化妆品原料目录中，最高使用量为5%。

【药用成分与药理】活性成分与南非钩麻药用部位是块茎。其药用功效的主要成分为烃糖苷类、β-谷固醇类和多碳不饱和酸三大类，含量最多的为烃糖苷类，其中又以哈巴苷为主。南非钩麻含环烯醚萜类，包括玄参苷（harpagoside）。有些研究者认为这是其抗炎作用的成分。而人和动物试验未能确证该作用。有些研究认为由于玄参苷的存在，南非钩麻的甲醇粗提物对心脏有作用，低剂量时可轻微减慢心率，增加收缩力。高剂量时显著减弱心脏收缩力和冠脉血流。南非钩麻还显示弱的抗真菌活性。南非钩麻油按摩使用一般认为是安全的，如果内服的话，最好在医生的指导下进行。

南非钩麻的主要活性成分为环烯醚萜苷，具有强大的抗炎作用，含量约为3%，在次茎中含量较多。其他成分包括碳水化合物（木苏糖、棉子糖），黄酮类（山柰酚、黄色黄素），芳香族酸（咖啡酸、氯原酸、肉桂酸），植物甾醇类（β-谷固醇、豆甾醇），三萜类（熊果酸和齐墩果酸），阿克替苷和异阿克替苷。

帕歌斯（pagosid）是从南非钩麻根中提取的一种纯天然植物制剂，其主要有效成分为哈巴苷，实验研究显示其具有止痛和抗炎特性。欧洲药典规定，帕歌斯相关药物中必须含有至少1.2%的哈巴苷。

栀子

微课

【来源】为茜草科植物栀子 *Gardenia jasminoides* Ellis（图5-31）的干燥成熟果实。

【采收加工】9～11月果实成熟呈红黄色时采收，除去果梗及杂质，蒸至上气或置沸水中略烫，取出，干燥。生用或炒焦用。

【性味归经】苦，寒。归心、肺、三焦经。

【功效】泻火除烦，清热利湿，凉血解毒；外用消肿止痛。焦栀子可凉血止血。

【性能特点】本品能清降三焦火邪，善于清透疏解郁热，尤善清心泻火而除烦，为治热病烦闷之要药。其性清利，能清热利湿，导三焦湿热之邪从小便出，又为治湿热黄疸、热淋之常用药。

【用法用量】内服：煎服，6～10克。外用：生品适量，研末调敷。生栀子多走气分而泻火，焦栀子入血分而凉血止血。

【使用注意】本品苦寒伤胃，故阴虚血亏、脾虚便溏者不宜用。

【药用成分与药理】

本品主要含栀子苷，羟异栀子苷，栀子素，西红花素，西红花酸，栀子花甲酸，栀子花乙酸，绿原酸。还含挥发油、多糖、胆碱及多种微量元素。

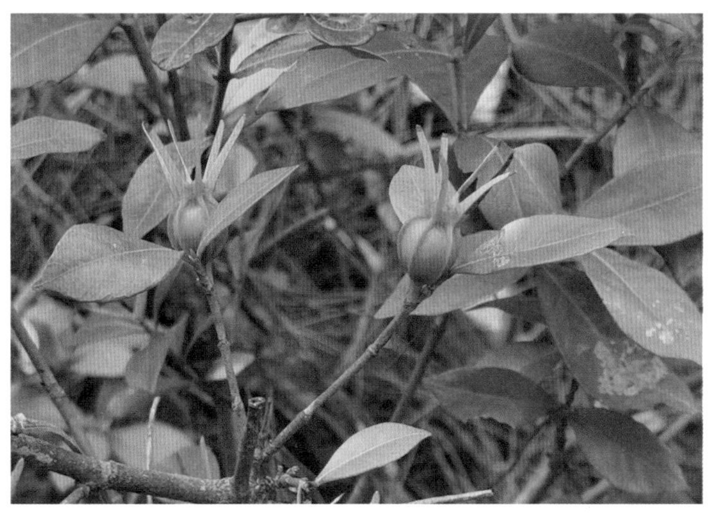

图5-31 栀子

本品有保肝利胆作用，能促进胆汁分泌及胆红素排泄，降低血中胆红素；具明显的抗病毒作用，对许蓝黄癣菌、腹股沟表皮癣、红色表皮癣菌等多种真菌有抑制作用。此外，还有解热、镇痛、抗炎、镇静催眠、降血压作用。

【药膳】

1.栀子仁3～5克，粳米30～60克。将栀子仁碾成细粉备用，煮粳米为稀粥，待粥将成时，放入栀子末稍煮即成。每日分两次食用。亦可先煎栀子仁，去渣取汁，再以药汁煮粥。适用于黄疸，淋证，心烦不眠，目赤肿痛等症。

2.鲜栀子15克，蜂蜜少许。加水煎汤，饮用。适用于肺热咳嗽或咯血等症。

枸杞子

微课

【来源】本品为茄科植物宁夏枸杞*Lycium barbarum* L.（图5-32）的干燥成熟果实。

【采收加工】夏、秋二季果实呈红色时采收，热风烘干，除去果梗，或晾至皮皱后，晒干，除去果梗。生用。

【性味归经】甘，平。归肝、肾经。

【功效】滋补肝肾，益精明目。

【性能特点】本品甘平，质滋润，为滋补肝肾，养血补精，明目之良药。本品善治肝肾不足之头晕目眩、腰膝酸软、视力减退、遗精及消渴等证；且能滋阴润肺而止咳，用于治疗肺肾阴虚之虚劳咳嗽。

【用法用量】内服：煎服，6～12克；熬膏、浸酒或入丸、散。

【使用注意】脾虚便溏者忌用。

【药用成分与药理】本品含枸杞子多糖及甜菜碱、莨菪亭等生物碱类成分。枸杞能显著提高机体的非特异性免疫功能。枸杞多糖能提高巨噬细胞的吞噬能力，水煎剂能明显增加空斑形成细胞的数量，对细胞免疫功能和体液免疫功能均有调节作用；枸杞子还有抗氧化、抗衰老、降血脂、降血糖、抗肿瘤、抗诱变、抗辐射、降血压作用；枸杞子浸出液对金黄色葡萄球菌等17种细菌有较强的抑菌作用。

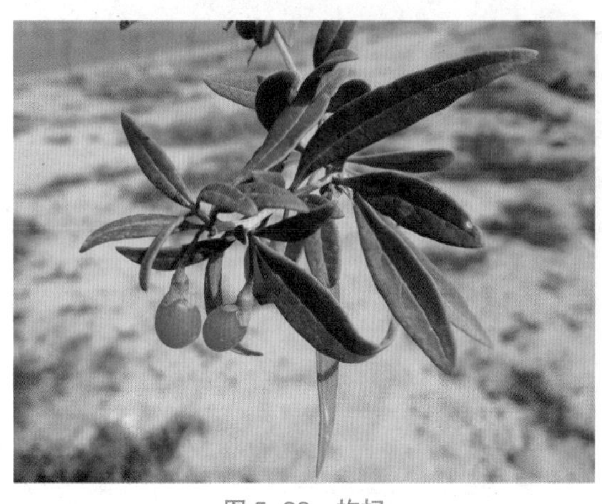
图5-32 枸杞

【药膳】

1.枸杞子50克，黄芪50克，鸡1只（约600克）。将黄芪洗净，放入不锈钢锅内，加水1000ml，熬煮50分钟，待温即可食用。功能：益气血、填精髓、补气升阳、固表止汗。适用于久病体虚、气血不足、营养不良的贫血。

2.枸杞子30克，粳米200克同煮，米熟粥成。功效：有补益肾气、养肝明目的作用。适用于腰膝酸软、头晕目眩、久视昏暗或老年糖尿病患者。

3.枸杞子30克，豆浆50ml，粳米100克。将粳米洗净放锅，加水1000ml熬煮。米熟后加入豆浆搅拌即可食用。功效：补益肝肾，和养胃气。适用于身体虚弱、久病、手术后调养以及性功能障碍、腰脚无力者。

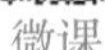
微课

柠檬香茅

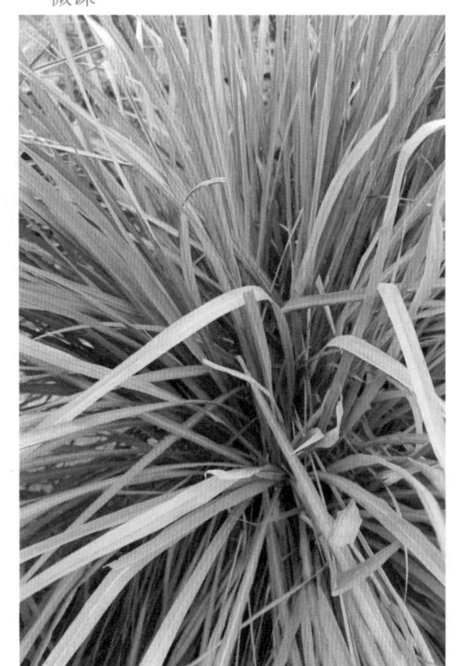
图5-33 香茅

【来源】禾本科植物香茅*Cymbopogon citratus*（*DC.*）Stapf（图5-33）的干燥全草。

【采收加工】全年均可采摘，洗净，晒干。

【性味归经】性味辛，温，甘。肺经。

【功效】祛风通络，温和止痛，止泻。

【用法用量】内服：煎汤，6～15克。外用：适量，水煎洗或研末敷。

【使用注意】孕期妇女不宜使用。

【药用成分与药理】本品含挥发油，主要成分是柠檬醛，还含有少量香茅醛、甲基庚烯酮、牻牛儿醇。挥发油有抗真菌作用，此外还有抗炎、降压、抗癌、抗诱变、降血糖等作用。

【药膳】

（1）柠檬香茅30克，水2000ml，煎服，分次饮用。可缓解胃胀气、便秘和腹泻等消化系统不适。

（2）柠檬香茅30克，水2000ml，煎煮取汁，加大米煮粥，煮一、二沸即成，每日1～2剂，连续3～5天。可发汗解表，祛暑化湿，利水消肿。适用于夏季外感于寒，内伤暑湿表证，水肿，小便不利等。

钩藤

微课

【来源】本品为茜草科植物钩藤*Uncaria rhyunchophylla*（Miq.）Jacks.、大叶钩藤*Uncaria macrophylla* Wall.、毛钩藤 *Uncaria hirsuta* Havil.、华钩藤*Uncaria sinensis*（Oliv.）Havil.或无柄果钩藤 *Uncaria sessilifructus* Roxb.（图5-34）的干燥带钩茎枝。

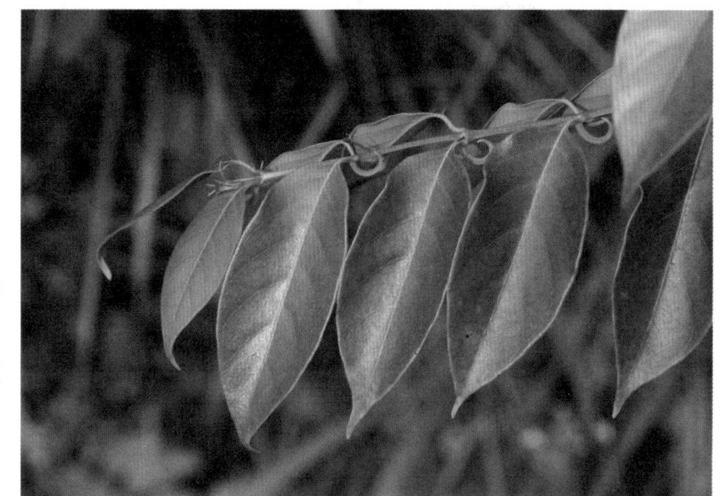
图5-34 钩藤

【采收加工】秋、冬二季采收，去叶，切段，晒干。生用。

【性味归经】甘，凉。归肝、心包经。

【功效】息风定惊，清热平肝。

【性能特点】本品作用较缓，功善息肝风，平肝阳，为治疗肝风内动，惊痫抽搐，肝阳上亢之头痛、眩晕的常用药；也能清热，但清热之力较缓，尤多用治小儿急惊风、壮热不退、手足抽搐等症。

【用法用量】内服：煎服，3～12克，后下。

【使用注意】脾胃虚寒、慢惊风者应慎用。

【药用成分与药理】主含钩藤碱、异钩藤碱、去氢钩藤碱、钩藤苷元、常春藤苷元、槲皮素、槲皮苷等。本品有降血压、镇静、制止癫痫发作、抗惊厥、抗精神依赖性、抗脑缺血、扩张血管、抑制血小板聚集、抗血栓、降血脂、抗内毒素血症、平喘等作用。

【药膳】

（1）干葛根30克（鲜葛根100克），钩藤15克，将葛根洗净，切片，加水煎煮30分钟，再将钩藤放入，煎煮15分钟，即可。去渣饮汤，加冰糖适量调味。功效：平肝、清热、熄风。适用肝阳上亢型病。

（2）钩藤500克。每次30克，沸水冲泡，代茶饮，每日两次。适用于早期高血压。

（3）钩藤6克，水煎15分钟，取汁30ml，兑入煮沸的乳汁100ml。每服20～30ml。适用于小儿惊风，但饮食二便正常者。

微课

穿心莲

【来源】本品为爵床科植物穿心莲*Andrographis paniculata*（Burm.f ）Nees（图5-35）的干燥地上部分。

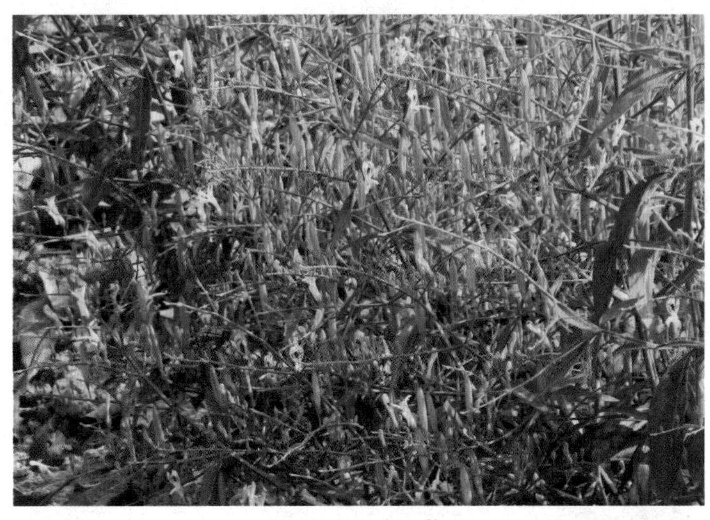
图5-35 穿心莲

【采收加工】秋初茎叶茂盛时采割，晒干。生用。

【性味归经】苦，寒。归心、肺、大肠、膀胱经。

【功效】清热解毒，凉血，消肿，燥湿。

【性能特点】本品苦寒降泄。有清热泻火、解毒消肿之功，善清肺胃气分实热，常用于治温病发热、肺热咳嗽、肺痈、咽痛；其清热解毒作用强而广泛；并有良好的清热燥湿之功。

【用法用量】内服：煎服，6~10克。外用：适量。

【使用注意】本品味极苦，煎剂易致恶心呕吐，用量不宜过大，故多作丸、片剂服用。不宜多服久服，脾胃虚寒者不宜服用。

【药用成分与药理】含穿心莲内酯、新穿心莲内酯、脱氧穿心莲内酯、11-氧（代）脱氧穿心莲内酯等二萜内酯类，黄酮，穿心莲烷，穿心莲酮，穿心莲甾醇等。

穿心莲煎剂对金黄色葡萄球菌、铜绿假单胞菌、变形杆菌、肺炎双球菌、溶血性链球菌、痢疾杆菌、伤寒杆菌有不同程度的抑制作用，能提高白细胞吞噬能力，并有抗生育作用。穿心莲多种内酯有抗炎性细胞因子、抗氧自由基损伤等作用。此外，还有解热、抗肿瘤、利胆保肝、抗蛇毒及毒蕈碱样作用。

【药膳】

（1）新鲜穿心莲500g，将穿心莲洗净，加蒜末、姜末、油、盐、醋各适量，拌匀即可。作用：清热泻火。

（2）将穿心莲择洗干净、沥干水分待用，并准备适量姜末。炒锅上火放少许食用油烧至五六成热，放少许姜末煸香后，把穿心莲放入大火翻炒。加适量盐、少许鸡精，快速炒匀出锅即可。

微课

秦皮

【来源】本品为木犀科植物苦枥白蜡树*Fraxinus rhynchophylla* Hance、白蜡树*Fraxinus chinensis* Roxb.、尖叶白蜡树*Fraxinus szaboana* Lingelsh.或宿柱白蜡树*Fraxinus stylosa* Lingelsh（图5-36）的干燥枝皮或干皮。

【采收加工】春、秋二季剥取，晒干。生用。

【性味归经】苦、涩，寒。归肝、胆、大肠经。

【功效】清热燥湿，收涩止痢，止带，明目。

【性能特点】本品苦涩性寒，功能清热燥湿、收涩止痢、止带，故可用治湿热泻痢。能清泻肝火、明目退翳，治肝经郁火所致目赤肿痛、目生翳膜。

【用法用量】煎服，6～12克。外用适量，煎洗患处。

【使用注意】脾胃虚寒者忌用。

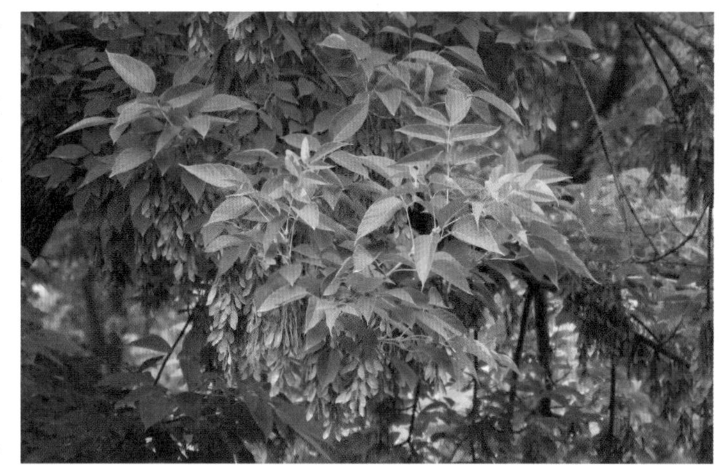

图5-36 白蜡树

【药用成分与药理】主要含秦皮素、秦皮苷、七叶素、七叶苷（其苷元即秦皮乙素）等香豆素类成分及鞣质等。秦皮水煎剂对金黄色葡萄球菌、大肠杆菌、福氏痢疾杆菌、宋内痢疾杆菌均有抑制作用；七叶苷对金黄色葡萄球菌、卡他球菌、链球菌、奈瑟双球菌有抑制作用；秦皮乙素对卡他双球菌、金黄色葡萄球菌、大肠杆菌、福氏痢疾杆菌也有抑制作用；秦皮乙素、秦皮苷、秦皮素均有明显的抗炎镇痛作用。此外，还具有利尿、促进尿酸排泄、抗氧化、抗肿瘤、保护血管、保肝等作用。

夏枯草

【来源】本品为唇形科植物夏枯草*Prunella vulgaris* L.（图5-37）的干燥果穗。

【采收加工】夏季果穗呈棕红色时采收，除去杂质。晒干。生用。

微课

【性味归经】辛、苦，寒。归肝、胆经。

【功效】清肝泻火，明目，散结消肿。

【性能特点】本品辛散肝郁，苦寒泄热，既善清泄肝火而明目，为治肝火目赤、目珠疼痛之要药；又有平降肝阳之效，常用于治肝热阳亢、头痛眩晕。

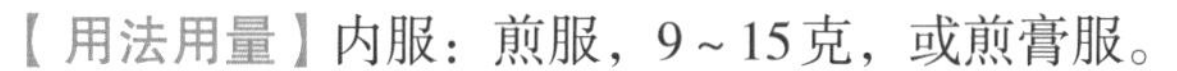

【用法用量】内服：煎服，9～15克，或煎膏服。

【使用注意】脾胃虚弱者慎用。

【药用成分与药理】本品主要含迷迭香酸等有机酸，齐墩果酸、熊果酸等三萜类成分，芸香苷、木犀草素等黄酮类。还含甾类、香豆素类、挥发油等。

本品煎剂、水浸出液、乙醇-水浸出液及乙醇浸出液对实验动物都具有较明显的降低血压作用。夏枯草总皂苷可降低大鼠急性心肌梗死的范围，降低早期死亡率及抗凝血作用。夏枯草醇提物有显著降血糖作用。夏枯草煎剂、醇浸剂有抗病原微生物作用。夏枯草水煎、醇提等不同的提取物对多种肿瘤细胞株有显著的抑瘤作用。此外，还有抗炎、免疫抑制等作用。

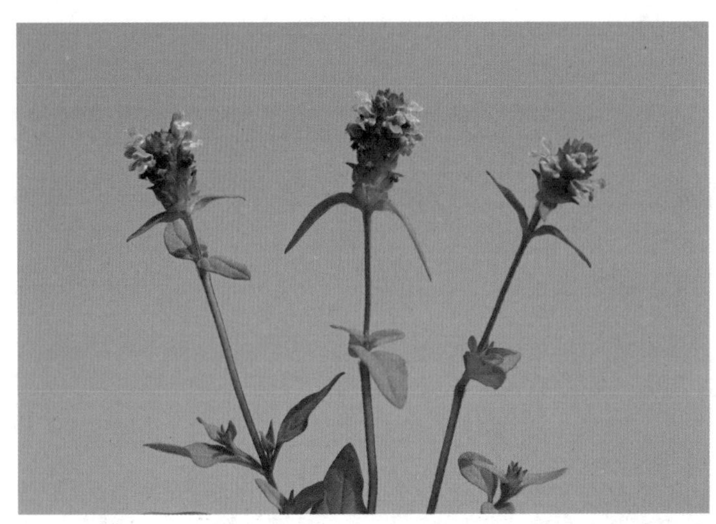

图 5-37　夏枯草

【药膳】

（1）夏枯草10克，大米100克，白糖适量。将夏枯草择净，放入锅中，加清水适量，浸泡5～10分钟后，水取汁，加大米煮粥，待熟时，调入白糖，再煮一、二沸即成，每日1剂。可疏肝解郁，清热明目。适用于肝郁不舒，痰火郁结所致的瘰病，瘿瘤及肝火上炎所致的目赤肿痛，头痛，眩晕等。

（2）夏枯草鲜嫩茎叶300克，猪肉150克，调味品适量。将夏枯草洗净，滚水焯，过凉水，控干。油锅烧热，煸香姜茸、葱花，下肉丝煸炒，加生抽、酱油、料酒、盐和少许炒至肉熟，下夏枯草炒入味即可。可散结消肿，适用于消渴、烦热、羞明流泪、咳嗽、瘰疬、癌症等。

微课

射干

【来源】本品为鸢尾科植物射干*Belamcanda chinensis*（L.）DC.（图5-38）的干燥根茎。

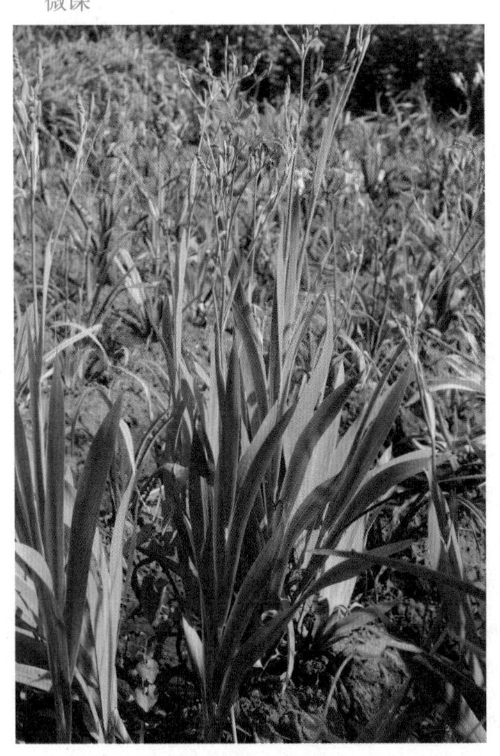

图 5-38　射干

【采收加工】春初刚发芽或秋末茎叶枯萎时采挖，除去须根和泥沙，干燥。切片，生用。

【性味归经】苦，寒。归肺经。

【功效】清热解毒，消痰，利咽。

【性能特点】本品苦寒清泄，专入肺经。既善清肺解毒，利咽消肿，为治咽喉肿痛之要药；又善降火祛痰，为治痰壅咳喘之常品。

【用法用量】内服：煎服，3～10克。

【使用注意】本品苦寒，脾虚便溏者不宜使用。孕妇慎用。

【药用成分与药理】本品含鸢尾黄酮、鸢尾黄酮苷、鸢尾苷、射干酮、紫檀素等。射干能抑制流感病毒、疱疹病毒，对致病性皮肤真菌有较强的抑制。射干醇提物有一定的解热作用，还可降低毛细管通透性，抑制棉球肉芽组织增生而有抗炎作用；鸢尾苷尚有明显的利尿作用。

粉葛

微课

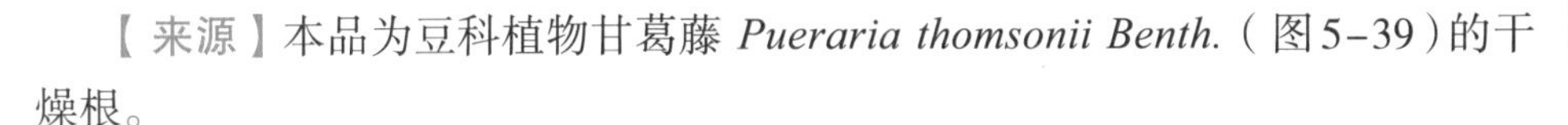

【来源】本品为豆科植物甘葛藤 *Pueraria thomsonii Benth.*（图5–39）的干燥根。

【采收加工】甘葛藤在秋、冬二季采挖，多除去外皮，稍干，截段或再纵切两半或斜切成厚片，干燥。生用或煨用。

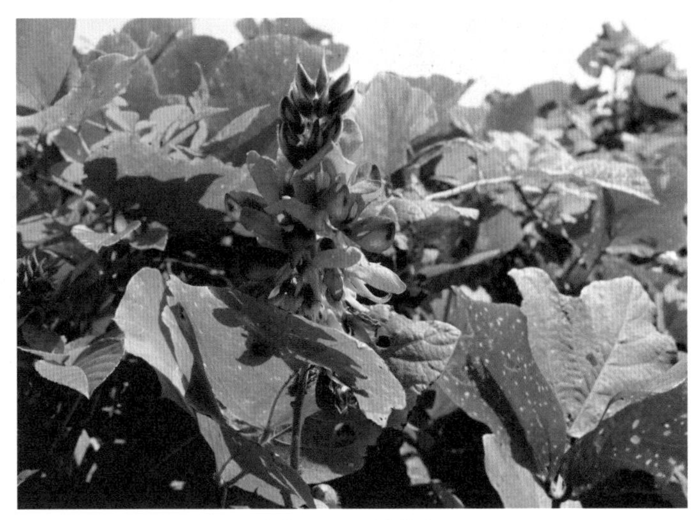
图5–39 甘葛藤

【性味归经】甘、辛，凉。归脾、胃、肺经。

【功效】解肌退热，生津止渴，透疹，升阳止泻，通经活络，解酒毒。

【性能特点】本品辛甘而凉，性善升散，功在脾胃。既长于疏散肌腠经络之邪气而解肌发表退热，为治项背强痛之要药；又善鼓舞脾胃清阳之气上行，具生津止渴、升阳止泻及透发疹毒之功。

【用法用量】煎服，10～15克。解肌退热、生津止渴、透疹、通经活络、解酒毒宜生用，升阳止泻宜煨用。

【使用注意】体质虚寒者忌用，胃寒呕吐者慎用。

【药用成分与药理】本品主要含黄葛根素、黄豆苷元、黄豆苷等酮类成分；6,7–二甲基香豆素等香豆素类。本品有解热作用；对抗垂体后叶素引起的急性心肌缺血，能直接扩张血管使外周阻力下降，而有明显降压作用，能较好缓解高血压患者的“项紧”症状；有降血糖、降血脂、抗氧化等作用。

【药膳】

（1）鲜葛根汁300ml，或干葛根300克。若无鲜葛根，可将干葛根切片，置砂锅中，煎煮1小时，滤渣取汁。取汁1次饮完。可用于治疗酒精中毒、高血压、糖尿病等。

（2）葛根（切片）3克，粳米60克。先于砂锅内加水煮葛根取汁，去渣，下粳米，煮至粥成汤稠即得。可用于秋冬季感冒初起。

浮小麦

【来源】为禾本科植物小麦 *Triticum aestivum* L.（图5–40）的干燥、轻浮、瘪瘦的颖果。

【采收加工】收获时，扬起其轻浮干瘪者，或以水淘之，浮起者为佳。晒干，生用或炒用。

【性味归经】甘，凉。归心经。

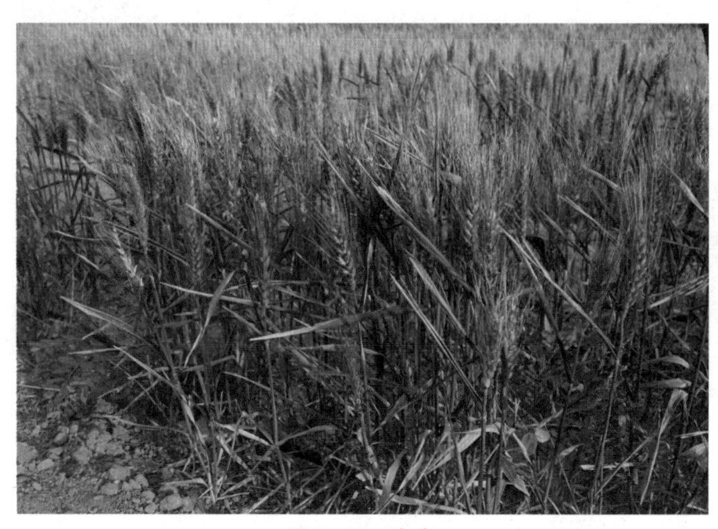
图5-40 小麦

【功效】固表止汗，益气，除热。

【性能特点】本品甘凉入心经，能益心气、敛心液，轻浮走表，能实腠理、固皮毛，为养心敛液、固表止汗之佳品；甘凉并济，能益气阴，除虚热，治阴虚发热，骨蒸劳热。

【用法用量】煎服，15～30克；研末服，3～6克。

【使用注意】有表邪汗出者忌用。

【药用成分与药理】主要含淀粉及酶类、蛋白质、脂肪、钙、磷、铁、维生素等。浮小麦可抑制致病菌的生长，激发正常菌的繁殖，促进维生素的合成，降低体内胆固醇，提高机体的免疫力。

【药膳】

（1）浮小麦饮　浮小麦15～30克，红枣10克。

制法用法：方法一：将浮小麦与红枣洗净放入砂锅内，加水适量，煎汤频饮。方法二：将浮小麦炒香，研为细末，枣汤或米饮送服，每次2～3克，每日2～3次。

功效：固表止汗，益气养阴。

应用：卫表不固证、气阴两虚证。用于表虚汗出、气短、心烦、心悸等症。本膳清甜可口，对气虚、阴虚，或气阴两虚所致之多汗，可长期饮用。也可用于误用发汗或发汗过多引起的自汗，以及妇女围绝经期出现的内热不甚的阴虚盗汗。

使用注意：本膳作用缓和而力轻，味美可口，服食方便，但虚脱重症不宜使用。

（2）浮小麦粥　粳米100克，浮小麦50克，冰糖5克。

制作用法：将浮小麦、粳米分别淘洗干净；用冷水浸泡半小时，捞出，沥干水分；锅中加入约1000毫升冷水，将浮小麦和粳米放入，用旺火煮沸成粥；粥内加入少许冰糖，搅拌均匀，即可盛起食用。

功效：可固表敛汗，养胃健脾。

（3）浮小麦、黑豆各25克，粳米60克，大枣5枚。将黑豆、浮小麦洗净后加水煮熟，捞去黑豆、小麦取汁，再入粳米，大枣同煮。或将浮小麦、黑豆与米、枣同煮为粥。每日1剂，分早、晚两次温热服食。此方有滋阴止汗作用，适用于阴虚盗汗。

（4）浮小麦25克，生黄芪12克，牛肉、粳米各60克，大枣5枚，山药10克，盐、姜适量。先将黄芪、山药、浮小麦、大枣放入砂锅内，加水适量，煮30分钟捞出渣，加入粳米，煮熟成稀粥，再放入牛肉片及调味品，煮至肉熟即可。以上为1日剂量，分早、晚两次服食。

功效：益气固表、调和营卫、止汗。

应用：适用于体虚自汗症。

黄芪

微课

【来源】为豆科植物蒙古黄芪*Astragalus membranaceus*（*Fisch.*）Bge.*var. mongholicus*（Bge.）Hsiao或膜荚黄芪*Astragalus membranaceus*（*Fisch.*）Bge.（图5-41）的干燥根。

【采收加工】春、秋二季采挖，除去须根和根头，晒干，切片。

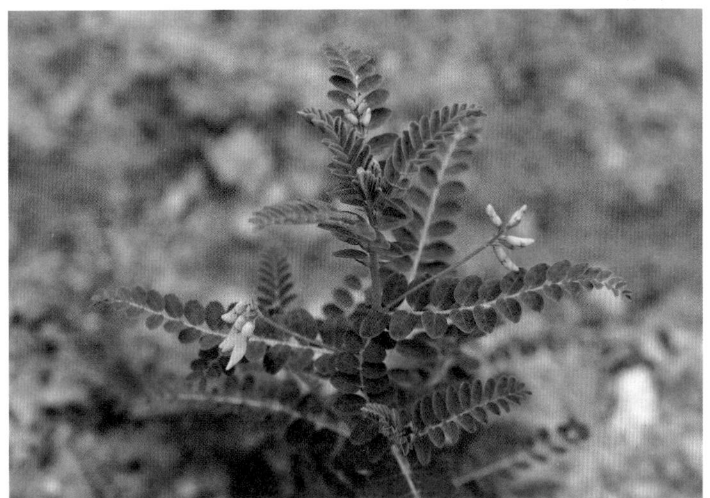
图5-41 黄芪

【性味归经】甘，微温。归肺、脾经。

【功效】补气升阳，固表止汗，利水消肿，生津养血，行滞通痹，托毒排脓，敛疮生肌。

【性能特点】本品甘温，入脾经，为补益脾气之要药；入肺经，又能补益肺气，治肺气虚弱，咳嗽无力，气短喘促，咳痰清稀，声低懒言；补肺脾之气，益卫固表以止汗，治脾肺气虚所致卫气不固，表虚自汗；健脾益气、生津止渴，治气虚津亏，内热消渴；具有养血之功，且通过补气有助于生血；补气以行血，补气以通痹；补气养血，使正气旺盛，可收托毒排脓，生肌敛疮之效。

【用法用量】9～30克。

【药用成分与药理】主要含苷类、多糖类、黄酮类化合物，尚含氨基酸、蛋白质、核黄素、叶酸、维生素D、β-谷甾醇、胡萝卜苷、咖啡酸、绿原酸及微量元素等多种成分。黄芪多糖能促进RNA和蛋白质合成，使细胞生长旺盛，寿命延长，并能抗疲劳、耐低温、抗流感病毒。黄芪水煎液、多糖、皂苷对造血功能有保护和促进作用。黄芪总皂苷具有正性肌力作用，黄芪总黄酮和总皂苷能保护缺血缺氧心肌。黄芪水煎液有保护肾脏、消除尿蛋白和利尿作用，并对血压有双向调节作用。

【药膳】

（1）黄芪50克，鲈鱼500克，生姜、葱、醋、食盐、料酒等适量。将鲈鱼去鳞、鳃及内脏，洗净。黄芪切片，装入白纱布袋内，扎紧口。将鱼与黄芪共放锅中，入葱、姜、醋、食盐、料酒、适量水。将砂锅置武火上烧沸，用文火炖熬至熟即成。食用时入味精。佐餐时用。

应用：适用于小儿消化不良，妊娠水肿，胎动不安，术后伤口难愈。

（2）茯苓黄芪粥　黄芪20克，茯苓30克，粳米100克，白糖10克。

功效：补中益气，利水消肿。

应用：适用于脾胃虚弱，水湿内停之颜面或下肢。

（3）当归黄芪炖鸡汤　小母鸡1只（1200克左右），黄芪50克，当归10克，精盐5克，红枣几个，枸杞子适量，生姜一块。

制法用法：当归黄芪洗干净，红枣、枸杞子洗净，生姜一块拍松；鸡洗干净，滚水中焯下去掉血水；把所有材料放进煲里，加水盖满鸡身，大火煮滚，撇去浮沫，转小火慢炖一个小时；加盐再炖5分钟。

功效：补血活血，增强补气。

葛根

【来源】为豆科植物野葛*Pueraria lobata*（Willd.）Ohwi（图5-42）的干燥根。

【采收加工】秋、冬二季采挖，趁鲜切成厚片或小块，干燥。

【性味归经】甘、辛，凉。归脾、胃、肺经。

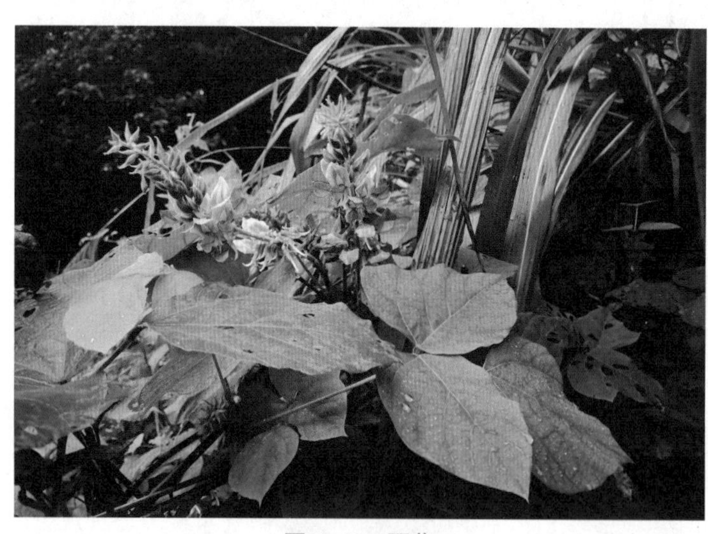

图5-42　野葛

【功效】解肌退热，生津止渴，透疹，升阳止泻，通经活络，解酒毒。

【性能特点】本品甘辛性凉，轻扬升散，具有发汗解表，解肌退热之功，外感表证发热，无论风寒与风热，均可选用本品；味甘性凉，于清热之中，又能鼓舞脾胃清阳之气上升，而有生津止渴之功；味辛性凉，有发表散邪，解肌退热，透发麻疹之功，故可用治麻疹初起，表邪外束，疹出不畅；味辛升发，能升发清阳，鼓舞脾胃清阳之气上升而奏止泻痢之效；味辛能行，能通经活络，用治中风偏瘫，胸痹心痛，眩晕头痛；味甘能解酒毒，故可用治酒毒伤中，恶心呕吐，脘腹痞满。

【用法用量】煎服，10～15克。

【药用成分与药理】本品主要含黄酮类成分，有葛根素，黄豆苷元，黄豆苷等；香豆素类有6,7-二甲基香豆素等。葛根煎剂、醇浸剂、总黄酮、大豆苷、葛根素均能对抗垂体后叶素引起的急性心肌缺血。葛根总黄酮能扩张冠脉血管和脑血管，增加冠脉血流量和脑血流量，降低心肌耗氧量，增加氧供应。葛根能直接扩张血管，使外周阻力下降，而有明显降压作用，能较好缓解高血压患者的“项紧”症状。葛根素能改善微循环，提高局部微血流量，抑制血小板凝集。

【药膳】

（1）葛根（切片）30克，粳米60克。先于砂锅内加水煮葛根取汁，去渣，下粳米，煮至粥成汤稠即得。

应用：适用于恶风发热，项背强痛，消渴，流行性感冒，高血压，糖尿病，酒精中毒等。

（2）葛根15克，生姜6克，粳米50克，蜂蜜少许。先将葛根、生姜入砂罐内，加水适量煎煮，去渣取汁，后入粳米同煮作粥，将粥晾至温热时，倒入蜂蜜，调匀即成。

应用：适用于小儿风热感冒夹惊，见发热、头痛、呕吐、惊啼不安等。

（3）鲜葛根汁300毫升，或干葛根300克。若无鲜葛根，可将干葛根切片，置砂锅中，煎煮1小时，滤渣取汁。取汁1次饮完。

应用：适用于酒毒内盛，烦渴头痛，呕吐酸腐，躁扰不宁者（今可用于酒精中毒，高血压，糖尿病等）。

黑芝麻

【来源】为脂麻科植物脂麻*Sesamum indicum* L.（图5-43）的干燥成熟种子。

【采收加工】秋季果实成熟时采割植株，晒干，打下种子，除去杂质，再晒干。

【性味归经】甘，平。归肝、肾、大肠经。

【功效】补肝肾，益精血，润肠燥。

【性能特点】本品甘平，入肝、肾经，有补肝肾、益精血、乌须明目之功，故常用于肝肾不足、精血亏虚引起的头晕眼花，耳鸣耳聋，须发早白，病后脱发；富含油脂，能润肠通便，可用于精亏血虚之肠燥便秘。

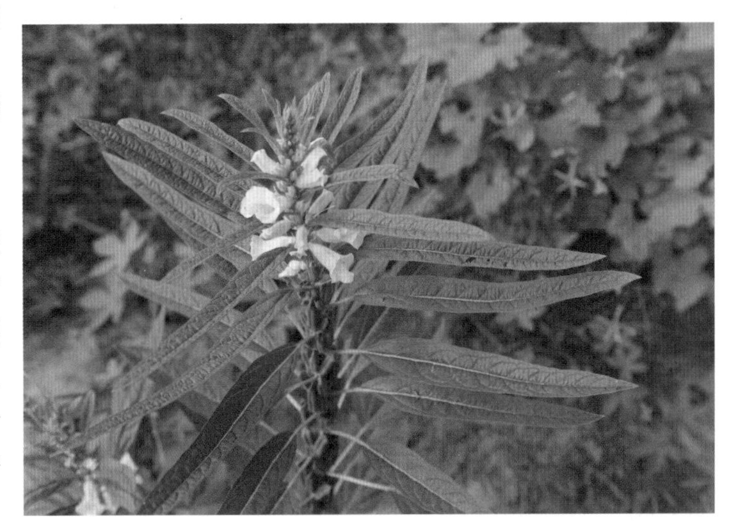

图5-43 脂麻

【用法用量】9～15克。

【药用成分与药理】本品含脂肪酸类成分，如油酸、亚油酸、棕榈酸、花生酸等；还含芝麻素、芝麻酚、β-谷甾醇、植物蛋白等。黑芝麻有抗衰老作用，可使实验动物的衰老现象推迟发生；所含亚油酸可降低血中胆固醇含量，减轻主动脉病变，有防治动脉硬化作用；可使实验动物的肾上腺皮质功能受到某种程度的抑制；可降低血糖，并增加肝脏及肌肉中糖原含量，但大剂量下可使糖原含量下降；所含脂肪油能滑肠通便。

【药膳】

(1)九蒸九晒黑芝麻丸：黑芝麻、蜂蜜。

制法用法：①将黑芝麻淘洗一遍，把颗粒不饱满的黑芝麻捞起来不用。留下颗粒饱满的。②把经过挑选过的黑芝麻，放入笼屉上蒸，每次蒸3小时。③将蒸好的黑芝麻放在太阳下晾晒，晾晒干透最好，然后继续放在笼上蒸。这样做到蒸9遍，晒9遍。④将九蒸九晒后的黑芝麻用机器或者石磨打碎，和炼制好的土蜂蜜混合，经过搅拌捶打，做成10克大小的芝麻丸。放入瓶中保存。每天2粒，早晚服用。

功效：滋补肝肾，补钙润肠。

应用：适用于高血压，慢性便秘。

(2)将黑芝麻炒熟，生黑木耳炒焦，一起研成粉末，沸水冲泡代茶饮。

功效：凉血止血。

番泻叶

【来源】为豆科植物狭叶番泻*Cassia angustifolia Vahl*或尖叶番泻*Cassia acutifolia Delile*(图5-44)的干燥小叶。

【采收加工】通常于9月采收，晒干。生用。

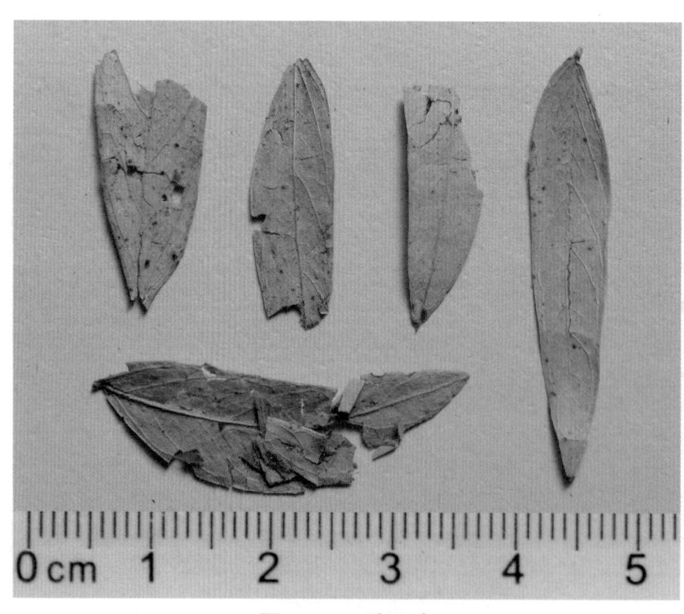

图5-44　番泻叶

【性味归经】甘、苦，寒。归大肠经。

【功效】泻热行滞，通便，利水。

【性能特点】本品苦寒降泄，既能泻下导滞，又能清导实热，适用于热结便秘，亦可用于习惯性便秘及老年便秘；能泻下行水消胀，用于水肿胀满。

【用法用量】2～6克，后下，或开水泡服。

【使用注意】妇女哺乳期、月经期及孕期忌用。剂量过大，可产生恶心、呕吐、腹痛等副作用。

【药用成分与药理】本品含番泻苷、芦荟大黄素、葡萄糖苷、大黄酸葡萄糖苷以及芦荟大黄素、大黄酸、山柰酚、植物甾醇及其苷等。番泻叶中含蒽醌衍生物，其泻下作用及刺激性比含蒽醌类的其他泻药更强，因而泻下时可伴有腹痛。其有效成分主要为番泻苷A、B，经胃、小肠吸收后，在肝中分解，分解产物经血行而兴奋骨盆神经节以收缩大肠，引起腹泻。蒽醌类对多种细菌（葡萄球菌、大肠杆菌等）及皮肤真菌有抑制作用。

【药膳】

（1）番泻叶茶：番泻叶1.5～10克。

制法用法：将番泻叶放入茶杯中，一般以沸水泡5分钟后饮用；缓下，每次1.5～3克；攻下，每次5～10克。

功效：泻下通便，清热导滞。

应用：胃肠燥热且有积滞证。适用于积滞便秘或习惯性便秘，症见大便干结、口干口臭、面赤身热、小便短赤、心烦、腹部胀满或疼痛等。也可治疗老年便秘、产后便秘。

使用注意：本品小剂量可得软便或轻度泻下，大剂量使用则呈水样泄泻，有时会引起恶心、呕吐、腹痛等副作用，故脾胃虚寒、食少便溏者慎用。妇女月经期、孕妇、哺乳期妇女禁用。

（2）番泻叶当归茶：取番泻叶5克，当归10克，泡服，上下午各加水1杯（200毫升）。每日换药1次。

应用：在明显便秘时服之。对习惯性便秘效果较好。

（3）番泻叶4克，沸水冲泡，代茶饮。

应用：适用于因病或其他原因不能授乳，或婴儿长至两岁左右需断奶者。

微课

蒲黄

【来源】为香蒲科植物水烛香蒲 *Typha angustifolia* L.、东方香蒲 *Typha orientalis Presl*（图5-45）或同属植物的干燥花粉。

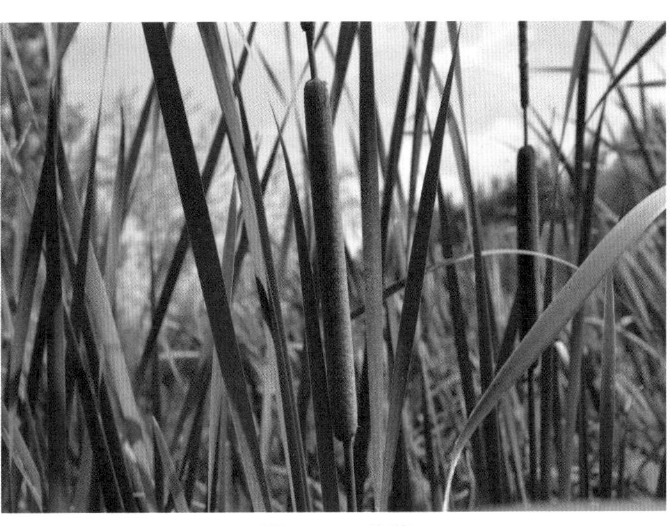

图5-45 香蒲

【采收加工】夏季采收蒲棒上部的黄色雄花序，晒干后碾轧，筛取花粉。

【性味归经】甘，平。归肝、心包经。

【功效】止血，化瘀，通淋。

【性能特点】本品甘平，长于收敛止血，兼有活血行瘀之功，为止血行瘀之良药，有止血不留瘀的特点。对出血证无论属寒属热，有无瘀滞，均可应用，但以属实夹瘀者尤宜；味辛，能活血通经，祛瘀止痛，凡跌打损伤、痛经、心腹疼痛等淤血作痛者均可应用，尤为妇科所常用；既能止血，又能利尿通淋，故可用治血淋涩痛。

【用法用量】5～10克，包煎。外用适量，敷患处。

【使用注意】孕妇慎用。

【药用成分与药理】主要含柚皮素、异鼠李素-3-O-新橙皮苷，香蒲新苷，槲皮素等；还含甾类、挥发油、多糖等。生蒲黄能延长小鼠凝血时间，炒蒲黄和蒲黄炭则能缩短小鼠凝血时间，无促纤溶酶活性。蒲黄可抑制大鼠动-静脉环路血栓的形成，使血栓湿重降低。

【药膳】

（1）生姜（取自然汁）适量，鸭蛋1个（打碎，入生姜汁内搅匀），共至2.4克，入蒲黄9克，煎5～7沸，空腹温服。

应用：适用于妇人胎前产后赤白痢。

（2）蒲黄粥：蒲黄10克，大米100克，白糖适量。

制法用法：将蒲黄择净，布包，放入锅中，加清水适量，浸泡5～10分钟后，水煎取汁，加大米煮粥，待粥熟时调入白糖，再煮一二沸即成。或将蒲黄3克研为细末，待粥熟时调入粥中服食。每日1剂，连服3～5日。

功效：收敛止血，行血去瘀。

应用：适用于咯血、吐血、衄血、崩漏、便血、尿血、创伤出血等。

槐花

微课

【来源】为豆科植物槐*Sophora japonica* L.（图5-46）的干燥花。

【采收加工】夏季花开放时采收，及时干燥，除去枝、梗及杂质。

【性味归经】苦，微寒。归肝、大肠经。

【功效】凉血止血，清肝泻火。

【性能特点】本品性属寒凉，功能凉血止血，可用治热血妄行所致的各种出血之证。因其苦降下行，善清泄大肠火热，故对大肠火盛之便血、痔血、血痢最为适宜；味苦性寒，长于清泻肝火，治疗肝火上炎之目赤、头痛眩晕。

【用法用量】5～10克。

【使用注意】脾胃虚寒及阴虚发热而无实火者慎用。

【药用成分与药理】主要含槲皮素、芸香苷及赤豆皂苷Ⅰ～Ⅴ，槐花皂苷Ⅰ、Ⅱ、Ⅲ等。槐花含有红细胞凝集素，对红细胞有凝集作用，能缩短凝血时间。制炭后促进凝血作用更强。

【药膳】

（1）鲤鱼1条，槐花15克，葱、姜片、食盐、料酒、蒜、水各适量。将鱼放盘中，放葱、姜片、蒜、料酒、食盐，蒸20分钟即成。

应用：适用于寻常型银屑病，痈肿疮疡。

（2）槐花炸大虾 鲜嫩槐花160克，大虾肉500克，鸡蛋3个，猪油200克，精盐、味精、白糖、料酒、米粉、葱段、姜丝、椒盐、面粉、发酵粉各适量。

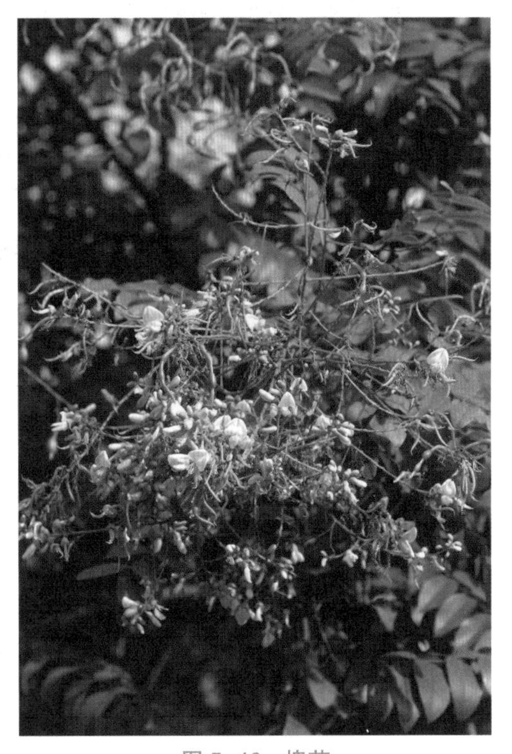
图 5-46 槐花

制法用法：将鲜嫩槐花放入盆内加入少许精盐、味精、料酒腌上。把大虾肉从中间下刀切成两片，去掉背上黑砂线，洗净，并把水控干。鸡蛋去黄留清，与葱、姜一同放在一个小碗内，加面粉、发酵粉、精盐，用水调匀，加入猪油调成蛋清糊。把已切成片的虾肉用精盐、料酒、白糖、味精、胡椒粉、葱丝、姜丝拌匀腌上。把锅洗干净，并将其烧热，放入猪油，油3、4成热时，把腌入味的虾裹上蛋清糊，入油炸至糊透虾熟，外面呈金黄色时捞入盘内。将鲜槐花裹上蛋清糊，放入油内炸熟，捞出沥油，整齐地围在虾的周围，在盘子边放上椒盐即可。

功效：具有补肾壮阳，健胃化痰，通乳，凉血止血之功效。

（3）槐花清蒸鱼 槐花15克，紫皮蒜20克，鲫鱼或鲤鱼500克，葱白、姜片、盐、料酒、香油适量。

制法用法：将鱼洗净去内脏，鱼腹斜切3～5刀，加葱、姜、蒜、盐、料酒，文火蒸20分钟。最后放入洗净的槐花，加香油少许，即可食用。

功效：清热利湿。

应用：适合平素易口渴、舌红、舌苔黄腻的湿热体质者。

墨旱莲

微课

【来源】为菊科植物鳢肠 *Eclipta prostrata* L.（图5-47）的干燥地上部分。

【采收加工】花开时采割，晒干。

【性味归经】甘、酸，寒。归肾、肝经。

【功效】滋补肝肾，凉血止血。

【性能特点】本品甘寒，入肝肾经，能补肝肾之阴，固齿乌须发，常用于肝肾阴虚所致牙齿松动，须发早白，眩晕耳鸣，腰膝酸软等；长于补益肝肾之阴，又能凉血止血，常用于阴虚血热的吐血、衄血、尿血、血痢、崩漏下血。

【用法用量】6~12克。

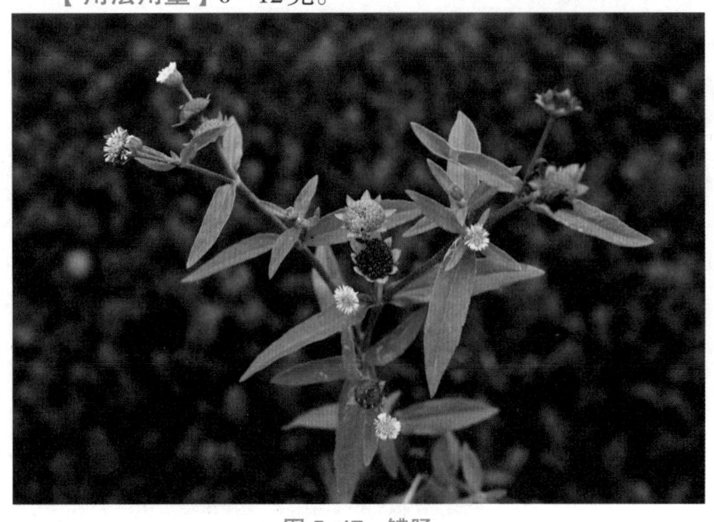
图5-47　鳢肠

【药用成分与药理】主要含黄酮类成分，如槲皮素、木犀草素、芹菜素等；香豆素类成分，如蟛蜞菊内酯，去甲蟛蜞菊内酯等；三萜类成分，如刺囊酸，齐墩果酸，旱莲苷A、B、C等；还有生物碱及含硫化合物等。本品能缩短凝血酶原时间、升高血小板和纤维蛋白质，提高机体非特异性免疫功能，消除氧自由基以抑制5-脂氧酶，保护染色体，保肝，促进肝细胞的再生，增加冠状动脉流量，并有抗炎、镇痛、促进毛发生长、乌发、止血、抗菌、抗阿米巴原虫、抗癌等作用。

【药膳】

（1）墨旱莲瘦肉汤　猪瘦肉100克，墨旱莲30克，食盐适量。

制法用法：将墨旱莲布包，猪肉洗净，切片。猪肉片与墨旱莲同放锅中，加清水适量，同煮至猪肉熟后，去药包，调入食盐即成。每日1剂，食肉，连续5~7日。

功效：清热养阴，凉血止血。

应用：适用于慢性胃溃疡出血，症见大便色黑，口干口苦，纳差食少，手足心热等。

（2）旱莲草膏

制法用法：将墨旱莲择净，水取汁，共3次，3液合并，文火浓缩后加等量蜂蜜，煮沸收膏即成。每次10毫升，每日3次，温黄酒适量送服。

功效：明目固齿，滋阴补血，养血生发。

应用：适用于痔病、血痢、白发与脱发等。

（3）旱莲姜蜜膏　墨旱莲8kg、姜汁、蜂蜜500克。

制法用法：将鲜墨旱莲榨汁，与姜汁、蜂蜜混匀，煮沸，候温装瓶，每日2次，每次1汤匙，黄酒适量送服。

功效：滋阴补肾，养血益气。

应用：适用于脱发、白发病等。

微课

薏苡仁

【来源】为禾本科植物薏米*Coix lacryma-jobi* L.var.ma-yuen（Roman.）Stapf（图5-48）的干燥成熟种仁。

【采收加工】秋季果实成熟时采割植株，晒干，打下果实，再晒干，除去外壳、黄褐色种皮和杂质，收集种仁。

【性味归经】甘、淡，凉。归脾、胃、肺经。

【功效】利水渗湿，健脾止泻，除痹，排脓，解毒散结。

【性能特点】本品淡渗甘补，既能利水消肿，又能健脾补中，常用于脾虚湿盛之水肿腹胀，小便不利；能渗除脾湿，健脾止泻，尤宜治脾虚湿盛之泄泻；渗湿除痹，能舒筋脉，缓和拘挛，常用治湿痹而筋脉挛急疼痛；清肺肠之热，排脓消痈，治疗肺痈胸痛，咳吐脓痰；能解毒散结，临床亦可用于赘疣、癌肿。

【用法用量】煎服，9～30克。

【使用注意】津液不足者慎用。孕妇慎用。

【药用成分与药理】本品含脂肪油，薏苡仁酯，薏苡仁内酯，薏苡多糖A、B、C和氨基酸，维生素B_1等。薏苡仁煎剂、醇及丙酮提取物对癌细胞有明显抑制作用。薏苡仁内酯对小肠有抑制作用。其脂肪油能使血清钙、血糖量下降，并有解热、镇静、镇痛作用。

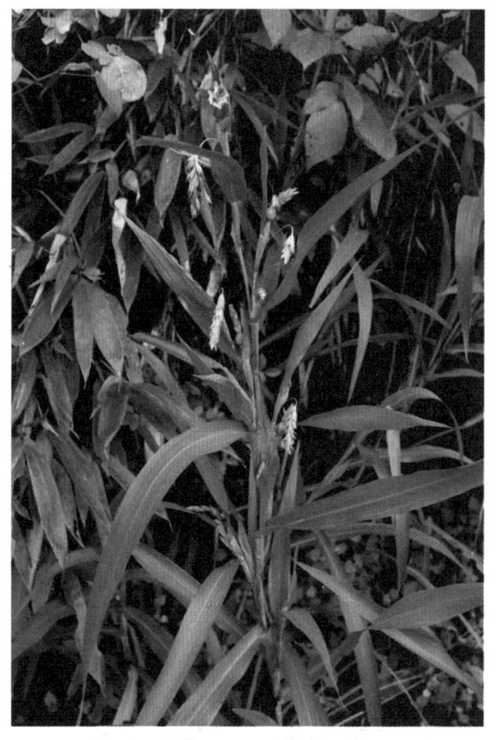

图5-48 薏米

【药膳】

（1）葡萄30克，茯苓10克，薏苡仁20克，与大米60克煮粥，分2次服完，连食1～3周。

应用：适用于面部、肢体浮肿，小便不利。

（2）薏苡仁30克，粳米60克，洗净，共煮粥。每日食之。

应用：适用于泄泻，不思饮食。

（3）薏苡仁茯苓粥　薏苡仁200克，茯苓10克，粳米200克，鸡脯肉100克，干香菇4个。

制法用法：①将薏苡仁用热水浸泡1夜，次日捞出沥干水。②香菇泡发，去除木质部分，洗净，切成丁；鸡脯肉去皮洗净，入锅煮30～40分钟后，捞出切为肉丁。③粳米洗淘干净，茯苓研粉，备用。④薏苡仁用7倍清水在武火上煮沸后，移于文火慢煮，至能用手捏烂为度。粳米用5倍的清水煮1小时。⑤然后将两粥合在一起，加入香菇、鸡肉丁、茯苓粉再煮至稠为止。服食时可酌加调料。

功效：健脾利湿，润肤美容。

应用：脾胃虚弱证。适用于脾胃虚弱所致的皮肤浮肿、面色暗淡、面部扁平疣等。

使用注意：若肾阳虚弱所致的面色黧黑，或阴虚火旺所致的面部红斑疹，或面部扁平疣而见阴虚较重的患者，均不宜服用本膳。

薄荷

微课

【来源】为唇形科多年生草本植物薄荷*Mentha haplocalyx* Briq.（图5–49）的干燥地上部分。

【采收加工】夏、秋二季茎叶茂盛或花开至三轮时，选晴天，分次采割，晒干或阴干。切段，生用。

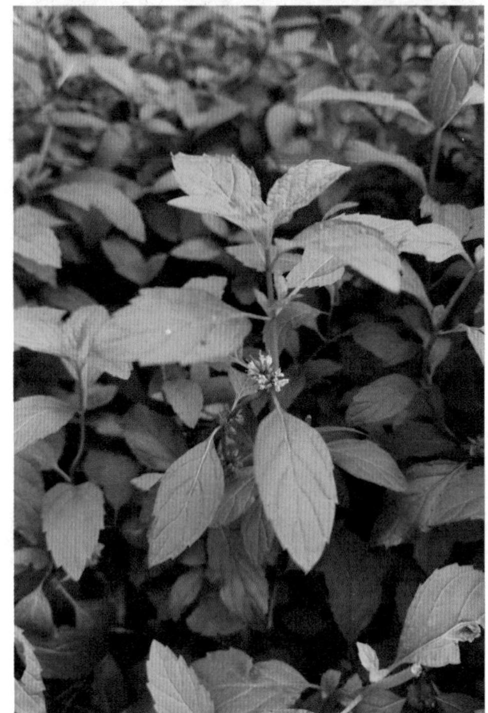
图5–49 薄荷

【性味归经】辛，凉。归肺、肝经。

【功效】疏散风热，清利头目，利咽，透疹，疏肝行气。

【性能特点】本品辛凉，入肺、肝经。辛能发散，凉能清热，轻浮上升，芳香通窍，功善疏散上焦风热，清利头目，利咽喉，透疹毒，为治风热感冒，温病初起头痛目赤，喉痹口疮，麻疹不透，风疹瘙痒常用之品；入肝经，且能疏肝理气，芳香辟秽，治肝气郁滞，胸胁胀闷，月经不调及暑湿秽浊之痧胀，腹胀吐泻等证。

【用法用量】3～6克，后下。

【使用注意】本品芳香辛散，发汗耗气，故体虚多汗者不宜使用。

【药用成分与药理】本品主要含挥发油，如薄荷脑（薄荷醇）、薄荷酮、异薄荷酮、胡薄荷酮、α－蒎烯、柠檬烯等。薄荷油内服通过兴奋中枢神经系统，使皮肤毛细血管扩张，促进汗腺分泌，增加散热，而起到发汗解热作用。薄荷油能抑制胃肠平滑肌收缩，能对抗乙酰胆碱而呈现解痉作用。薄荷醇有利胆作用。薄荷油外用，能刺激神经末梢的冷感受器而产生冷感，并反射性地造成深部组织血管的变化而起到消炎、止痛、止痒、局部麻醉和抗刺激作用。

【药膳】

（1）薄荷叶10克，生姜15克，陈皮5克。开水冲泡。代茶饮。

功效：辛凉解表。

应用：适用于外感风热，头痛发热，咽红肿痛，咳嗽少痰，口干微渴等症。

（2）薄荷粥：薄荷15克（鲜品30克），粳米50克，冰糖适量。

制法用法：先将薄荷放入锅内，加清水适量，煮2～3分钟，去渣取汁。粳米洗净煮粥。待粥将熟时，加入冰糖适量及薄荷汤，再煮一二沸即可。稍凉后服，每日1～2次。

功效：疏散风热，清利咽喉。

应用：风热表证。适用于风热感冒，症见发热恶风、头痛目赤、咽喉肿痛。也可作为夏季防暑解热之品使用。尤其对于中老年人，在春夏季节服用，可以清心怡神，疏风散热，增进食欲，帮助消化。素有胃病、新感风热者亦较为适宜。

使用注意：本膳适用于风热感冒的患者，在夏季使用尤为适宜。但薄荷芳香辛散，不宜久煎。

（3）薄荷绿豆汤：薄荷5克，薏苡仁30克，绿豆60克，白糖1～2匙。

制法用法：薏苡仁、绿豆洗净，用水泡3小时备用。锅中倒入800毫升水，加薏仁、绿豆以中火煮开，改小火熬煮半小时，加薄荷、白糖，继续煮5～10分钟，盛入碗中即可。

功效：清热解毒。

应用：适宜患青春痘的人饮用。

非洲茉莉（灰莉）

微课

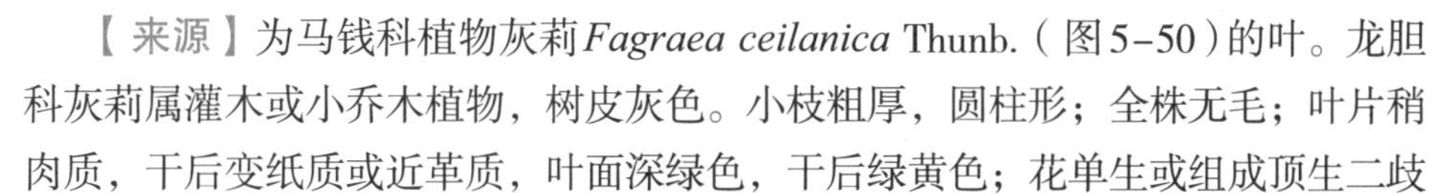

【来源】为马钱科植物灰莉*Fagraea ceilanica* Thunb.（图5-50）的叶。龙胆科灰莉属灌木或小乔木植物，树皮灰色。小枝粗厚，圆柱形；全株无毛；叶片稍肉质，干后变纸质或近革质，叶面深绿色，干后绿黄色；花单生或组成顶生二歧聚伞花序；花冠漏斗状，质薄，稍带肉质，白色，芳香；花药呈长圆形至长卵形；子房呈椭圆状或卵状；浆果呈卵状或近圆球状，淡绿色，有光泽；种子呈椭圆状肾形，藏于果肉中。

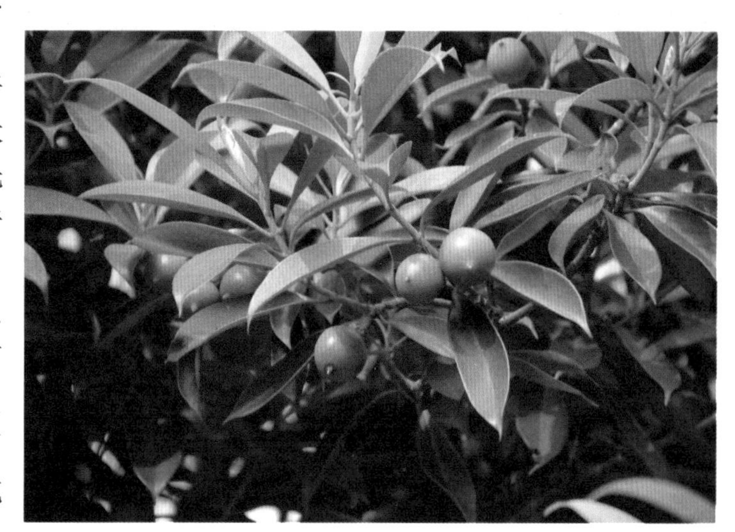
图5-50 灰莉

非洲茉莉产于中国台湾、海南、广东、广西和云南南部。印度、斯里兰卡、缅甸、泰国等国家均有分布。非洲茉莉喜温暖、湿润及阳光充足的环境，耐半阴、耐热、耐旱、不耐寒，喜疏松、肥沃、排水良好的壤土。

【采收加工】花期4～8月，果期7月至翌年3月。全年可采，鲜用或晒干。

【功效】清热解毒、去腐生肌，治疗伤口溃烂。

【性能特点】非洲茉莉所产生的挥发性油类具有显著的杀菌作用，可使人放松，有利于睡眠，还可提高工作效率。

【用法用量】叶煮水喝，治手脚麻痹。

第六章 动物药类原料

水牛角

【来源】牛科动物水牛*Bubalus bubalis* Linnaeus的角（图6-1）。

【采收加工】取下角后水煮，以除去角塞，干燥。

【性味归经】苦，寒。归心、肝经。

【功效】清热凉血，解毒定惊。

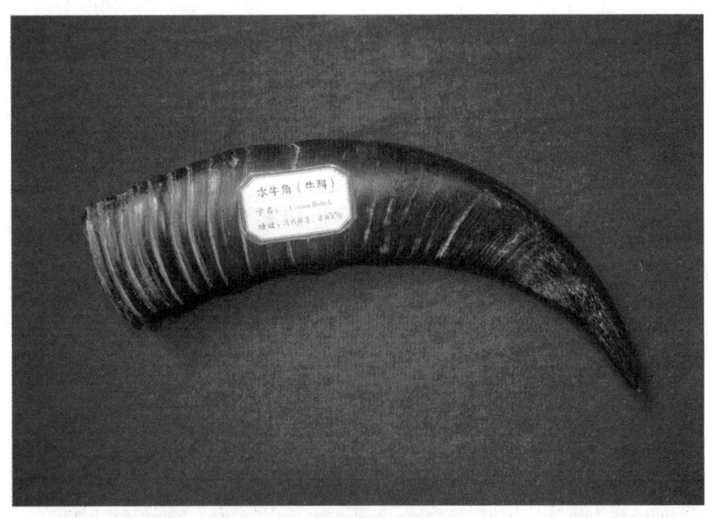

图6-1 水牛角

【性能特点】本品苦寒，入心、肝经。苦能清热，寒能凉血，功善解毒，用于小儿热证，温热病高热及导致的口干、口渴、发斑发疹、咽喉肿痛、吐血衄血等症；苦寒入心肝血分，可清心、肝二经血分邪热，有凉血定惊的作用，可以治疗因血热妄行而引起的咯血、鼻出血、皮肤瘀斑等各种出血证，亦可用于神昏谵语，惊风，癫狂等证。

【用法用量】煎服，15～60克。锉末服，每次1.5～6克。

【使用注意】脾胃虚寒者禁用。

【药用成分】水牛角含胆甾醇、肽类及多种氨基酸、微量元素等。有解热、镇静、抗惊厥、抗感染、止血、强心、降血压、兴奋垂体－肾上腺皮质系统及兴奋肠道平滑肌等作用。

【药膳】

1.治出血　牛、羊角及蹄甲，洗净后，放入密闭容器里焚烧炭化，研成细粉过筛。内出血，每日三次，每次2克，口服；外出血，撒于患处。（内蒙古《中草药新医疗法资料选编》）

2.治喉痹肿塞欲死者　沙牛角，烧，刮取灰，细筛，和酒服枣许大，水调亦得。又小儿饮乳不快觉似喉痹者，亦取此灰涂乳上，咽下。（《海上集验方》）

3.治石淋，破血　牛角烧灰，酒服方寸匕，日五服。（《圣济总录》）

水蛭

【来源】为水蛭科动物蚂蟥 *Whitmania pigra* Whitman.（图6-2）的干燥全体。

【采收加工】夏、秋二季捕捉，洗净，用石灰、草木灰闷死或开水烫死，晒干或烘干。

【性味归经】苦、咸，平。有小毒。归肝经。

【功效】破血通经，逐瘀，消癥。

【性能特点】本品咸苦，性平。可以入血分，功善破血通经活络，用于瘀血阻滞的经闭、癥瘕、蓄血等证，为防伤正气，尚需佐以益气养血药，以便加强消癥、活血、通经之功；又因其归肝经，且能消癥，并破血逐瘀的能力较强，故常用于治疗瘀滞的重症，如中风偏瘫、跌打损伤、瘀滞不通导致的心腹疼痛，以及闭经、癥瘕痞块等。此外，用本品与活血祛瘀药同用，治疗血小板增多症，短期煎服，有一定疗效。

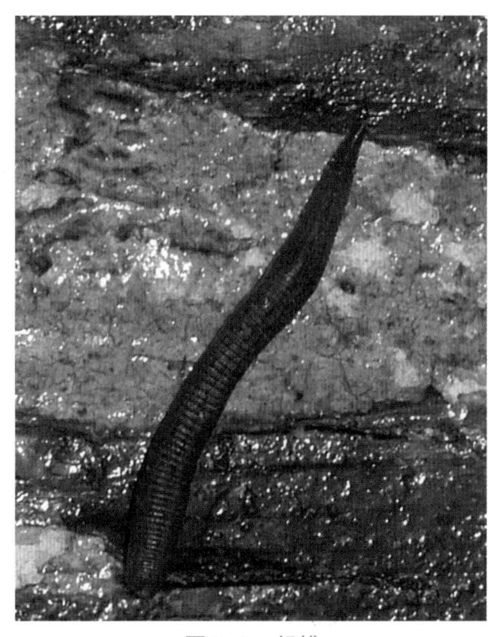

图6-2 蚂蟥

【用法用量】煎服，1.5～3克。散剂每次服0.3～0.5克。

【使用注意】孕妇忌用。水蛭有小毒，故有消化系统疾病的人和脾胃虚弱患者，使用后可能会引起恶心、呕吐等不良反应。

【药用成分与药理】水蛭主含蛋白质。其次含肝素和抗血栓素。鲜水蛭唾液中含有一种抗凝血物质称水蛭素。水蛭素有防止血液凝固的作用。水蛭还能分泌一种组织胺样物质，有扩张毛细血管的作用，从而增加出血。20毫克水蛭素可阻止100克人血的凝固，有较强抗凝血作用，改善血液流变，抑制血小板聚集，抑制血栓形成；能降血脂，消退动脉粥样硬化斑块，增加心肌营养性流量；促进脑血肿吸收，缓解颅内压升高；降低血清尿素氮、肌酐水平。此外，水蛭水煎剂尚有终止妊娠的作用。

【药膳】

1.水蛭粥　用生水蛭30克，生怀山药250克，粳米100克，红糖适量。将水蛭研粉、生怀山药研末备用。粳米洗净，煮粥前将水蛭粉、生怀山药粉一同放入，粥熟后加红糖食用。此方的功效是破血逐瘀，通经美容。适用于青春期体壮血瘀闭经者。

2.水蛭山药粥　生水蛭30克，生山药250克。将水蛭晒干研粉，山药轧为细末。每次用山药末20克，冷水调匀，煮稀粥，加红糖适量。送水蛭粉1～2克，每日2次。用于血滞经闭，瘀血作痛者；但血虚经闭忌服。

3.水蛭海藻散　水蛭15克，海藻30克，黄酒适量。做法：水蛭15克，海藻30克焙干研细末，分10包，每天1~2包。黄酒冲服。功效：用于大肠癌患者可逐瘀破血，清热解毒。

4.水蛭酒材料 水蛭60克(切片)黄酒500毫升做法：将水蛭泡在黄酒中，封口，一星期后使用。口服，每次6~7ml，一日三次，20日为一疗程，可连用一~三个疗程。功效：祛风，活血，通络。主治肩关节周围炎。

5.炒水蛭 取滑石粉入锅内炒热，放入切段的水蛭，炒至微微鼓起，取出，筛去滑石粉。

6.油水蛭 取洗净水蛭，置锅内用猪油炸至焦黄色，取出，干燥即成。

牛黄

【来源】牛科动物牛 *Bos taurusdomesticus* Gmelin的干燥胆结石，称天然牛黄(图6-3)。

【采收加工】宰牛时检查胆囊、胆管及肝管，若发现有牛黄随即滤去胆汁，取出牛黄，除去外部薄膜，阴干用。亦有人工牛黄，由牛胆汁或猪胆汁经提取加工而得。

【性味归经】苦，凉。归心、肝经。

【功效】清热解毒，熄风止痉，化痰开窍。

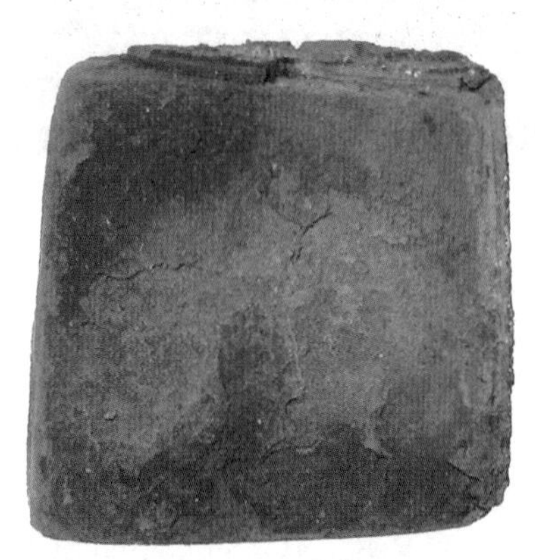

图6-3 牛黄

【性能特点】本品苦凉清泄，入心、肝经。既清解心、肝经之热而解热毒，用于热毒郁结所致的咽喉肿痛、口舌生疮及痈疽肿毒等证；又化除痰浊、开窍闭而醒神，还可凉肝、息风而定惊、止痉，集清热解毒、化痰开窍、息风定惊于一体，力强效佳，凡热毒、痰热、肝热、肝风、风痰所致疾病皆宜，常用于温热病高热谵语，痉挛抽搐等。此为凉开之要药，亦用于温热病热入心包或中风、惊风、癫痫等痰热阻闭心窍所致的神昏、口噤等。人工牛黄功似天然牛黄而力缓，善治呼吸道感染。

【用法用量】入丸、散剂，每次0.15～0.3克。外用适量。

【使用注意】孕妇慎用。非实热证不宜使用。

【药用成分与药理】牛黄主含胆酸、去氧胆酸、胆甾醇，另含胆红素、麦角甾醇、维生素D及钙、铁、锌和多种氨基酸等。有镇静、抗惊厥及解热作用；能使红细胞和血红蛋白增多以便调整造血功能；并有类似洋地黄的强心作用；且能使肠平滑肌松弛，并能松弛奥狄括约肌，使胆汁排出，有利胆祛痰作用。牛黄具有解热、镇痛、镇静、抗惊厥、抗炎、抗氧化、清除自由基、免疫增强等作用。

【药膳】牛黄蜜饮：蜂蜜100克，牛黄0.6克，泡水喝。可辅助治疗老年性视力退化，干眼症。

珍珠

【来源】为珍珠贝科动物马氏珍珠贝 *Pteria morems*（Dunker）双壳类动物受刺激形成的珍珠（图6–4）。

【采收加工】天然珍珠：全年可采，以12月份为多；淡水养珠：以养殖2～3年，秋末后采收。自动物体内部取珍珠，洗净，干燥。

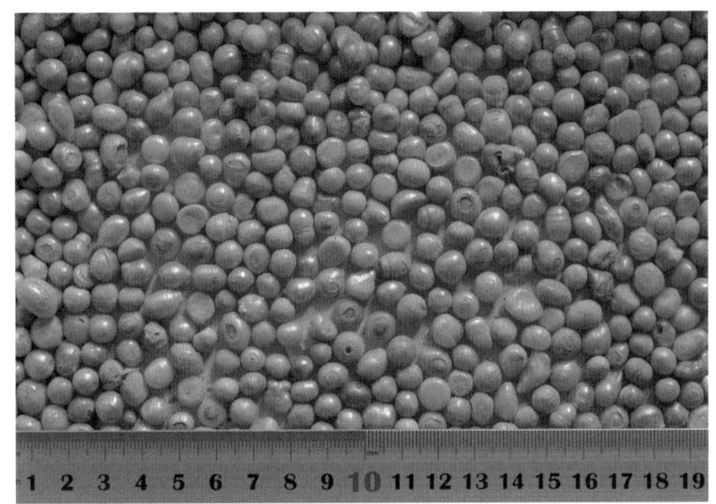

图6–4 珍珠

【性味归经】甘、咸，寒。归心、肝经。

【功效】镇心定惊，清肝除翳，解毒敛疮。

【性能特点】本品甘咸寒，入心、肝经。用于心虚发热所致的心烦不眠、多梦健忘、心神不宁，小儿痰热所致的惊风、癫痫抽搐，肝经风热或肝火上攻所致的目赤涩痛，疮疡溃烂、久不收口、口舌生疮、牙龈肿痛、咽喉溃烂、皮肤色斑等。

【用法用量】煎服，10～25克，宜先煎。入丸散剂，0.3～1克。

【使用注意】脾胃虚寒者慎用。

【药用成分与药理】珍珠主含碳酸钙。并含20多种氨基酸及少量铅、铜、铁、镁、锰、钠、锌、硅、锶等元素。

珍珠粉可使小鼠痛阈明显升高，可对抗咖啡因引起的惊厥，使小鼠脑内单胺类递质5–HT、5–HIAA的含量升高，表明珍珠粉对中枢神经系统有一定程度的抑制作用；珍珠中含有18种氨基酸，其中7种是人体必需的氨基酸其中丝氨酸、半胱氨酸、缬氨酸有调节人体内分泌增强免疫力和延缓衰老作用；珍珠水提取液高、低剂量组均具有显著的抑制二甲苯引起的小鼠耳廓肿、蛋清引起的大鼠足跖肿和醋酸刺激所引起的腹腔毛细血管通透性的增高，证明珍珠具有抗炎作用；珍珠中所含的甘氨酸、甲硫氨酸可促进皮肤胶原蛋白的再生，达到美容的效果；水溶性珍珠粉能提高心肌收缩力、对心肌的基础张力呈现双相型影响，但不影响心率；珍珠丸能减少神经元细胞凋亡的数目，并能促成Bcl–2基因的表达，有保护神经元细胞的作用。

【药膳】

珍珠养生汤：珍珠贝内提取物1份，蜂蜜适量，枸杞子2份、黄精2份、黄芪3份共煮沸40分钟，去渣，上述药液加入珍珠贝内提取物及蜂蜜即成。此膳清热养阴、补气血、益肝肾，能够提高机体免疫能力，用于气血虚弱者，健康人每2日1剂，体弱者每日1～2剂。

海螵蛸

【来源】为乌贼科动物无针乌贼*Sepiella maindroni de* Rochebrune或金乌贼 *Sepia esculenta* Hoyle（图6-5）的内贝壳。

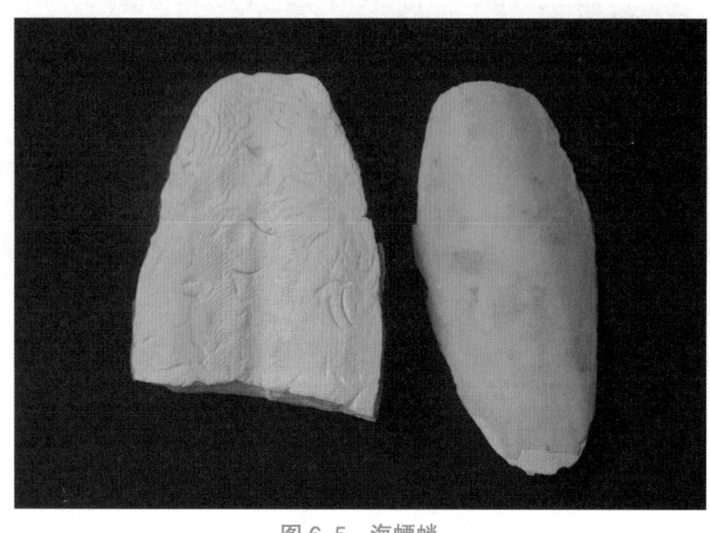

图6-5 海螵蛸

【采收加工】4～8月捕捞，从乌贼体中剥取内贝壳，用水洗净，晒干至无腥味，捣碎用。

【性味归经】咸、涩，微温。归肝、肾经。

【功效】固精止带，收敛止血，制酸止痛，收湿敛疮。

【性能特点】本品味咸、涩，性微温。入肝、肾经。咸能走血，性微温和血，质燥涩敛，尤善止血止带，治崩漏带下效佳，堪称“妇科之良药”，亦用于肺、胃出血以及各种外伤出血等。入肝、肾经，且能固精止带，故可用于肾虚遗精、滑精，妇女赤白带下等。此外，本品内服有制酸止痛之功，宜用于胃痛泛酸，现代用于胃、十二指肠溃疡。本品还有消瘿散结之功，可用治气瘿。外用又能收湿敛疮，用于湿疹湿疮，溃疡多脓，疮痈破溃久不收口。

【用法用量】煎服，6～12克。入丸散剂，每次1.5～3克。外用适量。

【使用注意】单味研末若长期服用可致便秘，须同时给予润肠缓泻之剂。

【药用成分与药理】海螵蛸主含碳酸钙、甲壳质、黏液质，有17种水解氨基酸。尚有大量钙，少量钠、锶、镁、铁，以及微量硅、铝、钛、锰、钡、铜，有中和胃酸、保护黏膜、抗溃疡、促进成骨、降低磷含量、抗放射、止血等作用。

【药膳】（1）海螵蛸炖猪皮　材料：猪肉皮60克，海螵蛸15克。

做法：将海螵蛸、猪皮洗净，猪皮切成小块。与乌贼骨同放碗内，加水，隔水用文火炖至猪皮熟透即可。功效：健脾，固涩，止血。适用于身体虚弱及血热型崩漏。

（2）海螵蛸炖鸡　材料：鸡肉90克，海螵蛸2克，盐1克，味精1克。做法：将鸡肉洗净，切块，乌贼骨打碎备用。将鸡肉、乌贼骨同放瓷罐内，加水500毫升及精盐适量，上笼蒸熟，食时加味精。功效：益气温中，收涩止血。适用于脾虚型崩漏、下血色淡、面色萎黄等症。

蛇蜕

【来源】为乌梢蛇*Zoacys dhamnades*和同科动物蛇蜕下的干燥皮膜（图6-6）。

【采收加工】春末夏初或冬初收集，除去泥沙，干燥，生用。

【性味归经】甘、咸，平。归肝经。

【功效】祛风，止痒，定惊止痛，明目退翳。

【性能特点】本品味咸、甘，性平，入肝经，因有祛风通络、定惊止痛的功效，故用于治疗小儿风热惊痫、抽搐痉挛；且具有祛风止痒的功效，善于治疗风疹瘙痒，皮肤瘙痒等；入肝经，具有明目退翳的作用，用于风热上扰所致的目生翳障等证。

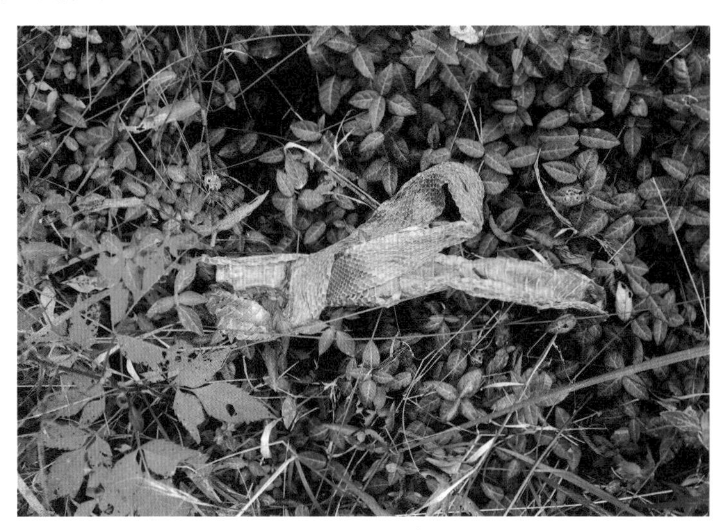

图 6-6 蛇蜕

【用法用量】煎服，2～3克。散剂每次服0.3～0.6克。外用适量。

【使用注意】过敏体质者慎用。

【药用成分】主含蛋白质、脂肪。

【药膳】

蛇蜕炒鸡蛋　蛇蜕10克，鸡蛋150克，盐1克，植物油10克。做法：将蛇蜕洗净后细细切碎，再将鸡蛋打入碗内，加入蛇蜕碎末及细盐，一并反复搅拌。在锅内加入油，油热后加入蛇蜕末、细盐和鸡蛋，炒熟即可。用法：10岁以下儿童用6克，10岁以上用10克。功效：祛风，消肿。适用于小儿流行性腮腺炎。

蝉蜕

【来源】为蝉科昆虫黑蚱（蝉）*Cryptotympana pustulata* Fabricius羽化时脱落的皮壳（图6-7）。

【采收加工】夏、秋季自地面或树上收集，去净泥土，晒干用。

【性味归经】甘，寒。归肺、肝经。

【功效】疏散风热，利咽开音，透疹止痒，明目退翳，熄风止痉。

【性能特点】本品甘寒，入肺、肝经。甘寒清热，质轻上浮，具良好的疏风作用，长于疏散肺经风热，宣肺利咽并开音疗哑，为治疗咽痛音哑之良药，故可用于外感风热及温病初起，发热恶风，头痛咽痛，脉浮数等；其具宣散透发，透疹止痒之效，故可用于治风邪外束，麻疹初期，疹出不畅，以及风疹块、皮肤瘙痒等症；入肝经，既能疏散风热，又可凉肝、息风、止痉及明目退翳，用治破伤风，小儿风热惊悸，小儿惊风夜啼，神昏抽搐，风热目赤多泪或翳障。

【用法用量】煎服，3～9克。熄风止痉可用至15～30克。

【药用成分与药理】蝉蜕主含大量甲壳质，壳聚糖、蛋白质、组胺、氨基酸及微量元素等成分；具有解热、镇痛、镇静、抗惊厥、平喘、调节免疫、抗肿瘤、降血脂 、抗凝、抗动脉粥样硬化等药理作用。其水提液及醇提物具有抗惊厥作用。水提物小鼠腹腔注射有明显的镇静作用。蝉蜕的煎剂也有镇静作用。尚有解热作用，其中蝉蜕头足较身部的解热作用强。此外，尚有一定的抗癌、免疫抑制及抗过敏等作用。

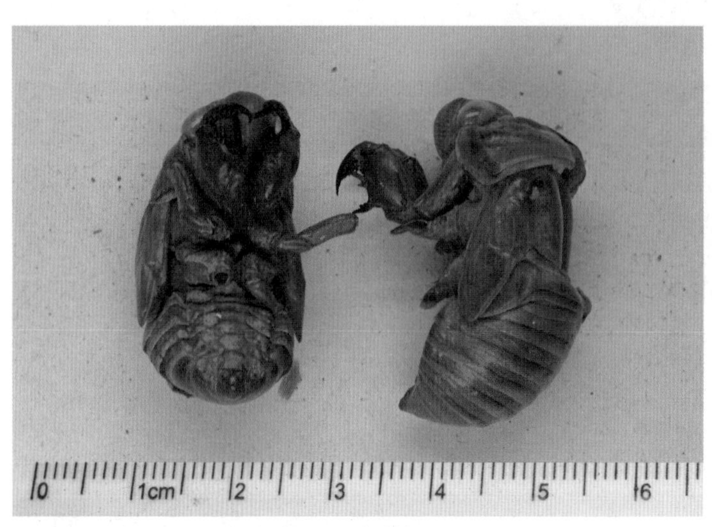

图6-7 蝉蜕

【药膳】

1.蝉衣牛蒡桔梗茶　蝉蜕3克，生甘草3克，牛蒡子9克，桔梗5克。将以上4味药剂一起研磨为粗末，置于瓶中，以沸水冲泡，加盖焖15分钟左右即可。代茶频饮，每日1剂。适宜人群：感冒咽喉肿痛，咳嗽，感冒导致失音等。

2.蝉蜕粥　粳米50克，蝉蜕5克，葛根10克，其余各适量。将蝉蜕拣去杂质，洗净晒干，研为细末。与淘洗干净的粳米一同入锅，加水500毫升，先用旺火烧开，再转用文火熬煮成稀粥。每日服1～2次，稍温食用。适宜人群：小儿麻疹发作，夏季感冒等。

3.蝉蜕茶　蝉蜕20克，快速水洗，不可泡洗，然后闷泡10分钟。少量频服，不拘时。适宜人群：小儿晚上莫名哭闹不止，晚上睡得不安稳等。

第七章　常见病证的食疗应用

第一节　内科病证的食疗应用

食疗是在中医基础理论的指导下，利用食物的特性来调理身体功能，使其预防甚至治愈疾病的一种治疗方法。治疗内科病证过程中，除了常规药物治疗，在饮食方面我们还可以做什么来帮助减轻身体的不适呢？下面我们从几个常见内科病证来讨论。

一、咳嗽

咳嗽是独立性的病证，又是肺部多种疾病的其中一个症状，常见于急慢性支气管炎、部分支气管扩张症、慢性咽炎等疾病；此时饮食应根据咳嗽的病因，饮食宜清淡，不可过食肥甘及炙烧厚味。咳嗽痰多者应忌食酸涩之品，多食化痰清肺之品。咳嗽气急较重，甚至有喘促者，应忌食海腥。

1.咳嗽，音哑咽痛，口渴，或头痛，身热，恶风等，证属风热犯肺型，可以选用桑菊杏仁饮。

桑菊杏仁饮《百病饮食自疗》

【材料】桑叶10克，菊花10克，杏仁10克，白糖适量。

【做法】前3味水煎取汁，调入白糖，代茶饮。

2.干咳，喉咙痒，咽喉干痛，鼻唇干燥，证属风燥伤肺型，可以选用蜂蜜蒸梨、玉露糕。

蜂蜜蒸梨《中国药膳学》

【材料】白梨1个，蜂蜜30克。

【做法】梨挖去核，注入蜂蜜，置碗中，上笼蒸熟。每服1个，每日2次，连用数每日。

玉露糕《养心录》

【材料】天花粉10克，葛根10克，桔梗10克，绿豆粉500克，白糖250克。

【做法】天花粉、葛根、桔梗切片，烘干打细末，与绿豆粉、白糖和匀，加清水调湿，置饭盒内，武火蒸30分钟，取糕，切成重约25克块。酌量食。

3.咳嗽反复发作，咳声重浊，痰多，因痰而咳，痰出咳减，证属痰湿蕴肺型，可用橘红茶、蜜饯余甘子。

橘红茶《百病饮食自疗》

【材料】橘红10克，茯苓15克，生姜5片。

【做法】共煎取汁，去渣。代茶饮。

蜜饯余甘子《家庭药膳手册》

【材料】新鲜余甘子10~15枚，蜂蜜适量。

【做法】新鲜余甘子洗净晾干，放入蜂蜜中浸渍1周。每食10~15枚，每日2次。

二、腹痛

腹痛是以胃脘部以下、耻骨毛际以上部位发生疼痛为主症的病证。临床上是极为常见的一个症状，内科腹痛常见于肠易激综合征、消化不良、胃肠痉挛、不完全性肠梗阻、泌尿系结石等。饮食以细、软、烂、嫩为宜。寒痛、虚痛患者宜服温中散寒食物，禁忌生冷及产气食品。禁食腐败变质的食物，也不宜服用粗纤维、刺激性强之食品，忌饮浓茶、酒等饮料。

1.若腹痛拘急，遇寒痛甚，得温痛减，手足不温，证属寒邪内阻型，可以选用木香姜糖羹。

木香姜糖羹《中医药膳学》

【材料】广木香10克，干姜10克，藕粉10克，红糖适量。

【做法】广木香与干姜煎水，冲藕粉搅匀，再加入红糖适量，调成羹状，顿服。

2.腹部胀痛，痞满拒按，烦渴引饮，大便硬结，证属湿热阻滞型，可食用栀子仁粥。

栀子仁粥《养生食鉴》

【材料】栀子仁6克，粳米100克。

【做法】栀子研为粗末，将粳米煮稀粥，临熟，调入栀子末梢煮。空腹食。

3.腹部胀痛，嗳腐吞酸，恶食呕恶，粪便奇臭，证属饮食积滞型，可食用鸡橘粉粥。

鸡橘粉粥《中国药膳》

【材料】鸡内金6克，干橘皮3克，砂仁1.5克，粳米30克，白糖少许。

【做法】前3味共研细末，与粳米同煮粥，临熟入白糖。温服。早晚各服1碗。

三、便秘

便秘是指由于大肠传导失常，导致大便秘结，排便周期延长，或周期不长，但粪质干结，排出艰难，或粪质不硬，虽频有便意，但排便不畅的病证。本病宜食清淡滑润之品，少食甘腻之品。药膳结构要合理，应适当增加润肠食物，以及含粗纤维食物。并可多食产气食品。切不可单食泻下之品以通为快，应辨证用药。

1.若大便干结，腹胀或痛，口干口臭，面红心烦，小便短赤，证属热型，可选用松子滋阴煎、桑椹芝麻糕。

松子滋阴煎《中国药膳学》

【材料】松子仁15克，火麻仁12克，瓜蒌仁15克，炒枳壳9克。

【做法】水煎服。每日1剂，分2~3次温服。

桑椹芝麻糕《中国药膳》

【材料】桑椹30克，黑芝麻60克，麻仁10克，糯米粉700克，白糖30克，粳米粉300克。

【做法】黑芝麻用文火炒香；桑椹洗净，与麻仁同放锅内，水煎20分钟取汁，倒入盛糯米粉、粳米粉、白糖的盆内，揉成面团，做成糕。再在每块糕上撒上黑芝麻，上笼蒸20分钟。早晚餐温热食。

2.大便干结，欲便不得出，或便而不爽，肠鸣矢气，证属气滞型，可食用陈皮木香肉。

陈皮木香肉《家庭药膳手册》

【材料】陈皮3克，木香3克，猪瘦肉200克。

【做法】前2味焙干研末；猪肉洗净切片；炒锅内放食油少许，烧热后放入肉片煸炒，加清水适量，欲熟时下陈皮、木香末、食盐拌匀。佐餐食。

3.大便干或不干，虽有便意，但排出困难，用力努挣则汗出短气，便后乏力，证属气虚型，可食用人参菠饺。

人参菠饺《中国药膳学》

【材料】人参粉5克，菠菜750克，面粉3000克，猪肉500克，调料适量。

【做法】菠菜洗净，去茎留叶，搓成菜泥，加水，用纱布包好挤出菜汁备用。猪肉洗净，剁成肉末，加适量盐、酱油、胡椒粉、姜末、葱花、麻油、人参粉拌成馅。用菠菜汁和面，放馅，包成饺子，煮熟。随意服食。

4.大便干结，面色无华，皮肤干燥，头晕目眩，口唇色淡，证属血虚型，可以选择食用桃仁牛血羹。

桃仁牛血羹《饮食疗法》

【材料】桃仁12克，新鲜牛血（已凝固者）200克，盐少许。

【做法】桃仁去皮、尖，研细，与牛血加500毫升水同煲汤，调入食盐。佐餐食。

四、眩晕

眩晕中眩是指视物模糊或眼前发黑，晕是指头晕甚或感觉自身或外界景物旋转。两者常同时并见，轻者闭目即止，重者如坐车船，旋转不定，不能站立，或伴有恶心、呕吐、汗出，甚至仆倒等症状。饮食宜清淡、易消化，忌食助湿、生痰、生热之品；同时应避免食用高胆固醇食物及过多的动物脂肪，而应多服富含维生素C及植物蛋白食物。如果肥胖患者，应节制饮食，采用低热能饮食；最后，还需忌烟酒。

1.若眩晕，耳鸣，头目胀痛，口苦，失眠多梦，急躁易怒，证属肝阳上亢型，可选用决明子茶。

决明子茶《全国中草药汇编》

【材料】决明子15克，夏枯草9克。

【做法】决明子炒至稍鼓起，微有香味，放凉，打碎或碾碎；夏枯草切碎，同用开水冲泡。代茶饮，每日1剂。

2.眩晕日久不愈，精神萎靡，腰酸膝软，两目干涩，或遗精滑泄，耳鸣齿摇，证属肾精不足型，可选用杜仲腰花。

杜仲腰花《中国药膳学》

【材料】猪腰子250克，炙杜仲12克，黄酒25克，调料适量。

【做法】猪肾剖为两半，割去臊腺筋膜，切成腰花。杜仲水熬浓汁（约50毫升）。将腰花放碗中，加白糖、杜仲汁、黄酒、干淀粉、盐搅匀。武火将锅烧热，加猪油、植物油，放入花椒、腰花、葱、姜、蒜，快速炒散。再加醋、酱油、白糖、味精，翻炒。

3.眩晕动则加剧，劳累即发，面色皖白，神疲乏力，纳少腹胀，证属气血虚弱型，可食用归芪蒸鸡。

归芪蒸鸡《民间食疗方》

【材料】炙黄芪100克，当归20克，嫩母鸡1只。

【做法】嫩鸡宰杀洗净，把当归、黄芪装于鸡腹内，姜、葱布于鸡腹上，注入适量清水，加入食盐、绍酒、胡椒粉，上笼蒸约2小时后，取出去封口纸，去姜、葱，加适量味精调味，装盘即成。

4.眩晕，头重昏蒙，胸闷恶心，呕吐痰涎，食少多寐，证属痰湿中阻型，可选用杏陈薏米粥、天麻陈皮炖猪脑。

杏陈薏米粥《百病饮食自疗》

【材料】杏仁5克，陈皮6克，薏苡仁30克，粳米100克。

【做法】前2味水煎取汁，入薏苡仁、粳米煮稀粥，温服。

天麻陈皮炖猪脑《饮食疗法》

【材料】天麻10克，陈皮10克，猪脑1个。

【做法】共置器内，加清水适量，隔水炖熟服食。

【功效】化痰降逆，平肝潜阳。适用于痰浊中阻，眩晕头重，头痛昏蒙，时呕吐涎，脘闷食少，困倦多寐，或肝阳上亢，眩晕耳鸣，头胀且痛，急躁易怒，少寐多梦等症。

五、哮喘

哮喘为一种肺部疾病，其特征为可逆性气道阻塞，气道炎症和对多种刺激的气道反应性增高，临床主要表现为呼吸困难，甚至喘息不能平卧。应选择清淡、易消化、足够热量的饮食。避免进食冷、硬、油煎油炸的食物。若能找出与哮喘发作有关的食物，如鱼类、虾蟹、蛋类、牛奶等，应避免食用。

1.若哮喘，喉中哮鸣，咳不甚，痰少，色白而多泡沫，口不渴或渴喜热饮，形寒畏冷，证属冷哮型，可选用紫苏子粥、白果小排汤。

紫苏子粥《圣济总录》

【材料】紫苏子15克，粳米100克，姜适量　葱适量，豉适量。

【做法】先将紫苏子以水研取汁，去渣，入粳米煮粥，将熟时入姜、葱、豉各少量。空腹食。

白果小排汤《膳食保健》

【材料】小排骨500克，白果30克，调料适量。

【做法】小排骨洗净，加黄酒、姜片、水适量，文火焖煮1.5小时，白果去壳及红衣，加入汤内，加盐调味再煮15分钟，加味精调匀，并撒上青葱末。

2.哮喘，喉中痰鸣如吼，喘而气粗，咳痰色黄，口苦，口渴喜饮，面赤或身热，证属热哮型，可选用桑菊杏仁饮。

桑菊杏仁饮《百病饮食自疗》

【材料】桑叶10克，菊花10克，杏仁10克，白糖适量。

【做法】前3味水煎取汁，调入白糖，代茶饮。

3.哮喘缓解期，气短声低，自汗，怕风，倦怠乏力，食少大便稀烂，或心慌，不耐劳累，证属肺脾气虚型，可选用党参百合猪肺汤、杏仁燕窝、人参鸽蛋汤。

党参百合猪肺汤《疾病的食疗与验方》

【材料】党参15克，百合30克，猪肺250克。

【做法】将猪肺洗净、切块；两药用布包好，同入砂锅内，加水适量，文火煎煮，熟后调味即成。饮汤食肺。每日内分2次服完。

杏仁燕窝《滋补保健药膳食谱》

【材料】燕窝25克，甜杏仁50克，白砂糖250克。

【做法】燕窝用50℃温水浸泡至松软时，用镊子摘去绒毛杂质，用清水洗净，放入碗内，加清水250克、白糖50克；杏仁用沸水泡5分钟，去皮尖，放入另一碗内，加水50克，与燕窝一起上屉蒸15分钟取出，滗去原汁，然后将燕窝放入汤碗内。另将白糖200克，加清水750克煮成糖水，用纱布滤净残渣，倒入燕窝碗内，再将杏仁围在燕窝四周，上屉蒸5分钟。

人参鸽蛋汤《百病饮食自疗》

【材料】人参6克，鸽蛋3枚。

【做法】人参水煎，煮鸽蛋。每次食鸽蛋1枚，饮汤，每日3次。

六、阳痿

阳痿是指成年男子性交时，由于阴茎痿软不举，或举而不坚，或坚而不久，无法进行正常性生活的病证。平时膳食可选用营养丰富、易于消化的食物，不可因患者治病心切而给予服食大量壮阳助火食品，造成更大失误。服用补气类药膳时，应忌食破气消积的药物或食物。

1.若阳痿，遗精、早泄、滑精以及神疲乏力、腰膝酸软，证属肾气不足型，可选用杜仲腰花。

杜仲腰花《中国药膳学》

【材料】猪腰子250克，炙杜仲12克，黄酒25克，调料适量。

【做法】猪肾剖为两半，割去臊腺筋膜，切成腰花。杜仲水熬浓汁（约50毫升）。将腰花放碗中，加白糖、杜仲汁、黄酒、干淀粉、盐搅匀。武火将锅烧热，加猪油、植物油，放入花椒、腰花、葱、姜、蒜，快速炒散。再加醋、酱油、白糖、味精，翻炒。

2.阳痿，性欲减退，腰膝酸软，畏寒肢冷，尿频清长，甚至阴器冷缩，五更泄泻，证属肾阳虚弱型，可选用苁蓉羊肉粥、枸杞菟丝蒸雀蛋、雀儿药粥。

苁蓉羊肉粥《药性论》

【材料】肉苁蓉30克，精羊肉250克，粳米100克。

【做法】先将肉苁蓉水煮烂，细切，与羊肉、粳米同煮作粥，下葱、姜、蒜、酱、盐五味。随意食用。

枸杞菟丝蒸雀蛋《中国药膳学》

【材料】雀蛋2个，虾9克，菟丝子9克，枸杞子9克。

【做法】雀卵去壳，与虾、菟丝子、枸杞子同置碗内，上笼蒸熟食用。

雀儿药粥《太平圣惠方》

【材料】麻雀5只，菟丝子15克，覆盆子15克，五味子10克，枸杞子15克，粳米100克，黄酒适量，葱白2茎，生姜3片，盐少许。

【做法】先将诸药同煮，去渣取汁，再将雀肉用酒炒，然后与粳米、药汁加适量水一同煮粥，欲熟时，加入葱白、生姜及盐，煮成稀粥服食。

3.阳痿，头晕耳鸣、失眠多梦、形体消瘦、潮热盗汗、五心烦热、口燥咽干，证属阴虚火旺型，可选用枸杞苦瓜粥。

枸杞苦瓜粥《常见病食疗食补大全》

【材料】枸杞子30克，苦瓜子9克，羊肾1只，羊肉100克，葱白适量，食盐适量，大米50克。

【做法】将羊肉切碎；羊肾剖洗干净，去筋膜、切丝。将枸杞子、苦瓜子煎汤去渣，入大米、羊肾、羊肉煮作粥，熟后加葱、盐等调味服食。作早晚餐食。

第二节　妇科病证的食疗应用

女性因自身的生理特点，一生经历各个阶段，如月经、生育、哺乳、绝经等。各个时期身体难免出现各种不适，在饮食方面可以做什么以减轻身体的不适呢？下面将从几个常见妇科病证来讨论。

一、月经不调

女性经期异常，经期提前或推迟、经期延长、经量过多或过少等，统称为月经不调。

经期应选择营养丰富、高蛋白、易消化等食物，不宜吃生冷、难以消化的食物，不宜过食辛辣、香燥等食物。

1.若月经提前，经量多或少、经期延长，经色淡质地稀，伴下腹坠、疲倦乏力、胃口欠佳或大便稀烂等，证属气虚型，可食用参芪煲乌鸡。

参芪煲乌鸡《中医食疗学》

【材料】乌骨鸡1只，黄芪20克，党参、茯苓各15克，调料少许。

【做法】先将鸡宰杀，去毛及内脏等，洗净。将黄芪、党参、茯苓分别洗净，放入鸡腹内，用线缝合。再放入砂锅中，用旺火煮沸，然后用小火煮至鸡肉熟烂，用调料调味即成。佐餐服食。

2.月经提前，或经量较多，或经期延长，经色深红或紫红，质地黏稠，或有大便干结等。证属血热型，可食用雪梨莲藕汁或二鲜饮。

雪梨莲藕汁《简便方》

【材料】雪梨250克，藕250克。

【做法】将梨和藕分别洗净切碎，榨取汁液。再将两种汁液混匀，装入杯中。徐徐饮服。

二鲜饮《医学衷中参西录》

【材料】鲜茅根150克，鲜藕200克。

【做法】鲜茅根洗净切碎，鲜藕洗净切片，加适量水一同熬煮。代茶饮。

3.经量过多或少而不畅、淋漓不尽，经色紫暗有血块，或下腹胀痛，血块排出后胀痛减轻，证属血瘀型，可食用益母草鸡冠花饮。

益母草鸡冠花饮《中医食疗学》

【材料】益母草50g，炒鸡冠花30g，冰糖适量。

【做法】将益母草、炒鸡冠花共入锅中，加适量水，煎取汁200mL，加入冰糖即可。代茶饮。

4.经期延长，经量不多，经色暗，质地黏稠，或伴有平时白带量多色黄，或经期伴有下腹疼痛，证属湿热蕴结型，可食用茯苓车前粥、绿豆薏米粥等。

茯苓车前粥《营养与食疗学》

【材料】茯苓粉、车前子各30g，粳米60g，白糖适量。

【做法】将车前子以纱布包好，入砂锅内，加水适量，煎汁去药包。将药汁同粳米和茯苓粉共煮粥，加少许白糖即成。空腹食用。

绿豆薏米粥

【材料】绿豆、薏米各30g，粳米60g，白糖适量。

【做法】将绿豆、薏米、粳米共煮粥，加少许白糖即成。空腹食用。

5.经期延后或月经量少，经色淡红，无血块，下腹隐痛，或伴有头晕眼花、心悸失眠等，证属血虚型，可食用母鸡木耳大枣汤、羊血面、当归生姜羊肉汤、阿胶白皮粥。

母鸡木耳大枣汤《妇科病饮食疗法》

【材料】老母鸡1只，木耳30g，大枣10枚，食盐适量。

【做法】将老母鸡切成块，与木耳、大枣一起放入锅内，煮烂后，食盐调味即可。佐餐食用。

当归生姜羊肉汤《金匮要略》

【材料】当归30克，生姜30克，羊肉500克。

【做法】羊肉去骨，剔去筋膜，入沸水锅内焯去血水，捞出晾凉，切成5厘米长、2厘米宽、1厘米厚的条；砂锅内放清水，下入羊肉，放当归、生姜，武火烧沸，去浮沫，文火炖1.5小时至羊肉熟烂。食肉饮汤。

阿胶白皮粥《养生康复粥谱》

【材料】阿胶15克，桑白皮15克，糯米100克，红糖8克。

【做法】将桑白皮水煎取汁2次；米淘净入锅内加水煮10分钟，倒入药汁、阿胶，粥熟入红糖食。

6.经期延后或月经量少，经色暗，有血块，伴有下腹冷痛、畏寒等，证属血寒型，可食用杞子当归羊肉羹。

杞子当归羊肉羹《中医食疗学》

【材料】枸杞子、当归各25克，生姜30克，羊肉500克，调料少许。

【做法】将羊肉、生姜洗净，切成块，余料用洁净纱布包好，同放入砂锅内，加适量水，用小火煮至羊肉熟烂，加入调料调味即成。吃肉喝汤。于月经前每日1次，连服7日。

7.经期延后，或伴量少，色暗红或有血块，伴下腹胀痛，或伴精神抑郁，经前胸胁、乳房胀痛等，证属气滞血瘀型，可服用玫瑰露酒。

玫瑰露酒《全国中药成药处方集》

【材料】鲜玫瑰花175克，冰糖100克，50%～60%的优质白酒750毫升。

【做法】玫瑰花花蕾将开未开时采摘，将花与冰糖同浸入盛有白酒的陶瓷或玻璃器皿中，封闭，冷浸法浸泡14天。每次饮服15毫升，每日2次。

8.经期延后，量少，经血夹杂黏液，或形体肥胖，易恶心，伴腹部胀满，大便稀烂，或带下量多，证属痰湿型，可食用鲤鱼冬瓜羹、生姜橘皮煎。

鲤鱼冬瓜羹《圣济总录》

【材料】鲤鱼500克，鲜冬瓜500克，葱白20克。

【做法】取鲜鲤鱼，去鳞和内脏；鲜冬瓜洗净，切成小块；葱白洗净。三物入锅加水600毫升，煨至鱼烂汤稠即可。佐餐服食。

生姜橘皮煎《中国食疗学》

【材料】生姜20克，橘皮20克。

【做法】将生姜、橘皮用清水洗净，加水500毫升，煎煮20分钟即可。空腹服用，每日2次。

二、痛经

女性经期或经期前后出现下腹疼痛，或伴有腰痛，甚至出现头晕、恶心、腹泻等，症状明显的常常影响日常工作和生活，饮食宜清淡、易于消化、寒温适中。

1.经前乳房胀痛，心情烦躁，易发脾气，经期下腹胀痛，血色暗，有血块等，证属气滞血瘀型，可食用益母草鸡冠花饮、香附陈皮炒肉、坤草童鸡、红花煮鸡蛋或者玫瑰花泡茶喝。

香附陈皮炒肉

【材料】香附9克，陈皮3克，瘦猪肉200克，生姜3片，盐少许。

【做法】香附、陈皮洗净泡软，陈皮切丝，瘦猪肉洗净切片。锅内放少许油，烧热后，放入肉片翻炒片刻，加入陈皮、香附、生姜，加适量清水烧至肉熟，大火翻炒收汁，适量食盐调味即可。

坤草童鸡《华夏药膳保健顾问》

【材料】益母草15克，童子鸡500克，冬菇15克，火腿5克，芫荽2克，鲜月季花10瓣，绍酒30克，白糖10克。

【做法】益母草加绍酒、白糖，上笼蒸1小时后取出，用纱布过滤，留汁备用。童子鸡宰杀洗净，入沸水烫透。捞出放砂锅内，加入鲜汤、绍酒、冬菇、火腿、葱、姜、芫荽，煮开后，转小火煨至熟烂。

红花煮鸡蛋

【材料】红花5～10克，加生姜2片煮沸5分钟，打入鸡蛋煮熟，红糖适量调味即可。

【做法】红花、生姜煮沸5分钟，打入鸡蛋煮熟，红糖适量调味即可，喝汤吃鸡蛋，日一次。

2.经期下腹隐痛，腰腿酸软，疲倦畏寒，头晕乏力，证属气血亏虚证，可用归芪蒸鸡、当归生姜羊肉汤等，有恶心、腹泻者可在汤中加入扁豆、陈皮同煮。这类女性需重视经后调养，可用黄芪乌鸡汤、陈皮煲猪蹄等。

黄芪乌鸡汤

【材料】乌鸡半斤切块，黄芪20克，当归5克，枸杞子10克。

【做法】乌鸡块洗净焯水，放入陶瓷或砂锅与黄芪、当归同煮，大火煮开，小火煮60分钟，加入枸杞子10克，搅拌即可关火，喝汤吃肉。

陈皮煲猪蹄

【材料】陈皮10克，猪蹄250克，姜片、蒜片适量，少许酱油、盐、冰糖。

【做法】陈皮洗净泡软，猪蹄刮皮洗净切小块，冷水下锅加姜片煮开约5分钟捞出猪蹄洗净，起锅烧油，加入姜片、蒜片爆香加猪蹄炒香，加入开水及泡好陈皮，少许酱油、盐、冰糖，小火焖60分钟后大火收汁即可。

3.经期下腹冷痛，得热则舒，经量少，经色紫暗有血块，伴肢体畏寒，小便量多色清等，证属寒湿凝滞证，可服用生姜胡椒红糖水。

生姜胡椒红糖水《中国药膳学》

【材料】生姜10克，胡椒10粒，红糖适量。

【做法】生姜、胡椒共煮水，加入适量红糖调味即可服用。

三、带下过多

育龄期女性有适量的白带量，如带下量明显增多，色、质、气味异常，或伴有全身或局部的症状。饮食上应以健脾补肾为主，尽量避免油炸及辛燥之品，尽量少食生冷、寒凉食物，施膳时应适当添加芳香理气调料。

1.若白带量多，色白或淡黄，质地稀薄，无臭气，疲倦乏力，手脚偏凉或大便稀烂，证属脾虚型，可选薏苡仁莲子粥、白果蒸鸡蛋、白果莲肉粥等。

薏苡仁莲子粥《北京卫生职工学院资料》

【材料】薏苡仁30克，莲子肉30克，冰糖适量，桂花适量。

【做法】莲子去皮、芯；薏苡仁加水先煮，继入莲子肉，粥熟入冰糖、桂花。早餐食。

白果蒸鸡蛋《家庭食疗手册》

【材料】白果2枚，鸡蛋1个。

【做法】鸡蛋于一端开孔，白果去壳后，从孔纳入，用纸黏封小孔，口朝上置器中，隔水蒸熟。每日服1次。

白果莲肉粥《濒湖集简方》

【材料】白果6克，莲肉15克，江米50克，乌骨鸡1只。

【做法】先将白果末，莲肉末纳入鸡膛内，再入米、水，慢火煮熟。食肉饮粥，每日2次。

2.若白带量多，色白清冷，质地稀薄，腰酸腿软，夜尿多，大便稀烂，证属肾阳虚型，可选莲子芡实糯米鸡、莲子枸杞酿猪肠、龙眼红枣木耳羹。

莲子芡实糯米鸡《补品补药与补益良方》

【材料】乌骨鸡1只，白莲子15～20克，芡实15克，糯米150克。

【做法】乌骨鸡去毛和内脏；白莲子去芯。莲子、芡实、糯米洗净同放入鸡腹中，用线把腹部切口缝好，放入锅内水煮，待鸡肉烂熟后，取出药渣，饮汤食鸡肉。

莲子枸杞酿猪肠《中国药膳学》

【材料】莲子30克，枸杞子30克，猪小肠2小段，鸡蛋2个。

【做法】小肠洗净；莲子浸后去皮，芯；枸杞子浸洗净。莲子、枸杞子与打碎的鸡蛋混匀，灌入猪肠内，两端扎紧，加清水1000克煮至肠熟，切片。佐餐温热食。连用7～10次。

龙眼红枣木耳羹《膳食保健》

【材料】龙眼肉15克，红枣15克，黑木耳25克，冰糖适量。

【做法】木耳冷水浸发一夜，加水文火焖煮1小时后，再加龙眼肉、红枣焖至稠烂，调入冰糖至溶食用。

3.若白带量多，色黄或脓性，质地黏稠，有臭气，外阴瘙痒，口苦，证属湿热型，可选用绿豆薏米粥、茯苓车前粥、鸡冠花冰糖饮。

鸡冠花冰糖饮《中医药膳学》

【材料】鸡冠花30克，金樱子20克，白果20克，冰糖20克。

【做法】将鸡冠花、金樱子、白果加水3碗，煎至1碗，去渣加入冰糖，待溶解后，微温饮服。每日1次，连服3～5天。

四、绝经综合征

妇女绝经前后常常出现潮热汗出、头晕耳鸣、心悸失眠、烦躁易怒、焦虑不安或情绪低落等，严重的影响生活、工作。此时应积极建立健康的生活方式，适当身体锻炼，健康饮食，增加日晒时间，摄入足量的蛋白质及含钙丰富食物，预防骨质疏松。

1.绝经前后，头晕耳鸣，潮热口干，心悸失眠多梦，证属肾阴虚证，可用莲子百合粥，精神紧张，郁郁寡欢，容易悲伤欲哭，证属肾虚肝郁型，可服用甘麦大枣汤。

莲子百合粥

【材料】莲子15克，百合15克，粳米50克，枸杞子5克。

【做法】莲子、百合、粳米同煮粥，煮成加入枸杞稍煮片刻即可，日1次。

甘麦大枣汤《金匮要略》

【材料】甘草9克，小麦15克，大枣10枚。

【做法】将甘草、小麦、大枣洗净，放入容器中，加适量清水，用小火煎煮，取煎煮液2次，混匀，早、晚温服。

2.绝经前后，头晕目眩，胃口不佳，困倦乏力，大便烂，证属脾肾两虚型，可食用薏米山药粥。

薏米山药粥

【材料】薏苡仁20克，芡实20克，山药20克，大米50克。

【做法】将薏苡仁、芡实、山药与大米同煮至烂熟即可。

3.绝经前后，精神萎靡，疲倦乏力、畏寒，腰背酸痛，或有浮肿的，证属肾阳虚型，可用枸杞栗子炖羊肉。

枸杞栗子炖羊肉《疾病的食疗与验方》

【材料】枸杞子15克，栗子18克，羊肉60克，调料适量。

【做法】将羊肉洗净切块，与枸杞子、栗子一同炖熟。顿服，每日1剂，连服数每日。

4.绝经前后，烘热汗出、头晕耳鸣，健忘，腰背冷痛，心烦易怒，证属肾阴阳两虚型，可食用陈皮淡菜。

陈皮淡菜《膳食保健》

【材料】淡菜150克，陈皮50克，调料适量。

【做法】前2味洗净切丝；淡菜加酒、姜片浸发后，拌入陈皮，精盐、味精上屉蒸1～2小时。

五、妊娠呕吐

妊娠早期出现严重的恶心呕吐，头晕厌食，甚则食入即吐，称为“妊娠剧吐”，是妊娠早期常见的病证之一，一般3个月后可逐渐消失，此时饮食以清淡爽口、容易消化为原则，注意减少油腻，供给足够的糖类以及丰富维生素；顺应平时饮食爱好，少食多餐；吞酸时少食汤饮，忌食刺激性太大的食物。

1. 自觉口淡，或者吐清稀口水，没胃口，证属脾胃虚弱型，可以选用丁香肉桂红糖煎、木耳山药炒肉片、陈皮韭葱炒鸡蛋；容易感到腹胀，疲倦想睡觉，可食用山楂鱼块；或砂仁蒸鲤鱼；头晕乏力明显可用黄芪鲤鱼汤，呕吐厉害可最后15分钟加入白豆蔻约10g即可。也可用姜橘饮饭前代茶饮。

丁香肉桂红糖煎《中国药膳学》

【材料】丁香1.5克，肉桂1克，红糖适量。

【做法】丁香、肉桂用温水浸透，武火煮沸，文火煮20分钟，取汁，调入红糖。每服5~10毫升，每日3次。

山楂鱼块《膳食保健》

【材料】鲜鲤鱼肉300克，山楂25克，鸡蛋1个，调料适量。

【做法】鲤鱼斜刀切成瓦片块，加黄酒、盐腌15分钟后，放入用鸡蛋与淀粉搅匀的蛋糊中浸透，再黏上干淀粉，入爆过姜片的温油中氽熟捞起。山楂加少量水溶化，加白醋、辣酱油、白糖；淀粉制成芡汁，倒入有余油的锅中煮沸，倾入炸好的鱼块，用中火急炒，待汁水紧裹鱼块，撒上葱花。

砂仁蒸鲤鱼

【材料】鲤鱼1条约250克，砂仁5克，生姜15克研末。

【做法】将砂仁及姜末纳入鱼腹内，然后用豆粉封鱼腹切口，蒸熟即可，每日一次。

黄芪鲤鱼汤

【材料】鲤鱼1条约250克，黄芪20克，生姜片15克。

【做法】热锅加入少许油，将洗净的鲤鱼两面稍煎，加入水600ml，黄芪、生姜片，盖好锅盖慢火煮1小时，加少许盐调味即可。

姜橘饮

【材料】生姜15克切片，橘皮10克。水煎取汁，分次代茶温服。

2. 呕吐酸水或苦水、胸胁满闷、嗳气叹息、头晕发胀，证属肝胃不和型，可食用陈皮木香肉；口渴口苦，可饮用芦根甘蔗水（芦根15克，竹蔗50克煮水当茶喝），心烦失眠可加栀子5克；大便干结可食用黑芝麻糊。

陈皮木香肉《家庭药膳手册》

【材料】陈皮3克，木香3克，猪瘦肉200克。

【做法】前两味焙干研末；猪肉洗净切片；炒锅内放食油少许，烧热后放入肉片煸炒，加清水适量，欲熟时下陈皮、木香末、食盐拌匀，佐餐食。

黑芝麻糊

【材料】黑芝麻、糯米粉、糖。

【做法】黑芝麻洗净小火炒干磨粉备用，糯米粉小火炒熟至变黄备用，将炒制好的黑芝麻粉、糯米粉和糖以大约2∶1∶1比例用沸水冲调或慢火煮，过程中勺子搅动至黏稠即可。

六、产后乳少

妇女产后哺乳期，乳汁常常为婴儿的主要营养来源，而此时有些妇女也常出现乳汁缺乏，不够喂养婴儿的状况。此时产妇饮食应富含营养，多喝肉汤，少油腻，容易消化，不偏食；调畅情志，注意保暖，按需哺乳。注意乳房护理，哺乳前可用温毛巾擦拭乳头、乳房。

1.乳房柔软，乳汁清稀，不胀不痛，证属气血虚弱型，可用当归黄花肉汤或归芪炖猪蹄。

当归黄花肉汤

【材料】当归身15克，黄花菜15克，猪瘦肉适量。

【做法】以上3味同煮汤，熟后食肉喝汤。

归芪炖猪蹄

【材料】猪蹄500克，生黄芪30克，当归9克，木通10克，生姜适量切片。

【做法】猪蹄刮皮洗净切块，冷水下锅加姜片煮开5分钟后捞出猪蹄洗净，猪蹄与黄芪、当归、木通、姜片同炖2小时，熟后食肉喝汤。

2.乳汁少，乳汁不稠，乳房不胀，形体肥胖或水肿，大便烂，证属痰浊阻滞型，可用赤小豆炊鲤鱼；烦热口渴可食用豌豆猪骨粥。

赤小豆炊鲤鱼《饮食疗法》

【材料】赤小豆90克，鲤鱼300～500克。

【做法】赤小豆洗净；鲤鱼去鳞、肠杂洗净。两味同入砂锅内煮烂食。

豌豆猪骨粥

【材料】豌豆50克，猪排骨250克，大米适量，盐适量。

【做法】豌豆洗净，排骨洗净，剁成小块；锅放入适量清水，加入大米煮沸，再加入豌豆、排骨，煮至熟烂即可食用。

3.乳汁甚少或全无，或平时乳汁正常或偏少，情绪影响后骤减或点滴全无，乳汁稠，乳房胀痛，精神抑郁，食欲减退等，证属肝郁气滞型，可食用橘皮橘络饮、黄花菜炖猪肉。

橘皮橘络饮《中医食疗学》

【材料】橘皮10克，橘络5克，丝瓜络15克，白糖20克。

【做法】将橘皮、橘络、丝瓜络同入锅中，加适量水煎取汁，调入白糖即成。早、晚温服。

黄花菜炖猪肉(《常见病的饮食疗法》

【材料】干黄花菜50克，瘦猪肉200克。

【做法】黄花菜提前泡发，洗净，瘦猪肉切成薄片，一同倒入陶瓷罐内，用旺火隔水炖至瘦猪肉熟透即可。加盐佐餐。

第三节 儿科病证的食疗应用

小儿的生理特点表现为脏腑娇嫩，形气未充；生机蓬勃，发育迅速。小儿的病理特点主要表现为发病容易，康复迅速；脏气清灵，易趋康复。依据中医理论，针对小儿生理病理特点，结合食物的性味，科学配制药膳，应用“辨证食疗”对小儿进行健康保育，以达到防病治病的目的。

一、小儿感冒

感冒俗称“伤风”，是儿科最为常见的疾病之一。临床上以鼻塞、流涕、喷嚏、头痛、咳嗽、恶寒发热为主要表现。有风寒、风热、暑湿及流感之分。食宜多饮水，饮食以清淡、易消化为主，如白米粥、面条、藕粉、新鲜果蔬等。少食油腻、黏滞煎炸之食物，鱼肉腥荤皆少用。感冒期间一般不宜进补，以免“闭门留寇”，致疾病延绵难愈。若体弱不耐，则可少给蛋、乳、瘦肉之类。

（一）风寒感冒

恶寒发热，无汗，鼻塞，流清涕，喷嚏，咳嗽，痰白清稀，头身痛，舌苔薄白。宜疏风散寒。初期恶寒，头身痛，选用生姜红糖水、姜苏茶、苏叶粥；鼻塞流涕明显，选用葱豉汤、葱乳饮；恶寒发热无汗，胸闷欲呕，不思饮食，选用神仙粥。

（1）生姜红糖茶　生姜3片捣烂，红糖适量，开水（或用滚粥）冲泡，趁热服用，服粥后应盖被静卧，避风寒，以微汗为佳。

（2）姜苏茶　生姜3片，紫苏叶6克，用水半碗煮沸，加适量红糖，趁热服用。

（3）苏叶粥　大米50克煮粥，临熟时加紫苏叶汁6克，再煮3分钟，趁热食粥。

（4）葱乳饮　葱白5根，洗净剖开，加母乳（或牛奶）50毫升，放入杯内加盖，隔水蒸熟，去葱后，倒入奶瓶喂婴儿饮服。

（5）葱豉汤　豆豉10克，葱白8根，生姜3片放入烧开的水中，煎5分钟，加适量红糖，趁热服用。

（6）神仙粥　生姜3片，葱白5根，糯米50克，米醋5~7毫升。糯米洗净与生姜入砂锅内煮至半熟，再入葱白，待粥临熟时，加米醋搅匀，稍煮即可。乘热食。服粥后应盖被静卧，避风寒，以微汗为佳。

（7）曲末粳米粥　酒母（酒曲）6克，粳米50克，将酒曲捏碎微炒，待粳米粥煮至半熟时加入，再煮至粥熟，温服。

（二）风热感冒

发热，头痛，有汗，鼻塞，流脓涕，咽部红痛，咳嗽，痰黄而稠，口渴，舌质红、苔薄黄。宜疏风清热。初期发热头胀痛，咽喉疼痛，可选用绿豆茶、金银花薄荷饮；发热烦躁、目赤肿痛者，可选用菊花茶、桑菊豆豉茶、夏桑菊茶；发热，咳嗽声嘶，目赤，可选用蝉蜕粥。

（1）银花薄荷饮　银花15克，薄荷6克。先将金银花加适量水煮15分钟，后下薄荷煮沸3分钟，倒出药液加适量白糖服用。

（2）菊花茶　菊花10克，开水冲泡，加白糖适量，代茶饮用。

（3）桑菊豆豉茶　桑叶、菊花各6克，豆豉3克，煎水饮用。

（4）绿豆茶　绿豆30克（捣烂），绿茶3克（布包）加水适量煎至半碗，去茶叶包后，加糖适量，分次服。

（5）蝉蜕粥　（净）蝉蜕5克，粳米50克，加水适量同煮数沸，温服。

（三）暑湿感冒

高热无汗，头身困重，胸闷恶心，不思饮食或呕吐泄泻，苔腻。宜清暑解表。高热无汗，心烦，口渴，可选用西瓜番茄汁；胸闷恶心，苔腻，可选用香薷饮。

（1）西瓜番茄汁　西瓜1000克，番茄200克。西瓜取瓤绞汁，番茄用沸水冲烫，剥皮去籽取汁，两汁混匀，随饮。

（2）香薷饮　香薷6克，厚朴3克，白扁豆10克。先把香薷和厚朴粉碎，白扁豆入锅内炒黄并捣碎，同入锅内煮沸，加冰糖少许调味。分3～4次/日，温热服。

（四）时行感冒

高热乏力，头痛，肌肉酸痛，口干咽痛，咳嗽。宜清热解毒。选用野菊花贯众茶。

野菊花贯众茶：野菊花10克，贯众6克，芦根10克。同入水煎10分钟，分次服用。

二、小儿咳嗽

分外感咳嗽和内伤咳嗽二大类，小儿腠理不密，容易感冒，表邪侵入首先犯肺，容易引起咳嗽；小儿消化功能弱，易致湿困脾胃，湿聚生痰，痰湿内蕴，肺气不宣而咳嗽。小儿形体虚弱，久咳伤津，必致虚火上泛，则肺气更虚而咳嗽更加剧。治宜宣通肺气，化痰止咳为主。饮食宜清淡、易消化为原则，忌辛辣厚味、油腻、生冷等。

（一）外感风寒咳嗽

初起咳嗽频作，喉痒声重白稀薄，鼻塞流涕，恶寒无汗，发热头痛或全身酸痛，舌苔白，脉浮紧。散寒宣肺，止咳。咳嗽痰白，恶寒重者，选用紫苏萝卜汤；咳嗽痰白量多，选用杏仁萝卜饮。

1.紫苏萝卜汤　紫苏10克，陈皮10克，白萝卜片30克。加水适量煎煮。取汁加入适量红糖调匀，温服。

2.杏仁萝卜饮　白萝卜100克，杏仁10克，生姜5克。白萝卜洗净切碎，杏仁打碎，生姜切丝。入锅内，加水适量煎20分钟，去渣取汁。入红糖适量调味。温服。

（二）外感风热咳嗽

咳嗽不爽，痰黄黏稠，不易咯出，口渴咽痛，鼻流浊涕，伴有发热头痛，恶风，微汗出，舌苔薄黄，质红，脉浮数。疏风清热，化痰止咳。痰黄黏稠，口渴咽痛者，选用雪梨杏仁菊花饮；发热头痛，咳嗽不爽者，选用五汁清肺茶。

1.雪梨杏仁菊花饮　雪梨1个，杏仁10克，菊花3克，冰糖适量，雪梨去核洗净，连皮切碎。杏仁打碎，菊花一起入锅内，加水适量，同煎30分钟。去渣取汁，冰糖适量调味。温服。

2.五汁清肺茶　芦根汁25毫升，梨汁15毫升，藕汁15毫升，白萝卜汁20毫升，冰糖水。入杯内混匀。分次服。

3.桑叶枇杷叶茶　鲜桑叶10克，鲜枇杷叶6克，煎水代茶，分次服用。

（三）痰热咳嗽

咳嗽痰多，黏稠难咯，发热面赤，目赤唇红，口苦作渴，烦躁不宁，甚则鼻衄，小便短赤，大便干燥，苔黄舌红，脉滑数。清肺化痰。痰浓黄稠，口苦作渴，便秘，选用马蹄海蜇汤；咳嗽痰多，黏稠难咯，选用罗汉果炖猪肺。

1.马蹄海蜇汤　马蹄100～200克，海蜇50～100克。马蹄洗净去皮切薄片，海蜇洗净切碎。同入锅内，加适量水炖服。温服。

2.罗汉果炖猪肺　罗汉果50克，荸荠50克，猪肺250克。荸荠洗净去皮切碎块，猪肺洗净切块同罗汉果入锅内加水适量炖熟烂。温服。

3.川贝炖雪梨　川贝母3克，雪梨一个，冰糖适量。川贝打粉，雪梨去核留皮并切块，同入盅内隔水蒸熟，温服。

（四）痰湿咳嗽

咳嗽痰壅，色白而稀，胸闷纳呆，神乏困倦，舌质淡红，苔白腻，脉滑。燥湿化痰。咳嗽痰壅，色白而稀，选用陈皮薏仁饮；胸闷纳呆，神乏困倦，茯苓山药薏仁糊。

1.陈皮薏仁饮　薏仁米50克，陈皮9克。陈皮入锅加水适量煎煮，去渣取汁。薏苡仁洗净入锅内与陈皮汁同煮温服。

2.茯苓山药薏仁糊　茯苓100克，薏仁米50克，山药100克。冬茯苓、薏苡仁、山药洗净，同入豆浆机内加水适量，选择米糊功能。分次温服。

3.法夏川贝北杏煎　法半夏3克，川贝母3克，北杏仁6克，共打碎，入砂锅内，加水适量同煮20分钟，分次温服。

（五）阴虚燥咳

干咳无痰，或痰少而黏，不易出，口渴咽干，喉痒声嘶，手足心热，或咳痰带血，午后潮热，舌少苔，脉细数。滋阴润肺。口渴咽干，饮水不能缓解者，选用沙参麦冬老鸭汤；喉痒声嘶，手足心热者，选用杏仁百合银耳羹。

1.沙参麦冬老鸭汤　沙参50克，麦冬10克，玉竹50克，老鸭250克。水鸭去毛内脏洗净切碎备用。沙参、麦冬、玉竹洗净，同入锅加水适量，煎煮半小时，去渣留汁。放入焯过水的鸭块，炖至熟烂。随个人口味调味，服汤和肉。

2.杏仁百合银耳羹　水发银耳100克，光杏仁5克，干百合20克。水发银耳洗净切碎，杏仁洗净打碎，百合洗净，同入锅加水适量，炖至汁稠。放入冰糖溶化调味。分次温服。

（六）肺虚久咳

证见咳而无力，痰白清稀，面色苍白，气短懒语声低微，喜温畏寒，体虚多汗，舌质淡嫩，脉细少力。健脾益气。

六君止咳饮　太子参15克，茯苓10克，白术15克，橘皮6克，姜半夏6克，生姜3克，大枣5枚，麦芽糖适量。太子参、茯苓、陈皮、白术、姜半夏、生姜、大枣同入锅内加水适量煎30分钟，去渣取汁。麦芽糖适量调匀。早晚各一次温服。

三、夏季热

又称暑热症，为婴幼儿特有的发热性疾病，多发生于6个月至2岁小儿。临床表现为入夏后长期发热不退，体温常在38～40℃之间，口渴，多饮，多尿，无汗或少汗，秋凉以后，症状消失。多由体质虚弱，感受暑气所致。辨证为暑伤肺胃和暑湿伤脾两类。治宜清暑、益气、养阴。饮食宜清淡，凉润，忌油腻及辛辣动火食物。

（一）暑伤肺胃

初期高热持续不退，口渴多饮，皮肤干燥，无汗或少汗，小便频数而清长，烦躁不宁，舌质红，苔薄黄。清暑益气。高热烦躁，选用荷叶绿豆百合汤；高热口渴多饮，选用芦根石斛粥。

1.荷叶冬瓜汤　嫩荷叶1张，鲜冬瓜500克切块，用水煮汤，加盐调味代茶饮。

2.荷叶绿豆百合汤　嫩荷叶1张，绿豆60克，百合50克，将荷叶洗净切碎，加水适量煎汤去渣，入绿豆、百合炖烂，白糖适量调味，连服10天。

3.芦根石斛粥　鲜芦根100克，鲜石斛50克，鲜佩兰30克，粳米100克。将芦根、石斛、佩兰洗净切碎，加适量水煎煮去渣，入粳米煮粥，分次温服。

（二）暑湿伤脾

多见于脾胃素虚或久病体虚患儿，发热或高或低，口渴欲饮，气短，神疲乏力，面色萎黄，食欲不振，大便稀溏，小便清长，舌淡苔腻。清暑化湿，健脾益气。发热口渴欲饮，选用葛根山药粥；食欲不振，大便稀溏，选用扁豆荷叶粥和冬瓜薏米老鸭汤。

1.冬瓜薏米老鸭汤　老鸭250克，冬瓜200克，薏米15克，扁豆10克，荷叶一张，老鸭切块焯水，冬瓜洗净切块，薏米、扁豆洗净，荷叶洗净切宽丝，加适量水共煲汤，调味服食。

2.扁豆荷叶粥　扁豆12克，鲜荷叶1张，粳米适量，扁豆、荷叶洗净切碎同煮去渣留汁，入粳米煮成粥，加冰糖适量调味服用。

3.葛根山药粥　葛根10克，怀山药12克，茯苓30克，五味子3克，麦冬3克，麦芽30克，上药洗净，加水适量同煮，去渣留汁，入粳米50克煮粥，加糖调味服食。

四、小儿口疮

以口腔黏膜、舌及齿龈等处发生淡黄色或白色大小不等的溃疡，伴见灼热疼痛等症。多由心、脾、胃三经素蕴积热，郁久化火，循经上行，熏蒸口舌，或素体虚弱，阴液亏耗，水不制火，虚火上炎，加之邪毒乘虚侵入口腔，损伤黏膜而发生口疮。辨证为脾胃积热、心火上炎、虚火上炎。

（一）脾胃积热

唇舌或颊内等处黏膜溃烂痛，或满口糜烂，周围红赤，疼痛拒食，伴口臭涎多、烦躁不安，甚或发热、口渴，小便短赤，大便结，舌红苔黄等。宜清热解毒，通腑泻火。

（1）银黄乳　金银花6克，黄连1.5克。将金银花、黄连洗净加水共煎2次，取汁50毫升，入乳汁混匀，分次服用。

（2）蒲公英绿豆粥　蒲公英15克，绿豆30克，冰糖适量。将蒲公英洗净煎水取汁，绿豆煮熟，调入蒲公英汁，冰糖调味。分次服用。

（3）葛根米糊　葛根30克，米糊3勺，冰糖适量。葛根加水煮2次取汁100毫升，入糊状调匀，冰糖调味，分次服食。

（二）心火上炎

舌上糜烂或溃疡，红肿疼痛，拒食，烦躁哭闹，口干欲饮，小便短赤，舌尖赤，苔薄黄。宜清心泄热。

（1）莲心荷叶粥　莲子芯15枚，荷叶20克，菊花3克，甘草3克，粳米50克，冰糖适量。莲子芯、荷叶、菊花、甘草洗净入砂锅中加水同煮，去渣留汁，粳米洗净，入锅同煮至粥熟。加冰糖调味，分次服食。

（2）苦瓜汁　苦瓜1根，冰糖适量。将苦瓜洗净去籽，捣烂，用干净纱布包裹过滤取汁，入适量冰糖调味，分次服食。

（3）生地木通饮　生地10克，木通6克，甘草梢5克，淡竹叶6克，灯芯2.5克，冰糖适量。生地、木通、竹叶、灯芯、甘草梢洗净入锅同煎，取汁，加适量冰糖调味。代茶饮。

（三）虚火上浮

口腔溃疡糜烂，疼痛不堪，多涎，神疲，颧红，口干不欲饮，舌淡红，苔少宜滋阴降火，引火归原。

（1）生地肉桂乳　生地10克，肉桂1克，乳汁100毫升。将生地、肉桂加水煎2次，取汁50毫升，兑入乳汁中。分次服食。

（2）旱莲草粥　旱莲草10克，粳米粥1小碗。旱莲草洗净加水煎2次，取汁30毫升，加入粳米粥中，少许食盐调味，不拘时服食。

（3）西红柿银耳羹　西红柿100克，银耳50克，冰糖适量。将银耳泡发、洗净，入砂锅加水熬煮熟，西红柿洗净去皮、切碎捣烂，放入银耳羹内，加冰糖调味，早晚各1次。

五、小儿厌食

小儿厌食是指以小儿不思饮食，厌恶进食，甚至拒食为主要表现的一种常见病症。多见于5岁以下小儿，初时精神和营养状况较正常。久则可出现面色少华，形体消瘦，身体发育迟缓等症状。如由其他疾病引起的厌食，不属本病范围。治宜消导、补脾为主。

（一）厌食轻症

长时间见食不贪，饮食不香者。宜健胃消食。选用苹果泥、山楂片、萝卜饼、麦芽粥等。

1.苹果泥　苹果1个，洗净，用小勺刮泥，喂幼儿服食。可长期食用。

2.山楂片　市售山楂片，1～3岁幼儿，50克/日；3～6岁儿童，100克/日；均分为3次饭后吃。连服7～10天。

3.萝卜饼　白萝卜350克，猪瘦肉150克，山药粉100克，小麦粉50克，葱、姜适量。将萝卜洗净切丝，炒至五成熟，与猪肉同剁碎，入葱、姜、盐等拌匀，山药粉小麦粉加清水揉成面团，做成面皮，以萝卜为馅，做成小饼，烙熟。日常空腹服食。

4.麦芽粥　麦芽50克，粳米50克。洗净的麦芽与粳米同煮粥，日常食用。

（二）脾胃虚弱

不思饮食，面色皖白，形体消瘦乏力，脘腹胀满。宜健脾消食，和胃。选用三仙内金粥、香砂炒面、九仙糕。

1.三仙内金粥　焦三仙各15克，鸡内金15克，梗米100克，白糖适量。先将焦三仙、鸡内金入锅浓煎，去渣，取汁，入洗净粳米，煮粥至稠厚。调入适量白糖，即可。温服，早晚各1次。

2.香砂炒面　香橼、砂仁各2克，白面50克，鸡蛋1只。将香橼、砂仁同煮取汁去渣，与白面混匀，打入鸡蛋，制成面条，作炒面服食。随量吃。

3.九仙糕　莲子、山药、白茯苓、薏苡仁各5克，炒麦芽、炒白扁豆、芡实各3克，柿霜2克，白糖50克，糯米粉1000克，酵母适量。莲子用温水泡后去皮、芯，与其他药同放锅内，加水，用武火烧沸后转用文火煮30分钟取汁去渣。把糯米粉、白糖、药汁和匀，揉成团发酵，做成糕，上笼武火蒸20分钟。可作早餐食用。

六、小儿食积

小儿食积是指贪食过多，过饱，以致损伤脾胃，形成腹部饱胀难受、嗳气，气味酸臭或排气恶臭，甚则大便黏滞不化，变为食积。治宜消食导滞，和中补虚。饮食宜定时定量，不宜过饥过饱；食物宜新鲜、清洁，宜消化食物；不宜过食生冷、肥腻之品。

（一）乳食内积

面黄肌瘦，烦躁多啼，卧不安，食欲不振，或呕吐酸馊乳食，腹部胀实，或时有疼痛，小便短黄或如米泔，大便酸或兼发低热，舌红苔腻，指纹紫滞。

1.鸡金二芽饮 鸡内金15克，炒谷芽15克，炒麦芽20克，鸡内金、炒谷芽、炒麦芽入锅，加水适量，同煮半小时。取汁，加白糖适量调味。

2.山楂粳米粥 山楂20克，粳米100克，白糖适量，山楂炒至棕黄色，加温水泡半小时，煎取浓汁。粳米洗净，入锅加入山楂汁水，煮粥至稠。

3.独脚金鲫鱼汤 鲫鱼一条（净制），煎至两面焦黄，独脚金15克，加水煎煮，去渣取汁，入煎好的鲫鱼中，煲汤去鱼渣，服汤。

（二）脾虚挟积

面色萎黄，困倦无力，夜睡不安，不思乳食，食则饱胀，腹满喜按，呕吐酸馊饮食。大便溏薄酸臭，唇舌色淡，舌苔白腻，指纹青淡。

1.鸡金藕粉糊 炒鸡内金20克，炒白术6克，藕粉50克，先把炒鸡内金研为极细粉。每次取鸡内金粉6~10克，同藕粉50克和白糖适量，调均匀。用刚沸的开水冲泡，搅拌成糊即可。每日早晚各一次，温服。

2.山药薏米粥 山药100克，薏苡仁100克，太子参5克，粳米100克，先把山药、薏苡仁、太子参同入锅内炒香至微黄。粳米洗净，同入锅内煮粥至稠。咸、甜随意，调味。每天1剂，随意服食，连食数天。

七、小儿泄泻

小儿泄泻是小儿最常见病之一，以大便次数增多，甚则粪质稀薄如水样为主证。多见于2岁以下的婴幼儿，夏秋季节高发，治宜消食补虚，化湿为主。食宜清淡、稀软、少渣、少油、易消化。

（一）伤食泻

脘腹胀满，粪便酸臭，嗳气酸馊，不思乳食，夜卧不安，舌苔厚腻或微黄。

1.三仙莱菔鸡金粥 焦三仙各10克，莱菔子5克，鸡内金6克，焦三仙、莱菔子、鸡内金同煎去渣留汁，入粳米50克，煮粥，糖盐适量调味，分次温服。

2.鸡蛋黄油 鸡蛋连壳煮熟，取蛋黄放入勺中，加热熬出蛋黄油即可。一岁以下每日服一个蛋黄油，分两次服用。一岁以上每日可服用两个蛋黄油，分两次服用。4~5天一疗程。

（二）寒湿泻

恶心呕吐，泄泻清稀，多泡沫，臭气不甚，兼发热恶寒，头痛，苔白腻。

1.藿香粥 藿香6克，粳米50克，藿香煮水，去渣取汁30毫升，粳米煮粥临熟时兑入，分次温服。

2.姜苏茶 鲜紫苏15克，鲜姜20克，洗净同煮，加红糖调味，分次温服。

（三）湿热泻

腹痛腹泻，粪色深黄而臭，或见少许黏液，肛门灼热，食欲不振，乏力，发热或不发热，口渴，小便短黄，苔黄腻。

1.马齿苋粥　鲜马齿苋100克，洗净，焯水并剁碎，粳米煮粥，临熟时加入马齿苋碎，分次温服。

2.车前米糊　车前子50克，大米100克，白糖适量。车前子、大米洗净晾晒干，放入锅内小火炒香，研成细末，服用时加入沸水冲泡调成糊状，加白糖调味，分次温服。

（四）脾虚泻

久泻不愈，大便稀溏，食后作泻，味不臭，面色黄白，神疲乏力，形体消瘦，舌苔白。

1.茯苓白术山药羹　茯苓6克，山药10克，白术5克，干荔枝肉50克。

将茯苓、山药、白术、荔枝洗净加水适量煎至汁浓，分次温服。

2.乌梅茯苓黑糯米粥　乌梅10克，茯苓10克，大枣3枚，黑糯米50克。乌梅、茯苓入锅先煮，去渣取汁，大枣黑糯米洗净与汁同入锅，煮至粥稠，入白糖适量调味，早晚温热服，连食1周为1个疗程。

八、小儿便秘

小儿便干、硬，排便时哭闹费力，次数减少，便时长，甚至5~6天排便一次，即为便秘。多因乳食积滞，燥热内结，或热病之后，津液耗伤所致，以清热通便，润肠通便。多食蔬菜、水果刺激肠道蠕动，帮助排便。脾胃虚弱者，宜食一些油性但不滋腻的食品，如牛奶、鸡蛋等，香燥之物应限制，哺乳的婴儿便秘时，可在牛奶中加些蜂蜜。淡菜汤也可帮助排便。

（一）积热便秘

小儿饮食不节，乳食停滞，大便干燥坚硬、困难，腹胀痛，不思饮食或伴呕吐恶心，口臭，手足心热，便黄少，食疗以清热消异为主。

1.马鞭蜂蜜茶　马鞭草20~30克。蜂蜜适量。将马鞭草洗净切碎，加水适量煎煮，去渣取汁，入蜂蜜适量调匀后服食。每日1剂，早晚空腹各1次，连服3日。

2.蜂蜜甘蔗汁　蜂蜜、甘蔗汁各适量调匀，每日早晚空腹服。

3.沙葛汁　沙葛去皮，蜂蜜适量，用凉开水冲服。

4.香蕉炖冰糖　香蕉2只，冰糖适量。香蕉2只去皮，加冰糖适量隔水炖，每日1~2次，连服数日。

5.马蹄韭菜拌木耳　鲜韭菜50克，鲜马蹄50克，水发黑木耳50克，香油、精盐适量。鲜韭菜洗净，马蹄洗净去皮，水发黑木耳洗净切碎，放入开水中烫熟，滤干水，装盆倒入香油、精盐拌匀，服食，每日1次。

（二）虚弱便秘

经常便秘，大便燥结难下，或先干后稀，面色萎黄、腹胀下气，息乏力。舌淡苔白。

宜滋补润为主。

1.蜂蜜牛乳粳米粥 牛乳250克，粳米100克，蜂蜜5～10克。将粳米洗净，加水适量，煮粥稠入牛乳煮沸，入蜂蜜调匀。每日早上空腹温服。

2.红薯蘸蜂蜜 红薯200克，蜂蜜适量。将红薯洗净煮熟，蘸蜂蜜食用，常食用。

3.松子仁粥 松子仁30克，粳米50克，白糖适量，将粳米洗净入锅加水适量煮粥。临熟时，加入松子仁煮至粥稠，入白糖调匀，随意服食。

4.芝麻糊 黑芝麻15克，白糖适量。将黑芝麻炒熟研末，入白粥中调匀，加白糖调味，空腹食用。

九、小儿汗证

小儿汗证是指小儿在安静状态下，全身或某个部位汗出很多，或大汗淋漓。多发生在2～6岁体质较虚弱的儿童，故又常称“虚汗”。

（一）自汗

不分寤寐，无故汗出（以头部肩背明显），汗后神疲乏力，畏寒，平素易感冒，面白肢冷唇淡。舌苔薄白。宜补气固表，调和营卫。

1.黑豆圆肉大枣汤 黑豆30克，桂圆肉10克，红枣30克，洗净放砂锅内，加水适量，用慢火煲1小时左右，一天内分2次服完，连服15天为一疗程。

2.芪术瘦肉汤 黄芪15克，白术6克，防风5克，猪瘦肉50克。黄芪、白术、防风稍洗加清水适量，煎煮20分钟，去渣留汁，入瘦肉煲半小时，食肉饮汤，连服一周。

3.参麦大枣五味汤 太子参15克，五味子10克，麦冬6克，红枣5枚，太子参、五味子、麦冬、红枣洗净，加水500毫升，沸后文火再煮15分钟，每天一剂，分2～3次服食，连服10天。

（二）盗汗

睡中汗出（头部明显），醒时止，兼自汗，五心烦热，午后潮热，哭闹，少眠，为阴虚。宜益气养阴止汗。

1.甘麦大枣汤 浮小麦30克，甘草5克，红枣10克，洗净加水适量，煎煮10分钟。分次服用。连用5～10天。

2.泥鳅汤 泥鳅100克左右，温水洗去黏液，剖腹去肠洗净，用油煎至黄色，加水一碗半，煎30分钟，盐调味，一天内分次吃完。（幼儿可饮汤不吃泥鳅，以免骨鲠）连吃3～5天。

3.黑豆炆塘虱 黑豆30克，塘虱鱼3条。塘虱处理干净后，同黑豆入瓦罐内，加适量水文火煮，食盐调味。一天内分次吃完，连服3～5次。

4.冬虫虫草煲老鸭 老鸭1/4只，冬虫夏草5克。老鸭洗净剁块焯水，同入炖盅加清水适量，隔水炖1小时，加盐调味，分次服用。

十、小儿遗尿

亦称“尿床”，是指3周岁以上的小儿睡眠中小便自遗，醒后方觉的一种病证。轻者数夜一次，重者可一夜数次。

（一）肾气不足

经常遗尿，寒冷天气尿床次数增加，小便清长，脸色苍白，手足不温，神疲乏力，或腰膝酸软，肢冷畏寒，舌淡苔白。宜温肾补肾固摄。

（1）巴戟天煲猪小肚　巴戟天12克，猪小肚1个。巴戟天、猪小肚洗净，将巴戟天放入猪小肚中，同入炖盅，加适量水炖熟。加食盐调味，饮汤食猪小肚。

（2）益智仁煲猪腰　益智9克，猪腰1个。益智洗净，猪腰切开洗净，同入砂锅，加清水2碗，文火炖至1碗，饮汤服猪腰，分次服用。

（3）金樱实粥　金樱子15克，芡实10克，粳米适量。金樱子洗净加水煎，去渣留汁，入粳米、芡实共煮成粥，加盐调味，食粥及芡实。

（5）韭菜籽糕　韭菜籽10～15克，面粉适量。将韭菜籽洗净晾干，研成细粉，加入面粉中揉成团，醒发作糕，蒸熟做主食服。

（6）小菟丝丸　酒浸菟丝子150克，莲子60克，白茯苓30克，山药（其中20克打糊用）60克。将上药各研为极细末后和匀，再用山药20克打糊，同以上药粉和丸，如梧桐子大小。每服30～50丸，空腹时淡盐汤送下。

（二）脾肺气虚

小便频数，量少色清，夜间遗尿，兼见脸白神疲，易出汗，四肢乏力，食欲不振，大便软，舌淡，脉弱。宜培元益气固涩。

（1）黄芪桑螵蛸瘦肉　黄芪15克，桑螵蛸9克，猪瘦肉50克。黄芪、桑螵蛸洗净，猪瘦肉洗净切块，同入砂锅加适量水，文火煲20分钟，加盐调味服食。

（2）白胡椒蒸鸡蛋　鸡蛋1个，白胡椒7粒。将鸡蛋一端敲破一个小孔，放入白胡椒，然后用纸糊堵小孔，蒸熟食蛋。

（3）山药猪肚汤　山药10～15克，糯稻根30克，猪肚1个，黑枣2～4枚。将糯稻根、猪肚分别洗净，猪肚切块，与山药、黑枣同入砂锅，加水适量，煮至猪肚熟烂。饮汤吃猪肉。

（4）炒白果　白果炒熟备用，每晚吃2～5个。

（三）肝经湿热

遗尿，性情急躁，夜间齿，唇红，小便黄臭，舌苔薄黄。宜泻肝清热化湿。

（1）车前草煲猪小肚　车前草30克，猪小肚1个，车前草、猪小肚洗净，将车前草放入猪小肚内，加水共煮熟，饮汤服猪小肚。

（2）珍珠草煲鸡肠　珍珠草15克，鸡肠1～2具，鸡肠剪开洗净与洗净的珍珠草加水共煮熟，去药渣服用。

【饮食宜忌】

1.平时宜常进食具有补肾缩尿之功食物，如羊肉、狗肉、虾、雀肉、龟肉、田鸡、狗肾、猪膀胱、鸡肠、猪脊骨、塘虱鱼、茼蒿菜等。健脾补肾的药粥，山药、芡实、莲子、薏苡仁、金樱子等，亦可变换食用，且持之以恒。

2.饮食不宜过咸或过甜，忌食生冷，晚餐少食。

十一、小儿夜啼

小儿白天如常，入夜啼哭不安，或每夜定时啼哭者，亦称为“夜啼”。多由心热、脾寒、惊骇引起。

（一）心热夜啼

小儿面赤唇红，入夜啼哭不安，啼声洪亮，烦躁不安，小便短赤，大便秘结，舌尖红苔薄。宜清心泻热。

（1）竹叶灯芯乳　淡竹叶6克，灯芯草2克，乳汁100毫升。淡竹叶、灯芯草加水煎煮，取50毫升药汁，兑入乳汁混匀。分次服。

（2）黄连乳　川黄连1.5克，乳汁100毫升，冰糖10克。黄连加水煎煮，取汁30毫升，入乳汁内，加冰糖调匀。分次服用。

（3）地麦乳饮　生地6克，麦冬6克。生地、麦冬煎煮取汁50毫升，将药汁兑入乳汁中，分次食完。

（4）竹沥米糊　淡竹沥水10克，米糊粉3勺。米糊加水调，后入竹沥水混匀服食。

（二）脾寒夜啼

每夜啼哭，哭声不高，啼哭时喜按腹部，并见不思乳食，四肢欠温，面色无华，大便有乳块等。宜温中散寒。

（1）蔻姜乳　白豆蔻、生姜各3克，乳汁100毫升。先煎前二味，取汁约30毫升，加入乳汁调匀，每次饮20～30毫升，分数次饮完。

（2）砂仁茯苓米糊　砂仁5克，茯苓6克，米糊3勺。砂仁、茯苓加水煎煮取汁50毫升，入米糊调匀，加红糖调味，分次喂食。

（3）葱白红糖饮　带须葱白50克，红糖适量。将葱白洗净，切段，放入锅内，加水煮取汁，调入红糖即成。连服7天。

（三）惊骇啼哭

睡中常惊惕不安，阵发性啼哭，无其他不适。宜定惊安神。

（1）龙齿百合饮　龙齿15克，百合20克，冰糖适量。将龙齿、百合洗净同煎煮20分钟取汁去渣，加入冰糖调味，代茶饮。

（2）蝉衣朱砂散　蝉蜕3克，朱砂0.1克。先将蝉蜕微火焙干研极细粉，加入朱砂，和匀，温开水调服。睡前服，连服3天。不宜长期服用。

（3）钩藤乳　钩藤6克，乳汁50毫升。钩藤煎煮10分钟取汁约30毫升，入乳汁中，分次服食。

【饮食宜忌】

1.怀孕期间注意调理，以免婴儿受母体积热或寒凉影响。孕妇怀孕期及乳母哺乳期，少食辛辣厚味或寒凉食物，多食新鲜蔬菜、水果，饮食清淡、易消化又富于营养食品。

2.脾寒夜啼者，注意腹部保暖，适当服食温中散寒之品，如乳汁中或牛乳中滴几滴白豆蔻汁或生姜汁等。惊骇者可在每次哺乳时适当搽少量朱砂在乳母乳头，哺乳完后抹干净。偶用一次，不宜连续使用。

十二、婴儿湿疹

婴儿湿疹是小儿常见的皮肤病，多见于2～3个月的婴儿。好发于头面部，有时遍及全身。始时皮肤发红，继之出现较密集的红色丘疹或小水疱，水疱破后流黄水糜烂，后结黄痂。常见由湿热、脾虚或血燥而引起。

（一）湿热型

起病急，皮疹潮红、肿胀、渗液、结痂。常伴瘙痒、烦躁不安，小便赤，大便干结或烂，舌红、苔黄或腻。宜疏风清热利湿。

（1）绿豆海带汤　绿豆30克，海带10克，鱼腥草10克，冰糖适量。海带、鱼腥草洗净，鱼腥草加适量的水煎2次，去渣取汁，加入绿豆、海带煮熟，冰糖调味，代茶饮用。连服7天。

（2）红豆绿豆薏米汤　红豆、绿豆、薏苡仁各30克，冰糖适量。红豆、绿豆、薏苡仁同入砂锅煮至烂熟，入冰糖调味，分次服食。连服5天。

（3）冬瓜薏苡仁饮　冬瓜皮、薏苡仁各30克，车前草15克。将冬瓜皮、薏苡仁、车前草洗净加适量水煎煮2次，去渣取汁饮用。连服7天。

（4）马齿汁　（鲜）马齿苋250～500克，洗净切碎，加水适量，煎煮取汁饮用。每天一次，连服7天。

（二）脾虚型

皮损暗红不鲜，时有少许水液渗出，部分干燥结痂，反复发作。或见面、足略浮肿，纳差便溏。舌淡、苔白腻。宜健脾除湿。

（1）龟苓膏　土茯苓30克，山龟1只。土茯苓、乌龟洗净，入砂锅加适量水煎煮，去渣取汁熬膏，分次服食。

（2）赤小豆四神汤　赤小豆、芡实、茯苓、怀山药、薏苡仁各30克，冰糖适量。将以上食材洗净加水入砂锅煮烂熟，冰糖调味，分次服。

（3）玉米须芯饮　玉米须15克，玉米芯30克，冰糖适量。玉米须、玉米芯洗净煎煮去渣取汁，加冰糖调味，代茶饮用。

（三）血燥型

病程日久，皮损浸润肥厚，干燥脱屑，色素沉着或呈苔藓样改变，患部剧烈瘙痒，常反复急性发作。舌淡、苔薄白或净。宜养血祛风。

（1）百合乌龟膏　乌龟1只，百合30克，红糖少许。乌龟、百合洗净加水煮熟透，去渣取汁，加入红糖熬膏，分次服食。

（2）扁豆大枣粥　扁豆15克，大枣5枚，红糖适量。将扁豆、大枣洗净加水煮熟，入红糖调味，分次服食。

（4）桑椹百合膏　桑椹、百合各30克，大枣10枚，红糖适量。桑椹、百合、大枣加水适量煎煮2次，去渣取汁，熬稠，分次服用。

（3）当归玉竹乌梢蛇汤　当归3克，玉竹10克，乌梢蛇（干）5克。当归、玉竹、乌梢蛇洗净加适量水煎汤，分次服食。

第四节　中医外科病证的食疗应用

中医外科病证是指多发于体表，凭肉眼可见，局部有形可征，或需要以外治为主要疗法的疾病。中医外科指人体受到外界不同的因素所引起的皮肉、筋骨、脏腑等组织的破坏，及其带来的局部和全身的影响，轻则妨碍日常工作和生活，重则危及生命。在外科病证治疗中加以辨证施食，可取得事半功倍的效果。

一、疮疡（疔疮疖丹毒）

疮疡是指各种致病因素侵袭人体后引起的一切体表化脓感染性疾病的总称，其病因有外感（外感六淫邪毒、感受特殊之毒、外来伤害等）和内伤（情志内伤、饮食不节、房室损伤等）两大类。外感引发的疮疡以“热毒”“火毒”最为多见，属于急性；内伤引发的疮疡大多因虚致病，属于慢性。疮疡是中医外科疾病中的一大类病证，包括体表上的肿疡及溃疡、痈、疽、疔疮、疖肿、流注、流痰、瘰疬及有关皮肤病的内容。下面就临床常见疔疮、疖、丹毒的食疗方法加以论述。

（一）疔疮

疔疮是一种发病迅速、危险较高的常见感染性皮肤病，因其坚硬而根深，形如钉状，多发于颜面和手足部。疔疮可因火热之毒为病；或因恣食膏粱厚味，脏腑蕴热，火毒结聚；或由情志内郁，色欲过度，变生火热；或因虫蛇咬伤，尖物刺伤，抓破皮肤，复感热毒而成。

疔疮初期，局部肌肤起粟米样小颗粒，生于颜面的多有脓头，或麻或痒，继则红肿焮痛，顶突根深坚硬，重者可伴恶寒发热。治宜消散驱邪，可选用瓜皮绿豆汤、蒲公英茶、凉拌马齿苋。疔疮中期，局部肿势逐渐增大，四周浸润明显，疼痛加剧，常伴有发热口渴、便秘馊赤。治宜透脓托毒，可选用萝卜汁、外敷方。疔疮后期可表现为局部顶高根软，脓溃而出，逐渐肿消痛止而愈。补虚扶正，促进愈合。可选用黄芪红枣粥。

平素饮食多选用清热、解毒、凉血、消肿的食物，忌肥甘厚味、辛辣刺激和海腥发物。

1.瓜皮绿豆汤 西瓜皮、冬瓜皮、黄瓜皮各100克洗净，切小块，绿豆100克洗净，同入锅中，加水1000毫升共煮成汤，分次服食。

2.蒲公英茶 鲜蒲公英50克（干品30克），蒲公英洗净，加适量水煎煮，去渣取汁，代茶饮。

3.凉拌马齿苋 鲜马齿苋250克，仙人掌30克。鲜马齿苋洗净切段，仙人掌去刺和皮，并切丝；放入沸水中焯过，加入适量盐、香油等拌匀，食用。

4.萝卜汁 新鲜白萝卜500克，洗净捣汁，将汁喝下，再将渣与少量的醋调匀，敷于患处。

5.外敷方 老葱白50克，鲜蒲公英100克，蜂蜜50毫升。老葱白、蒲公英洗净，共捣烂如泥，加入蜂蜜调匀，敷于患处。每日早晚各一次。

6.黄芪红枣粥 生黄芪50克，红枣5枚，陈皮末1克，粳米100克，冰糖适量。黄芪、红枣加水煎汁，入粳米同煮成粥，加冰糖、陈皮末梢煮。分次服食。连服一月。

（二）疖

疖是生于皮肤浅表的急性化脓性疾病，有色红、灼热、疼痛、突起根浅、肿势局限、范围3～6cm，出脓即愈。可由暑湿热蕴蒸肌肤，引起痱子，复经搔抓，破伤染毒而生。治宜清热解毒、清暑化湿、健脾益气等。初起局部色红，灼热疼痛，突起根浅，肿势局限，范围多在3～6厘米，可选用绿豆粥、凉拌马齿苋、金银花蒲公英茶等清热解毒。数天后，出现红白色脓头，溃脓而愈。可选用黄芪银耳羹、葱炖猪蹄等补血消肿托疮、益气生津。

平素饮食宜清淡营养、易消化、富含纤维素，忌食辛辣燥热、油腻和荤腥等“发物”。

1.绿豆粥 绿豆50克，粳米100克。绿豆、粳米洗净，加水适量，同煮至豆烂熟，即可食用。

2.凉拌马齿苋 鲜马齿苋300克，洗净，入沸水中焯烫，取出滤干水分，切碎，加入适量盐、麻油拌匀，佐餐服用。

3.金银花蒲公英茶 金银花30克，蒲公英30克，橘皮6克。金银花、蒲公英、橘皮洗净，入砂锅加水同煮，去渣取汁，入绿豆、红豆煮至豆熟，吃豆饮汤，连服一周。

4.黄芪银耳羹 黄芪30克，银耳6克，冰糖适量。黄芪洗净，入砂锅中，加适量水煎煮取汁。银耳洗净泡发，与黄芪水文火炖2小时，加冰糖调味，分次服食，连服3天。

5.葱炖猪蹄 鲜葱50克，猪蹄1个，食盐适量。猪蹄去毛洗净，鲜葱洗净切段，先将猪蹄入砂锅中加水炖煮0.5小时，加入鲜葱慢火炖1.5小时至熟烂，加盐调味，即可服食。

（三）丹毒

其特点是病起突然，恶寒发热，局部皮肤忽然变赤，色如丹涂脂染，焮热肿胀，迅速扩大，发无定处，数日内可逐渐痊愈。多因火邪侵犯，血分有热，郁于肌肤。好发于面颊及小腿部。发于头面部挟风热，可选用金银花、菊花、荠菜、马齿苋、红花等凉血清热解毒化瘀，如金银花野菊花茶、荠菜番茄粥；发于小腿挟湿热，易现水肿，可选用赤小豆、薏苡仁等利水消肿，如鲜藕绿豆、赤小豆薏苡仁汤、茯苓红花粥等。

平素饮食宜清凉为主，忌烟酒葱蒜等辛辣刺激之品，忌膏粱、荤腥等“发物”。

1.鲜藕绿豆汤　绿豆100克，鲜藕250克，食盐适量。将鲜藕、绿豆洗净，莲藕切块，同入砂锅中，加水文火炖煮至熟烂，食盐调味，服食。

2.赤小豆薏苡仁汤　赤小豆100克，薏苡仁100克。赤小豆、薏苡仁浸泡后，入砂锅中加水适量，文火煮烂，分次服用。

3.金银花野菊花茶　金银花30克，野菊花15克。将金银花、野菊花洗净入砂锅中，加适量水煎10分钟，去渣取汁，代茶饮。

4.荠菜番茄粥　鲜荠菜100克，番茄50克，盐适量。将荠菜洗净切碎，番茄去皮切丁；粳米煮粥将熟时，放入荠菜、番茄搅匀，调入适量食盐，煮沸即可服食。

5.茯苓红花粥　茯苓50克，薏苡仁30克，红花5克，粳米50克。茯苓、红花入砂锅中加水同煮，去渣留汁，加入薏苡仁、粳米，文火炖煮成粥，早晚各一次。

二、血栓闭塞性脉管炎

血栓闭塞性脉管炎是一种常见的周围血管病，好发于青壮年男性。病变部位多发生于四肢末端的中、小动脉，以下肢为多见。重则可出现趾节坏死脱落，中医称为“脱疽”。本病早期自觉患肢特别畏寒，麻木重痛，出现间歇性跛行和雷诺现象。随着血管阻塞程度的加重，病情不断加重，患肢肌肉逐渐萎缩，足背皮下组织也萎缩，汗毛脱落，趾甲增厚。如病变再继续发展，可到坏疽期，患肢皮肤出现黄疱，皮肤暗红或黑，疮口溃烂出水，气味剧臭，疼痛剧烈，病者面容憔悴，出现气血两虚。中医认为本病可因先天肾气不足，后天精血肾亏，外感寒湿，复受外伤、吸烟等对脉络的刺激，以致寒湿凝聚，阻脉络，气血循行受阻，脉络闭塞所致病。

根据病因和临床表现的不同，一般可辨为寒湿、血瘀、热毒、气血两虚型。治疗应以温阳通脉、祛寒化湿、活血祛瘀、调补气血、控制染毒和去腐生肌为主。平素应加强营养，补充蛋白质，多食新鲜蔬菜水果及含B族维生素的豆类，严禁吸烟，忌食或少食肥甘厚味、辛辣刺激、荤腥发物等。注意适当休息，下肢保暖，防治足部损伤。

（一）寒湿型

患趾（指）喜暖畏寒，肤色苍白，局部冰凉，麻木疼痛，遇寒则加重，遇热则舒，呈间歇性跛行，舌淡苔白或白腻。趺阳脉减弱或消失。治宜温阳通脉、祛寒化湿。食疗可选用肉桂干姜丹参饮、紫丹参酒、干姜冬青茶、当归生姜羊肉汤、红花浸酒外搽、猪脚圈炖黄豆。

1.肉桂干姜丹参饮　肉桂15克，干姜6克，丹参30克。将肉桂、干姜、丹参洗净入砂锅中，加水煮沸，入保温壶中，饮水，而后续水闷泡，日一剂，服5日，停两日，连服一月。

2.紫丹参酒　白酒500毫升，紫丹参9克。将紫丹参洗净晾干，放入白酒中浸泡一周后饮用，每次30毫升，日二次，可连续用。

3.干姜冬青茶　毛冬青50克，干姜10克，红枣5枚。毛冬青、干姜、红枣洗净入砂锅中，加适量水煎煮两次，去渣取汁混匀，分3次饭后服。可连续一月。

4.当归生姜羊肉汤　当归15克，生姜20克，羊肉200克，黄酒30毫升。将羊肉洗净切小块，焯水备用。当归、生姜洗净，与羊肉同入砂锅中，加黄酒、适量水，文火煲煮60分钟，适量盐调味。分餐服食，可连续3～5天。

5.红花浸酒　红花20毫升，白酒500毫升。将红花放入白酒中浸渍一周，用药棉蘸药酒外搽患肢。

6.猪脚圈炖黄豆　猪脚圈2只，黄豆50克，丹参15克。猪脚圈洗净焯水，黄豆、丹参洗净，与猪脚圈同入砂锅中加水，文火煲煮60分钟至熟烂。饮汤食肉和黄豆。可连服一周。

（二）血瘀证

患肢酸胀疼痛，夜间痛甚，不能入睡，甚则彻夜不能眠。患趾（指）皮色苍白或暗红，下垂时暗红加重，抬高变苍白。趺阳脉消失。舌质暗红或有瘀斑，苔白。治宜活血化瘀，通络止痛。食疗可选用地龙红糖水、丹参桃仁粥、桃仁赤小豆汤、两面针根猪瘦肉汤。

1.地龙红糖茶　地龙10g，红糖3g。将地龙洗净晾干，研细末，调入红糖，用沸水冲泡闷10分钟，即可饮用。每日一次，连用15天。

2.丹参桃仁粥　丹参50g，桃仁10g，粳米50g。将丹参洗净加水煎取汁，桃仁去皮洗净，与粳米入砂锅中，加丹参水，同煮熟成粥服用，可连用一月。

3.桃仁赤小豆汤　光桃仁15克，赤小豆60克，莲藕100克。桃仁、赤小豆、莲藕洗净，莲藕切小块，同入砂锅中加适量水，文火煲煮30分钟，加食盐调味。饮汤食赤豆莲藕。可连用一周。

4.两面针根猪瘦肉汤　两面针根50克，猪瘦肉50克，生姜3片，食盐适量。将两面针根洗净，猪瘦肉洗净切小块，同入砂锅中加适量水，文火煲煮30分钟。可经常服食。

（三）热毒证

患肢皮肤黯红而肿，肤阳脉搏动消失，患趾如煮熟之红枣，皮肤上起黄疱，渐变为紫黑色，呈浸润性蔓延，甚则五趾相传，波及足背，肉枯筋萎，色黑而干枯；溃破腐烂，疮面肉色不鲜，疼痛异常，如汤泼火烧样，彻夜不得安眠，常须弯膝抱足按摩而坐。伴有发热、口干、食欲减退、便秘、尿黄赤、苔黄腻、舌质红。宜清热解毒止痛。食疗可选用冬瓜皮炖黄豆、赤豆米仁粥、金银花甘草茶、蒲公英牛膝粥、银花当归茶、桃仁玄参猪瘦肉汤。

1.冬瓜皮炖黄豆　冬瓜皮30克，黄豆50克。将冬瓜皮、黄豆洗净入砂锅，加适量水，文火煮20分钟，饮汤吃黄豆。

2.赤豆米仁粥　赤小豆30克，薏苡仁30克，红糖适量。赤小豆、薏苡仁洗净滤干水，入砂锅中加适量水，文火煮至熟烂，加红糖。可每日服食。

3.金银花甘草茶　金银花30g，生甘草10g。将金银花、生甘草洗净，放入保温壶中，用沸水冲泡闷10分钟后饮用。分次服，连用14剂。

4.蒲公英牛膝粥　蒲公英30g，牛膝15g，粳米30g。先将蒲公英、牛膝洗净，入砂锅中煎煮两次，去渣取汁，加入粳米煮成粥。连用一月。

5.金银花当归茶　金银花30g，当归15g。将当归、金银花洗净，入保温壶中，用沸水冲泡闷5分钟后饮用，连用15日。

6.桃仁玄参猪瘦肉汤　光桃仁10g，玄参10g，金银花30g，猪瘦肉100克。将桃仁、金银花、玄参洗净，加水煎煮取汁，入猪瘦肉文火煮熟。

7.赤豆红枣红糖茶　赤小豆60g，红枣5枚，红糖适量，将赤小豆、红枣煎水，加红糖，代茶饮，每日1次。可每日服用。

（四）气血两虚证

患肢肌肉萎缩，皮肤干燥脱屑，趾甲干燥肥厚；坏死组织脱落后，疮面生长缓慢，经久不愈，肉芽黯红或淡而不鲜。伴见面容憔悴，萎黄消瘦，神情怠倦，心悸气短，畏寒自汗，舌质淡。宜补气养血，通络止痛。食疗可选用毛冬青炖猪蹄、丹参红糖水、羊血羹、黄芪当归炖猪蹄。

1.毛冬青炖猪骨　毛冬青100克，猪筒骨1根，生姜3片，红枣3枚，食盐适量。将猪筒骨洗净，切大块焯水，与洗净的毛冬青、生姜、红枣同入砂锅中加水，炖至熟透，加食盐调味，饮汤食肉。分次服食。

2.丹参红糖饮　丹参30g，红枣5枚，红糖适量。将丹参、红枣洗净，入保温壶中，用沸水泡，放入红糖饮用。可连用一月。

3.羊血羹　已凝固羊血200克，切成小块，加米醋50毫升，煮熟，仅食羊血。

4.黄芪当归炖猪蹄　黄芪60克，当归10克，猪蹄半只，生姜3片，红枣3个，适量盐。将猪蹄洗净，切块焯水，与洗净的黄芪、当归、生姜、红枣同入砂锅中加水，炖至熟透，加食盐调味，饮汤食肉。分次服食。

三、颈部淋巴结核

好发于颈部及耳后，起病缓慢，初起时结核如豆，皮色不变，不觉疼痛，以后逐渐增大窜生，成脓时皮色转为暗红，溃后脓水清稀，夹有败絮状物质，往往此愈彼溃，形成窦道。因其结核累累如串珠之状，故中医名“瘰疬”。因肝气郁结，郁久化火，灼津为痰。多见于青少年。根据其发病原因和病变特征可辨为气滞痰凝证、阴虚火旺证、气血两虚证。宜食低脂优质蛋白质和含钙丰富的食物，忌食荤腥发物及辛辣刺激食物，禁烟酒。

（一）气滞痰凝证

结块肿大如豆粒，一个或数个不等；皮色不变，按之坚实；推之能动，不热不痛。舌质淡红，苔白微腻。治宜疏肝理气，健脾化痰。食疗可选用夏枯草陈皮粥、紫菜汤、萝卜紫菜汤，配以外敷药。

1.夏枯草陈皮煮粥　夏枯草50g，陈皮30g，粳米100g。将夏枯草、陈皮洗净，加水煎两次，去渣取汁，入粳米煮熟成粥。分2顿服，每周连服5天，间隔2天，连用3周。

2.紫菜汤　干紫菜20g，生姜20g。干紫菜洗净稍浸泡，生姜洗净切丝，同入锅加适量水，煎煮10分钟。饮汤食紫菜，分次服，连用28天。

3.萝卜陈皮紫菜汤　白萝卜250克，紫菜20克，陈皮5克。白萝卜洗净切片，紫菜、陈皮洗净，通入砂锅中，加适量水煎煮15分钟，饮汤食萝卜紫菜。隔日一次，可常服。

4.外搽药　土贝母50克，醋适量。将土贝母洗净晾干，研为极细末，加醋调匀，外敷患处。

（二）阴虚火旺证

结块逐渐增大，与表皮粘连，有的数个互相融合成块，推之不能活动。如果液化成脓时，则表皮转成暗红色而微热，按触有轻微波动感。严重者可伴有低热，食欲差。舌淡红，苔薄微黄。治宜滋阴清热，解毒散结。食疗可选用生地夏枯草煲猪肉汤、黄豆百合粥、百合紫菜汤、沙参麦冬肉饼汤、槐花糯米茶、外敷方。

1.生地夏枯草煲猪肉汤　生地黄30g，夏枯草30g，猪瘦肉50g，生姜3片，食盐适量。将猪肉切成小块，与生地黄、夏枯草同置锅内煮汤，加入食盐调味服食。每日一剂，连服28剂。

2.黄豆百合浆　干百合30g，黄豆50g。先将百合、黄豆洗净，浸泡30分钟，放入豆浆机中，加适量水，豆浆模式，分次饮用，可连服15天。

3.百合紫菜汤　鲜百合60克，紫菜30克，生姜10克，盐适量。将百合洗净，紫菜洗净浸泡5分钟，入锅中加适量水煮5分钟，加盐调味，饮汤食百合与紫菜。

4.沙参麦冬肉饼汤　沙参15克，麦冬20克，猪瘦肉100克。将沙参、麦冬洗净滤干，猪瘦肉洗净，剁成肉末，与沙参、麦冬放入炖盅，隔水炖40分钟，加盐调味，饮汤食肉。

5.槐花糯米茶　槐米100克，糯米50克。现将槐米、糯米洗净晾干，入锅中炒黄，研细末，每天早晨空腹服15克。

6.外敷方　青柿子1只。青柿子洗净，捣烂敷患处，每日一次。可连续一周。

（三）气血两虚证

液化成脓的结块经切开或自行溃破后，脓水清稀，夹有败絮样物质，疮口呈潜行性空腔，疮面肉色灰白，四周皮肤紫暗，可以形成窦道。伴见形体消瘦，精神倦怠，面色无华。舌质淡红，苔少。治宜补气养血，生肌收口。食疗可选用海带荔枝汤、紫菜萝卜鸡蛋汤、黄芪蒲公英炖猪蹄、蜗牛炖猪瘦肉汤、外敷药。

1.海带荔枝汤 （干）海带20克，荔枝干15克，黄酒少许。将海带洗净泡发，切丝，荔枝干洗净，同入砂锅中，加水适量，文火煮20分钟，分次服食。

2.紫菜萝卜鸡蛋汤 干紫菜15g，萝卜100g，鸡蛋2枚，食盐适量。先将萝卜洗净切成丝，置锅内加水适量煎煮10分钟，待萝卜熟时，放入紫菜，打入鸡蛋，入盐调味，服食。可连续服用。

3.黄芪蒲公英炖猪蹄 黄芪50g，蒲公英20g，猪蹄半只。将黄芪与蒲公英洗净，用纱布包裹，猪蹄去毛洗净切大块，焯水，与黄芪、蒲公英同入锅中，用武火煮沸，文火炖至肉熟透。食肉喝汤。每日一剂，连用28天。

4.蜗牛炖猪瘦肉汤 鲜蜗牛100克，猪瘦肉150克，食盐适量。蜗牛洗净，用沸水烫死，将蜗牛肉挑出再洗；猪瘦肉洗净切块，与蜗牛同入砂锅中，加水适量，用武火煮沸，文火炖至肉熟透。加盐调味，食肉喝汤。可连用28天。

5.当归补血消瘰汤 夏枯草24g，黄芪60g，当归10g，生地15g，红枣10枚。夏枯草、黄芪、当归、生地、红枣洗净，同入砂锅中，加水适量煎煮15分钟，去渣留汁，分次服用。可连服28天。

6.党参抱石莲茶 党参9g，抱石莲30g，将党参、抱石莲洗净，同入砂锅中加水煎煮，去渣饮汤。每日一次，可连服一周。

7.外敷方 石吊兰100g，洗净捣烂，外敷。每日一次。

四、痤疮

痤疮又名粉刺，多由皮脂腺管与毛孔的堵塞，引起皮脂外流不畅所致。临床表现为颜面、胸背部黑头或白头粉刺、丘疹、脓疱、结节、囊肿及瘢痕等皮肤损害。多发生于青春期男女。常因过食辛辣、油腻酒酪、肥甘厚味，以致脾胃湿热内蕴，上蒸于面；或肺经蕴热，外受风邪；或热蒸汗出，冷水渍洗，血热蕴结；或病久入络，淤血阻滞，均能致病。病久不愈者，常伴有瘀证，治以宣肺健脾，清热化湿，活血化瘀为主。宜多食新鲜蔬菜和水果，忌食辛辣刺激性食物及海鲜发物、油炸、煎烤、炙煿等。

（一）肺经风热证

颜面潮红，粉刺灼热、疼痛，或有脓疱，舌红苔薄黄。可选用石膏莲子粥、鱼腥草枇杷饮。

1.石膏莲子粥 石膏60克，莲子30克，菊花、枇杷叶各15克，粳米100克。将石膏加适量水先煎15分钟，入洗净枇杷叶、菊花煎10分钟，取汁去渣，加入煮熟粳米粥内，分次服食。

2.鱼腥草枇杷饮 鱼腥草15克，枇杷叶10克，山楂10克，地骨皮9克。鱼腥草、枇杷叶、地骨皮、山楂洗净沥干水，同入砂锅，加水适量，文火煎20分钟，取汁弃渣，适量冰糖调味，当茶饮用。

（二）肠胃湿热证

皮疹红肿疼痛，伴有便秘溲赤，纳呆腹胀，苔黄腻。可选用海带绿豆汤、凉拌苋菜、胡萝卜芹菜汁、雪梨芹菜汁。

1.海带绿豆汤　鲜海带50克，甜杏仁9克，玫瑰花9克，绿豆100克，冰糖适量。海带洗净切丝，甜杏仁用沸水浸泡去皮，玫瑰花用纱布包好，与洗净泡好的绿豆同入砂锅中，加水煎煮至绿豆开花软烂即成，喝汤吃绿豆。

2.凉拌苋菜　苋菜100克，鲜马齿苋100克。将苋菜、马齿苋分别用开水焯至八成熟，捞出后浸入凉开水中5～10分钟，取出控水切段，加入适量盐和生抽调味拌匀，即可食用。

3.胡萝卜芹菜汁　胡萝卜50克，芹菜50克，洋葱半个，分别洗净，切碎，放入搅汁机中，加适量水，搅成汁饮用，每日可饮用1次。

4.雪梨芹菜汁　芹菜50克，西红柿1个，雪梨1个，柠檬半个，将芹菜去叶子洗净，柠檬洗净，雪梨去皮，切碎后同入果汁机中，加适量水搅汁，每日可饮用1次。

（三）脾失健运证

皮疹色红不鲜，反复发作，或结成囊肿，或伴有纳呆，便溏，神疲乏力，舌淡苔薄。可选用参苓白术瘦肉汤。

参苓白术瘦肉汤　党参30克，茯苓20克，白术15克，陈皮5克，猪瘦肉100克。将党参、茯苓、白术、陈皮洗净，猪瘦肉切小块，同入砂锅中，加适量水，文火煲30分钟。吃肉喝汤。

（四）病久淤血阻络

反复发作，可见结节、囊肿及瘢痕等皮损。可选用山楂桃仁粥、海藻薏苡仁粥。

1.山楂桃仁粥　山楂15克，桃仁5克，荷叶1张，粳米100克。将山楂洗净，桃仁洗净捣碎，荷叶洗净切丝。同入砂锅中，加适量水煎煮15分钟，去渣取汁，入洗好的粳米，照常法煮成粥。每日1剂，可以连用30天。

2.海藻薏苡仁粥　干海藻20克，昆布10克，甜杏仁15克，薏苡仁30克。把海藻、昆布洗净泡发，杏仁、薏苡仁洗净，同入砂锅内加水适量煮粥食用，每日1次，连续服用3周为1个疗程。

五、湿疹

中医名为“湿疮”，表现为皮肤上的红斑、丘疹、水疱、鳞屑和瘙痒等症状，具有多形性损害、对称分布、自觉瘙痒、反复发作、易演变成慢性等特点。可因禀赋不耐，风、湿、热阻于肌肤所致。分为急性、亚急性和慢性三个阶段。急性者以湿热为主；亚急性者多与脾虚不运，湿邪留恋有关；慢性者因病久伤血，血虚生风生燥，肌肤失去濡养而成。治以清热利湿健脾，养血祛风润燥为主。发作时期忌用热水烫洗和肥皂等刺激物洗涤，避免搔抓。饮食宜清淡、易消化，忌食辛辣刺激发物。

（一）湿热型

急性者较多见，表现为潮红、肿胀、糜烂、流滋、浸淫成片，结痂、瘙痒不堪，或伴有大便秘结、小溲短赤、苔黄腻、脉滑数等症状。可选用绿豆佩兰薏仁粥、茅根绿豆饮、三皮饮；若起病较缓慢，皮损以丘疹、丘疱疹为主，滋水较多，或伴有倦息乏力、纳呆、大便不干或溏、小溲清长、苔白腻，为脾虚湿盛。可选用冬瓜皮薏仁粥、茯苓白术山药羹等。

1.绿豆佩兰薏仁粥　绿豆30克，薏苡仁30克，佩兰10克。佩兰洗净加水煮两次，去渣取汁，绿豆、薏苡仁洗净，入佩兰汁同煮熟烂，分次服用。

2.竹蔗水　白茅根30克，葛根30克，芦根30克，土茯苓20克，竹蔗50克，胡萝卜1根。均洗净切小块，入砂锅加适量水煎煮15分钟，去渣取汁，代茶饮。

3.三皮饮　冬瓜皮100克，西瓜皮100克，茯苓皮30克。均洗净，入砂锅中加水适量煎煮，取汁代茶饮。

4.冬瓜皮薏仁粥　冬瓜皮50克，薏苡仁30克，车前草15克。冬瓜皮、车前草洗净入锅，加适量水煎煮两次，取汁与洗净薏苡仁同入砂锅中煎煮至熟烂，分次服食。

5.马齿苋蕹菜汤　马齿苋100克，蕹菜（又名空心菜）30克。马齿苋、蕹菜洗净入砂锅中，加水煮10分钟，代茶饮。

6.马齿苋粥　鲜马齿苋100克，粳米100克。马齿苋洗净切碎备用，粳米洗净加水煮粥，待熟时，入马齿苋拌匀，煮沸。分次食用。

7.茯苓白术山药羹　茯苓30克，白术15克，淮山药30克，芡实30克，薏苡仁20克。白术、茯苓洗净，加水煎煮两次，去渣取汁。淮山药、芡实、薏苡仁洗净，入砂锅中与茯苓、白术水同煮，至熟烂，分次服食。

8.党参白术茶　人参3克，白术10克，茯苓15克，粳米100克。先煎党参、白术、茯苓洗净入砂锅，加水煎煮两次，去渣取汁，与洗净粳米同煮成粥，分次服食，可连服一周。

（二）血虚风燥证

多见于慢性湿疮，反复发作，病程较长，皮损颜色暗淡，浸润肥厚，苔藓样变，色素沉着，血痂，脱屑等。或伴有头昏乏力、苔薄白、舌淡红、脉濡细无力等症状。可选用当归乌蛇羹、桑椹百合大枣粥。

1.桑椹百合大枣粥　桑椹30克、百合30克、大枣5枚，粳米100克。桑椹、百合、大枣洗净，入砂锅中加水煎煮两次，去渣取汁，与洗净粳米煮成粥，分次服食，可以连续服用一个月。

2.当归乌蛇羹　当归9克，乌梢蛇15克，玉竹15克。当归、乌梢蛇、玉竹洗净入砂锅，加水煎煮两次，代茶饮用，可连服10天。

六、荨麻疹

皮肤出现鲜红色或苍白色风团，时隐时现，中医名“瘾疹”，俗名“风疹块”。发病突然，在身体的任何部位均可发生局限性的风团，小如芝麻，大似豆瓣。多呈鲜红色，或呈淡黄白色。损害数目常随搔抓的刺激而扩大、增多，有的融合成环状、地图状等多种形态。风团一般迅速消退，不留痕迹，时隐时现。如侵犯消化道黏膜者，可伴有恶心、呕吐、腹痛、腹泻等症状；发生于咽喉部者，可引起喉头水肿和呼吸困难，有明显气闷窒息感，甚至可发生晕厥。可分为急性和慢性两种，急性者经一周左右即可痊愈；慢性者可反复发作数月，甚至数年。

本病由过敏体质外受风邪过敏原而发，因此饮食必须清淡而富有营养，宜选易消化的食物；多饮茶水、饮料、果汁等清热、化湿、利尿的食品；多食含丰富纤维素的植物，以利于增加肠蠕动而有助于通便。忌食辛辣刺激性食物及海鲜发物，少食油炸、煎烤、炙焯等食物。

（一）风寒证

皮疹色白，遇冷或风吹则加剧，得热则减轻，多冬季发病，苔薄白或薄白而腻。可因风寒外袭，蕴积肌肤，致使营卫不和而起。可选用麻黄乌梅甘草茶、姜醋木瓜、芫荽鸡汤、姜醋红糖汁、姜枣桂枝茶、牛肉南瓜条、防风苏叶猪瘦肉汤。

1.麻黄乌梅甘草茶　麻黄3克，乌梅肉6克，生甘草9克。将麻黄、乌梅肉、生甘草洗净入锅，加适量水煎煮两次，取汁代茶饮用。连服3天。

2.姜醋木瓜　木瓜100克，生姜片20克，米醋100毫升。木瓜洗净切大块，与生姜片同入砂锅中，加入米醋同煮，待醋煮干，取出木瓜服食。连服7～10天。

3.芫荽鸡汤　芫荽30克，胡椒20粒，鸡骨架1副。鸡骨架与胡椒同入砂锅中，加入适量水煎煮，熟后放入洗净的芫荽，即可服食。

4.姜醋红糖汁　生姜30克，红糖50克，醋200克。先将生姜洗净切细，再与红糖和醋共煎，煮沸5分钟，取汁备用。每次取药汁20～30克，加温水调服，日服2～3次。

5.姜枣桂枝茶　干姜9克，红枣12枚，桂枝6克。将干姜、红枣、桂枝洗净同入砂锅中，加适量水煎煮两次，去渣取汁，分次服用。

6.牛肉南瓜条　牛肉200克，南瓜500克。将牛肉洗净，加水炖至七成熟，捞出切条，南瓜洗净，去皮、瓤，切条，与牛肉同炒至熟，即可服食。

7.防风苏叶猪瘦肉汤　防风15克，苏叶10克，猪瘦肉100克，生姜5片。将防风、苏叶洗净，猪瘦肉切小块，同入砂锅中加水，文火煲煮至熟，加适量盐调味，即可饮汤吃肉。

（二）风热证

皮疹色赤，遇热则加剧，得冷则减轻，多夏季发病，苔薄黄。风热之邪，客于肌表，引起营卫失调所致。可选用薄荷桂圆茶、怪柳浮萍紫草茶、清凉马蹄饮、银花凉拌油菜心、冬瓜芥菜汤。

1.薄荷桂圆茶　薄荷6克，桂圆6粒。将薄荷、桂圆洗净入锅中加水煮沸，喝水留渣，连续加开水冲泡3次服用。连服3天。

2.怪柳浮萍紫草茶 怪柳15克，浮萍草15克，紫草10克，红糖适量。现将怪柳、浮萍、紫草洗净入砂锅中，加水煎煮5分钟，留汁代茶饮。连服3天。

3.清凉马蹄饮 马蹄100克，鲜薄荷叶10克。将马蹄洗净去皮，切碎捣汁，鲜薄荷叶洗净捣烂取汁，两汁混匀，加入适量凉开水至200毫升，频饮。

4.金银花凉拌油菜心 金银花15克，薄荷10克，嫩油菜心200克。油菜心洗净焯水，放入盘中，加盐和生抽拌匀调味，银花、薄荷洗净煎水，取汁20毫升，淋于油菜心上，即可服食。

5.冬瓜芥菜汤 冬瓜200克，芥菜30克，白菜根30克。将冬瓜、芥菜、白菜根洗净并切小块，同入砂锅中加水煎煮，熟时加适量盐调味，即可饮汤服用。

（三）肠胃实热证

发疹时可伴有脘腹疼痛、神疲纳呆、大便秘结或泄泻，甚至恶心呕吐，苔黄腻、脉滑数，部分患者有肠寄生虫。平素肠胃有湿热，复感风邪，内不得疏泄，外不得透达，郁于皮毛腠理之间而发；或因食鱼虾荤腥发物，或有肠寄生虫，以致湿热内生，逗留肌肤，可引发本病。可选用葛根土茯苓瘦肉汤、茵陈蒿茶。

1.葛根土茯苓瘦肉汤 鲜土茯苓30克，鲜葛根50克，猪瘦肉100克，生姜3片。将土茯苓、葛根、猪瘦肉洗净切块，同入砂锅中，加适量水文火煲煮至熟，饮汤吃肉。

2.茵陈蒿茶 茵陈蒿18克，栀子12克，大黄6克。将茵陈、栀子、大黄洗净入锅，加水煎煮两次，取汁混匀，分次服食。

（四）气血两虚证

风疹块反复发作，延续数月或数年，劳累后则发作加剧，神疲乏力，苔薄舌质淡。多因平素体弱，气血不足，或病久气血耗伤，因血虚生风，气虚卫外不固，风邪乘虚侵袭所致。可选用茵陈蒿茶、当归补血茶、荔枝红糖水。

1.茵陈蒿茶 茵陈蒿30g加水煎汤，去渣取汁。

2.当归补血茶 黄芪60克，当归10克，大枣5枚。将黄芪、当归、大枣洗净同入砂锅中，加水适量煎煮两次，留汁代茶饮。可连服一周。

3.荔枝红糖水 干荔枝15个，红糖适量。干荔枝洗净加水500毫升，煎煮至250毫升，加入红糖调味。可连服10天。

（五）冲任不调证

常在月经前数天开始出现风团，往往随着月经的干净而消失，但在下次月经来潮时又发作，常伴有痛经或月经不调。可因情志内伤，冲任不调，肝肾不足，肌肤失养，生风生燥，阻于肌肤而成。可选用乌蛇羹、山楂乌梅红花酒。

1.乌蛇羹 乌梢蛇50克，枸杞子15克，玫瑰花3克，桃仁9克。将乌梢蛇洗净切小块，枸杞、玫瑰、桃仁洗净，4味同入砂锅中加水，用文火煲煮至熟，可连服一周。

2.山楂乌梅红花酒 红花100克，乌梅100克，山楂100克，白酒500毫升，红糖适量。

将山楂、乌梅、红花洗净晾干，浸入酒中一周，每天振摇一次。每次取药酒10毫升、白开水10毫升，入红糖调味服。每天早晚各一次，酌情服两周。

七、痔疮

痔疮是一种常见的肛肠疾病，发病率很高，是直肠末端黏膜下和肛管皮下的静脉丛发生扩大、曲张所形成柔软的静脉团。多见于成年人，一般认为本病可因湿热内盛，饮食不节，嗜食肥甘、炙煿、辛辣等物，或因久坐、久立、长期行走、负重过劳、妊娠便秘而致。由于发生部位不同，痔可分为内痔、外痔和混合痔。

内痔生于肛门齿线以上，黏膜下的痔上静脉丛发生扩大和曲张而形成柔软的静脉团。其临床表现为便血，软大的内痔伴有脱垂。早期痔核较小，质柔软，其色鲜红，常因大便擦破痔核而出血，所下之血，或一线如箭，或点滴不已，无疼痛，不脱出，以便血为特征。中期痔核较大，质较柔软，其色鲜红或青紫，大便时可脱出肛外，便后自行回纳，便血或多或少。后期痔核更大，表面微带灰白色（纤维型内痔），大便时痔核脱出肛外，甚至行走、咳嗽、喷嚏、站立时也会脱出，不能自行回纳，须用手推回或平卧、热敷后才能回纳，便血不多或不出血。

外痔发生于肛管齿线以下，是痔外静脉丛扩大曲张或反复发炎而成，其表面被皮肤覆盖，不易出血，其形状、大小不规则。主要症状为坠胀、疼痛，有异物感。根据发展过程，其可分为结缔组织外痔、静脉曲张性外痔和血栓性外痔。

混合痔是内外静脉丛曲张，相互沟通吻合，括约肌间沟消失，使内痔部和外痔部形成一整体。

痔疮前期可表现为治疗可采用内外兼治，严重者可选择手术治疗。饮食中禁忌辛辣刺激、油腻、香燥煎烤及热性食品，宜食用纤维素较为丰富的及具有润肠作用的食物，保持大便通畅，痔疮久治不愈及长期出血而致体虚者，则宜用些滋补食品。

（一）实证

下血鲜红，或便前便后，或量多量少，或如射如滴，属风热。可选用槐花粥、地榆防风粥等。血色污浊，苔黄或腻，属湿热下注。可选用马齿苋炖猪肠、蒲公英薏米粥等。痔核脱出嵌顿，表面色黯糜烂，有黏液渗出，或伴全身有发热不适，口干，便秘，小便短赤，舌红苔黄，属湿热挟淤。可选用鲜地黄饮、苦参红糖水、当归苍术粥等。便秘，腹胀满疼痛、拒按，口干，嗳气，心烦，苔黄燥，属湿热便秘。可选用白糖渍藕片、海带羹、黑木耳柿饼汤、香蕉方等。

1.槐花茶　净槐花30克，沸水冲泡5分钟，代茶饮，每日一剂，连服7日。

2.地榆防风粥　地榆30克，防风10克，粳米50克。将地榆、防风洗净入砂锅中，加适量水煎煮两次，去渣取汁，再加入粳米中煮成粥。每日一剂，分次服食，可连服7日。

3.马齿苋炖猪肠　马齿苋100克，猪大肠50克，食盐3克。将猪大肠洗净切小块，焯水后，入砂锅中加水，文火煲煮至七成熟，马齿苋洗净焯水切段，入猪大肠中煮熟，分次服食，可连服3日。

4.蒲公英薏米粥　蒲公英50克，薏苡仁30克。现将蒲公英洗净入锅中加水煎煮两次，取汁与洗净薏苡仁同煮至熟，可连服7日。

5.生地黄瘦肉汤　生地黄30克，猪瘦肉100克，食盐适量。生地黄洗净切片，猪瘦肉洗净切小块，同入砂锅中，加水文火煮，待煮熟入食盐调味。喝汤吃肉。

6.苦参鸡蛋水　苦参60克，红糖30克，鸡蛋2个。将苦参洗净，入砂锅中加适量水煎煮两次，去渣留汁，入红糖、鸡蛋同煮，至鸡蛋熟，喝汤吃鸡蛋，可连服3~4天。

7.当归苍术薏仁粥　当归12克，苍术15克，薏苡仁30克，马齿苋30克，赤小豆30克。现将当归、苍术洗净入砂锅中，加水煎煮两次，去渣取汁100毫升，将薏苡仁、赤小豆、马齿苋洗净入锅中，加水同煮熟成粥，调入药汁，分次服食。可连服7日。

8.白糖渍藕片　鲜藕100克，洗净切薄片，加适量白砂糖浸渍片刻后，即可食用。

9.海带羹　海带一条，泡发13小时，洗净后切粗丝，入锅中加水煎煮熟，用料理机打成糊状，分次服食，可连服一周。

10.黑木耳柿饼汤　鲜黑木耳50克，柿饼2个。将黑木耳、柿饼洗净切碎，同入锅，加适量水煮汤服食。

11.香蕉方　香蕉适量，可在每天清晨空腹吃一至两根。

（二）虚证

痔核脱出，便血色淡而清，或晦而不鲜，头晕目眩，面少华色，神疲倦息，舌质淡，属气血两虚证。可选用当归补血茶、乌鱼汤、红枣黑木耳汤。痔核脱出不纳，肛门有下坠感，气短懒言，食少乏力，舌质淡红，属脾虚下陷。可选用党参黄芪炖鸡、升麻炖猪大肠、鳝鱼羹。腹胀满喜按，大便干结如羊屎状，头晕，视物模糊，咽干，属阴虚。可选用猪皮冻、芝麻核桃糊、蜂蜜牛奶、白木耳桃仁羹。腹胀满喜按，排便困难，用力则汗出气短，便后疲乏，属气虚。可选用黄芪山药羊肉汤、益气通便排骨汤。便干或不干，排出困难，腹中冷痛，四肢厥冷，属阳虚。可选用核桃粥、肉苁蓉羊肉汤、韭菜玉米羹。

1.当归补血茶　黄芪30克，当归5克。将黄芪、当归洗净，入保温杯中，用沸水泡10分钟，代茶饮，可续开水泡4~5次。连服15日。

2.乌鱼汤　乌鱼1条，大枣50克，枸杞子20克，生姜20克，食盐适量。乌鱼去鱼鳞和内脏，入锅中稍煎，加生姜和适量水，文火煮10分钟，入大枣煮5分钟，调入食盐，分餐食用。可连服一周。

3.红枣黑木耳汤　黑木耳50克，枸杞子15克，红枣30克，红糖适量。将黑木耳洗净泡发，红枣洗净去核，将黑木耳、红枣入砂锅中，加适量水，煮10分钟，入红糖调味，分次服食，连服15日。

4.党参黄芪炖鸡　党参30克，黄芪30克，鲜鸡半只，生姜20克。将鸡洗净切块焯水，与洗净的党参、黄芪同入砂锅中，加适量水，文火煲煮至熟，饮汤吃鸡肉。每周一次。

5.升麻炖猪大肠　升麻10克，黄芪15克，大枣20克，猪大肠200克，生姜3片，食盐适量。将猪大肠洗净去油脂，升麻、黄芪、大枣均洗净用纱布包好，同入砂锅中，入姜片，加适量水，文火煲煮至猪大肠熟烂，加食盐调味，饮汤食猪大肠。

6.鳝鱼羹　黄鳝250克，生姜10克。黄鳝去内脏洗净后，入砂锅中加生姜、酒、适量水，文火炖至熟烂。分次服食。

7.猪皮冻　猪皮150克，黄酒100毫升，红糖30克。将猪皮洗净去毛去脂，入砂锅中，加黄酒、适量水，用文火炖至熟烂，用红糖调味，分次服食。可连服数天。

8.芝麻核桃糊　黑芝麻20克，核桃仁50克，小米50克，冰糖适量。将黑芝麻、核桃仁、小米洗净，与冰糖同入豆浆机中，选米糊功能。可连服一周。

9.蜂蜜牛奶　牛奶250毫升，蜂蜜2勺。将蜂蜜加入牛奶中，调匀饮用，可连服数天。

10.白木耳桃仁羹　鲜白木耳100克，桃仁10克，杏仁10克，红枣5枚，陈皮3克。将白木耳、红枣、陈皮洗净，桃仁、杏仁去皮洗净捣碎，同入砂锅中加适量水，文火煲煮至熟，饮汤吃白木耳、红枣。可连服一周。

11.黄芪山药羊肉汤　黄芪30克，山药50克，枸杞子15克，羊肉200克，生姜20克。先将羊肉洗净切块，焯水备用，黄芪、山药、枸杞洗净与羊肉同入砂锅中，加适量水，文火煲煮至熟烂，饮汤吃羊肉。每周一次。

12.益气通便排骨汤　党参15克，白术10克，茯苓20克，甘草15克，益母草30克，排骨100克，生姜3片，盐适量。将党参、白术、黄芪、茯苓、甘草、益母草洗净入砂锅中，加适量水煎煮两次，去渣取汁。将排骨洗净切小块，焯水，与前药汁同入砂锅中，文火煲煮至熟，加盐调味，饮汤吃肉。每周两次。

13.肉苁蓉羊肉粥　肉苁蓉30克，羊肉100克，粳米50克，生姜3片，盐适量。先将羊肉洗净切小块，焯水滤干，与洗净肉苁蓉、生姜同入砂锅中，加适量水，文火煲煮至七分熟，入洗净粳米，文火煮至熟烂。分次服食。

14.韭菜玉米羹　鲜韭菜100克，玉米粉100克。先将玉米粉入锅中加适量水，煮成糊，将韭菜洗净，切小段，放入玉米糊中，搅拌均匀，煮至韭菜断生，分次服食。

八、带状疱疹

带状疱疹是指皮肤上出现成簇水疱，痛如火燎的急性疱疹性皮肤病。因其皮肤上有红斑水疱，累累如串珠，每多缠腰而发，中医名“蛇串疮”“缠腰火丹”。本病多发于春秋季节。发病时，患部常有带索状皮肤刺痛，儿童患者疼痛稍轻微，年老体弱者疼痛剧烈，或伴轻度发热、疲乏无力、胃纳不佳、苔薄黄。而后出现片状的红色斑丘疹，很快成为绿豆到黄豆大小的水疱，3～5个簇集成群，累累如串珠，聚集一处或数处，排列成带状，疱群之间间隔正常皮肤。疱液初期透明，5～6天后转为浑浊，重者有出血点，血疱或坏死。轻者无皮损，仅有刺痛感，或稍有潮红，没有典型的水疱。皮疹发生于身体的一侧，如腰胁部、胸部、颜面部、大腿内侧等。但发于面部者，病情较重，疼痛剧烈，甚至影响视力和听觉，应特别注意。病程2周左右，严重者可迁延日久，一般不会超过1个月。

由肝胆湿热、肝火内盛、逼津外泄成疱结毒，因此治疗以清热、解毒、泻火为主，治疗选方宜配合清热解毒食疗作辅助治疗。饮食宜清淡、易消化、富含纤维素食物，忌食辛辣刺激、海鲜发物、油炸、煎烤等食物。本病若发于老年者，病情迁延，持续疼痛不减，治疗选方宜配合清补滋阴食品，以扶助正气祛除病邪。

疱面皮肤燎红、水疱破损滋水浸渍有感染者，可用绿豆百合汤；口腻乏味者，可用绿豆佩兰薏苡仁粥；口干咽红、口舌糜烂生疮、鼻衄者，可用竹蔗茅根水、马蹄汁；疱面灼热痛甚，溲赤短者，可选用西瓜露；头痛、目赤刺痛见肝火内盛者，可用菊花野菊花茶、金银花枸杞冰糖饮；疮面残留刺痛、经久不愈，属脾虚纳呆者，可用枸杞菜梗炖鲫鱼汤；头晕目昏、舌红少苔者，可用沙参枸杞乌龟汤。

1.绿豆百合汤 绿豆50克，百合30克，冰糖10克。绿豆、百合洗净入砂锅中，加适量水煮熟，入冰糖溶化，饮用。

2.绿豆佩兰薏苡仁粥 绿豆50克，佩兰15克，薏苡仁50克。佩兰洗净入锅中加适量水煎煮两次，取汁与绿豆、薏苡仁同煮熟烂，分次服食。可连服一周。

3.竹蔗茅根水 鲜芦根50克，鲜茅根50克，土茯苓20克，鲜葛根30克，胡萝卜1根，竹蔗一条。将鲜芦根、茅根、竹蔗洗净切小段，土茯苓、葛根、胡萝卜洗净切厚片，同入砂锅中，加水煎20分钟，留汤代茶饮。可连服一周。

4.马蹄汁 鲜荸荠300克，冰糖20克。马蹄去皮洗净，与冰糖同入料理机中，选果汁模式。可代茶饮。

5.西瓜露 西瓜1个，将西瓜去皮取瓤，切块，放入料理机中，选果汁模式，成西瓜露。每次一杯，代茶饮。

6.菊花野菊花茶 白菊花10克，金银花10克，野菊花10克。将菊花、金银花、野菊花洗净，入杯中加沸水冲泡，代茶饮。

7.金银花枸杞冰糖饮 金银花30克，枸杞子20克，冰糖适量。将金银花、枸杞子洗净，入锅中加适量水煮沸，加冰糖调味，代茶饮。

8.枸杞菜梗炖鲫鱼汤 鲫鱼1条，枸杞菜梗150克，陈皮5克，生姜2片。将鲫鱼去内脏洗净滤干，枸杞菜梗洗净切小段，热锅凉油，入鲫鱼煎至两面金黄，加热水文火煮10分钟，入枸杞菜梗、陈皮、生姜，续煮10分钟。饮汤食鱼。

9.沙参枸杞乌龟汤 沙参50克，枸杞子30克，乌龟1只。将乌龟去肠脏洗净滤干，连龟甲一起与洗净的沙参、枸杞子入砂锅中加水，文火煲汤，加盐调味，饮汤食龟肉。

九、扁平疣

扁平疣是发生在皮肤浅表的赘生物。以青春期前后的少女为多。好发于面部和手背，皮损为表面光滑的扁平丘疹，如针头、米粒到黄豆大小，呈淡红、褐色或正常皮肤颜色。一般无自觉症状，成批发出时，偶有瘙痒感，有时皮疹可自行消失，然后不久又可复发。可由于肝火妄动、气血不和，外感风热之毒，阻于肌肤而成，与个人免疫力有关。治疗既重视清热解毒、驱除风热之毒，又重视健脾益气、扶助正气。此在食疗中既要辅助清凉、泻火、解毒的食品，又要对脾胃虚弱、正气不足者以调补的食品以扶助正气。饮食宜富含营养、清淡、易消化、纤维素丰富，忌食辛辣刺激、油炸、煎烤、油腻食物。

目赤、溲黄、便秘属肝火湿热重者，可用板蓝根大青叶茶；面部赤瘰、溲短赤属内火重、湿热不化者，可用绿豆薏米粥；扁平丘疹呈褐色属瘀血化热者，可用红花金银花茶、紫菜薏苡仁汤；胃肠积滞、脘腹胀满属消化不良者，可用山楂饮；胃纳不佳、时有便溏属脾胃虚弱者，可选用山药红枣米糊；丘疹兼面白头晕属肝血不足者，可用木瓜猪肝汤；全身多发性疣，可配合癞蛤蟆或马齿苋加明矾煎水外洗。

1.板蓝根大青叶茶　大青叶30克，板蓝根30克，金银花10克。将大青叶、板蓝根、金银花洗净，入锅中加适量水煮数沸后，即可取汁代茶饮。每日一剂，可连续14天。

2.绿豆薏米粥　生薏苡仁50克，绿豆50克，冰糖适量。将薏苡仁、绿豆洗净，入砂锅中加适量水和冰糖，煎煮至熟烂。可以常服食。

3.紫菜薏苡仁汤　紫草15g，生薏苡仁15g。将紫菜、薏苡仁洗净，入砂锅中加水煎煮，取汁代茶饮。

4.红花金银花茶　红花15克，金银花15克，白砂糖适量。将红花、金银花洗净，入锅中加适量水和白糖煎煮，代茶饮。

5.山楂饮　生山楂50克，山楂洗净，加水煎煮，代茶饮。

6.山药红枣米糊　淮山药30克，红枣15克，粳米30克。山药洗净去皮，红枣去核，粳米洗净，加水适量，煎煮成糊。可长期服食。

7.木瓜猪肝汤　猪肝100克，红枣10枚，木瓜1个。先将红枣洗净去核，木瓜去皮核，猪肝洗净，切薄片，同入砂锅加水煮熟，分次服食。

8.外洗方　①马齿苋50克，明矾10克，食盐10克。同入锅中加水煎，取汁洗涤或湿敷患处。②癞蛤蟆2只，活杀取皮，加明矾15克，同入锅中，加水煎汤熏洗患处。

十、黄褐斑

黄褐斑亦称肝斑，是一种发生于颜面部的色素沉着性疾病，临床表现为颧颊、前额、鼻、唇周、颏部皮肤对称出现淡褐色或黄褐色斑片，呈蝴蝶形或不规则形，大小不一，表面平滑，边缘清楚，无自觉症状。部分妇女月经前症状加重。中医名为“面黯”“黧黑斑”等。本病的发生多与内分泌因素有关，多见于月经紊乱、妊娠、长期口服避孕药及慢性肝病者，日光暴晒及精神压力大、睡眠差也是常见的诱发因素。

中医认为本病多因脾气不足，气血不能润泽肌肤；或因忧思抑郁，肝气郁结，气滞血瘀，肤失濡养而发；亦可因肾阴亏损或肾阳不足，以致血虚不荣而成。治宜健脾益气、疏肝解郁、活血化瘀和滋阴肝肾，辅以外治。平素多食优质蛋白以及富含维生素C、维生素E的食物，忌食或少食辛辣刺激、油炸、煎烤的食物，同时避免暴晒，局部不滥涂外用药物。

（一）肝郁脾虚型

面部有淡褐色斑片，面色不华，胸胁胀闷，纳差腹胀，大便不调。舌质暗淡，苔薄。宜疏肝理气，健脾。可选用扁豆山药猪瘦肉汤、香附厚朴煨猪肘、玫瑰花鸡血藤鸡蛋汤等。

1.扁豆山药猪瘦肉汤 柴胡10克，扁豆150克，山药100克，猪瘦肉150克，食盐适量。猪瘦肉洗净切小块，焯水备用，柴胡洗净并用纱布包好，与扁豆、山药、猪瘦肉，同入锅内加适量清水，文火炖40分钟至肉熟，加盐调味即可。可连服1个月。

2.香附厚朴煨猪肘 香附15克，厚朴15克，枳壳10克，白芷15克，猪肘500克。猪肘去毛洗净，切块，焯水备用。香附、厚朴、枳壳、白芷洗净滤干装入纱布袋，与猪肘块入砂锅，加入适量水，武火煮沸，拂去浮沫；再用文火煨至熟烂，去除包袋，加入适量的酒、盐、糖等调味，再煨片刻。隔日一次，4次为一个疗程。

3.玫瑰花鸡血藤鸡蛋汤 玫瑰花15克，鸡血藤30克，绿萼梅15克，凌霄花15克，鸡蛋2个。玫瑰花、鸡血藤、绿萼梅、凌霄花洗净滤干，入锅中加清水煎煮两次，去渣取汁，与鸡蛋同煮至蛋熟，加少量白糖调味。喝汤吃蛋，每日1次。

4.黄芪炖乳鸽 黄芪30克，枸杞子30克，乳鸽1只。乳鸽去毛和内脏，黄芪、枸杞子洗净，共放入炖盅内加水适量，隔水炖熟，饮汤食肉。

5.柠檬茶 柠檬（新鲜）切极薄片，浸入砂糖缸中备用。用时每次取出2～3片用开水冲泡，每日饮用。

（二）气滞血瘀型

面部皮肤呈深褐色斑片日久，边缘清晰。经前两乳房胀痛，月经不调或闭经。舌质紫暗，或有瘀斑瘀点，苔薄白。治宜理气解郁，活血化瘀。可选用桃仁莲藕炖猪骨、桃花酒、益母草红花鸡蛋汤、益母草黑豆饮、丹参茶等。

1.桃仁莲藕炖猪骨 桃仁15克，莲藕250克，猪骨200克，生姜3片。猪骨洗净切成块，焯水备用，莲藕洗净切小块，与桃仁、生姜共入砂锅中，加清水适量，文火煮60分钟，食盐适量调味，饮汤食莲藕、猪肉。

2.桃花酒 鲜桃花500克，米酒500ml。春天盛开的桃花，洗净阴干，与米酒共入广口瓶中，密闭瓶口，每日摇一次，泡半月，即可食用。每晚临睡前饮10毫升。

3.益母草红花鸡蛋汤 益母草30克，红花10克，郁金15克，鸡蛋5个，冰糖适量。现将鸡蛋煮熟，去壳备用。益母草、红花、郁金洗净，与鸡蛋一起放入锅中，加适量水，小火煮15分钟，放入冰糖煮溶化，喝汤吃蛋，每日1次。可连服半月。

4.益母草黑豆饮 益母草30克，黑豆60克，红糖15克，米酒20毫升。益母草、黑豆洗净，共入锅中加水适量，煎煮30分钟，去除益母草，加红糖适量调味，兑入米酒，每天1次。可连服28天。

5.丹参茶 丹参100克，洗净入锅中，加水煮沸，倒入杯中，代茶饮，可续水冲泡。每日一剂，连用一月。

6.祛斑面膜 西瓜皮50克，冬瓜皮50克，黄瓜20克。将西瓜皮、冬瓜皮、黄瓜洗净，绞汁洗擦患部或将汁水湿敷，每日2～3次。

（三）肝肾阴虚型

两颊部对称分布黧黑斑片，经前颜色加深。伴有头晕耳鸣，腰膝酸软，月经不调，失眠多梦，舌红苔少。治宜滋阴补肾，养血疏肝。可选用桑椹汁、山药枸杞糯米粥、莲子百合瘦肉汤、贞黄老鸭汤。

1.桑椹汁 （紫红色熟透者）60克，加清水2碗煎至1碗，用白砂糖或冰糖适量调味，去渣饮用。适用于肠燥便秘、肾虚腰酸耳鸣、失眠者。

2.山药枸杞糯米粥 淮山药30克，枸杞子10克，糯米50克，加适量水煮粥。适用于脾肾两虚、头痛、眩晕、神经衰弱者。

3.莲子百合瘦肉汤 莲子30克，百合30克，瘦猪肉200克，加水煲熟，调味后服用。适用于失眠、心悸，耳鸣、目眩者。

4.贞黄老鸭汤 女贞子15克，生地黄50克，山药50克，枸杞子15克，老鸭半只（约500克），生姜15克，食盐适量。老鸭洗净，斩小块，加姜片焯水备用。女贞子、生地黄洗净装入药袋，山药、枸杞子洗净，共入砂锅中，加适量水，文火炖60分钟，加食盐调味，饮汤食鸭肉，隔日一次。3次为一个疗程。

十一、关节脱位

凡构成关节的骨端关节面脱离正常的位置，发生关节功能障碍，亦称“脱臼”或“脱骱”。多发生在人体活动范围较大的关节，以肩、肘、髋及颞颌关节脱位较常见。可由外因（直接或间接暴力）和内因（年龄、职业、体质等）造成。关节脱位时，必然伴有轻重不同的关节周围韧带、肌腱和肌肉扭挫撕裂，关节囊亦往往破裂，局部形成血肿。有时可伴有血管神经损伤、骨端关节面或关节盂边缘部骨折。若暴力强大，可造成开放性脱位。脱位不仅是局部的病变，而且对整个机体产生广泛的影响，因而出现不同程度的伤气血、伤经络等病理变化。治宜活血止痛，续筋接骨，补肝肾，强筋骨，配合辨证施食（内服外敷），疗效甚佳。

脱位复位后肿痛者，禁食辛辣燥热、酸性及过于寒凉食物，可选用黄酒炖河蟹、月季花茶、清炒油菜苋、韭菜炒佛手；脱位复位中、后期，助筋脉恢复，饮食宜滋肝、养血、润筋，可选用凉拌莴苣、拌生菜、花生黄豆炖猪蹄、牛蹄筋白芷汤。

1.黄酒炖河蟹 小河蟹2只，黄酒150毫升。将河蟹洗净捣烂，入锅中，冲入热黄酒，稍煮沸，饮汁，留渣涂敷患处。

2.月季花茶 月季花5克，红茶3克，红糖适量。将月季花、红茶放入杯中，用沸水冲泡，加红糖调味，代茶饮，可多次冲泡。

3.清炒油菜苋 油菜苋250克，适量食盐。将油菜苋洗净切段，热锅凉油炒，食盐调味，佐餐。可连续服食。

4.韭菜炒佛手 韭菜250克，佛手200克。韭菜洗净，切成小段；佛手洗净，切成薄片。油锅烧热，将韭菜、佛手同置锅内，热炒炒熟，分次食用，连续10天。

5.凉拌莴苣 莴苣500克，食盐，麻油。莴苣去叶和皮，洗净，取芯切丝，加入食盐、麻油调味，拌食佐餐。

6.拌生菜 生菜250克，盐，麻油。生菜洗净后撕成小块，加入盐、麻油拌食佐餐。

7.花生黄豆炖猪蹄 猪蹄1只，黄豆100克，花生50克，生姜3片，食盐。将猪蹄去毛洗净，切块，焯水备用，花生、黄豆、生姜洗净，共入砂锅中，加水适量，文火煮汤至酥烂，加盐调味，分次食用。

8.牛蹄筋白芷汤 牛蹄筋100克，白芷20克，黄酒，姜，葱，精盐。将牛蹄筋洗净，切成小块，白芷洗净，纱布包扎。牛蹄筋、白芷同置砂锅中，加清水1000毫升，大火煮沸3分钟，去浮沫，加黄酒、姜、葱、精盐等，文火煮至牛蹄筋熟烂，分次食用，连服10~20天。

十二、外伤性骨折

骨折即骨骼断裂，由跌扑、撞击、碾压等外力作用破坏了骨的完整性或连续性。常见有四肢骨折和脊柱骨折。骨折不只是骨折局部的病患，通常会引起全身变化。应该用整体观念选择骨折治疗和康复的相关措施，辨证地处理好骨折治疗中的复位、固定、功能训练、内外用药的关系。因骨折后局部血瘀，气随血瘀而滞，外治可选择复位、固定，同时在医师指导下进行循序渐进的功能锻炼，辅助内服活血散瘀等药物，待骨折断端产生新骨，逐渐趋向愈合。

（一）四肢骨折

表现为骨折部肿胀、疼痛，功能障碍，断端移位则呈现畸形，并可出现异常活动。或伴有发热、口渴、烦躁、尿赤等全身症状。经过复位、固定、药物治疗和医师指导下功能锻炼，逐渐趋向愈合。遵循早期去瘀血，中期调气血、养脾胃，后期强筋骨，局部与全身兼顾的治疗原则。早期肿胀疼痛、瘀斑青紫者，可选用螃蟹末兑黄酒；患肢肿胀者，可选用冬瓜排骨汤、赤小豆薏苡仁粥；骨折中后期脾虚便溏、食欲不佳者，可选用山药扁豆瘦肉汤、黄芪黑米粥；骨折后期，促进骨折愈合，可选用鲫鱼汤、蛋壳粉、参芪归芎鹿角粉、骨碎补酒。

平素应忌食辛辣刺激、温热燥烈、过于寒凉与酸性食物，后期宜进食含钙、磷丰富或优质蛋白质且易于消化吸收的食物。

1.螃蟹末兑黄酒 螃蟹100克，洗净焙干研末，每次9~12克，用热黄酒30毫升冲服。

2.冬瓜排骨汤 冬瓜150克，排骨100克去油熬汤，加葱、酒、盐、味精，佐餐食用。适用于骨折后肢体肿胀者。

3.赤小豆苡仁粥 薏苡仁50克，赤小豆100克，红枣20克，红糖适量。将薏苡仁、赤小豆、红枣洗净晾干，入砂锅中，加适量水煮熟，加红糖适量、糖桂花少许，分次服食。可连续服食14天。

4.山药扁豆瘦肉汤 白扁豆50克，鲜山药100克，猪瘦肉100克，生姜20克。山药洗净去皮切小块，白扁豆洗净，瘦肉切小块，共入砂锅中，加姜片和清水，大火煮沸，而后文火煲煮20分钟，入适量食盐调味。每隔两日一次。

5.黄芪黑米粥　黄芪60克，黑米100克，红枣20克。将黄芪洗净，入锅中加水煎煮两次，去渣留汁，以汁代水入洗净乌米、红枣煮粥食用。

6.鲫鱼汤　鲫鱼一条，生姜3片，葱2根，花椒7粒。将鲫鱼洗净，去鱼鳞和内脏，生姜、葱、花椒洗净并纳入鱼腹中，放置砂锅中，加水煮至鱼熟，食盐调味。可隔日一次。

7.蛋壳粉　鸡蛋壳若干，洗净晾干，放锅中焙干，并研细末，每次服3克，早晚各一次。

8.参芪归芎核桃粥　生晒参20克，黄芪50克，当归10克，川芎9克，红枣20克，核桃50克，粳米50克。将生晒参、黄芪、当归、川芎洗净，入锅中煎2次取汁，入核桃、粳米、红枣煮成粥，可连续服7天。

9.骨碎补酒　骨碎补100克，低度白酒500毫升。骨碎补洗净晾干，放入白酒中浸泡7天，每次服10毫升，早晚各一次。可连用28天。

10.牛大力猪筒骨汤　牛大力150克，猪筒骨一根，生姜3片，适量盐。将猪筒骨洗净，宰大块，焯水备用，牛大力洗净，共入砂锅中，加姜片、适量水，大火煮沸，后文火煮40分钟，加食盐调味。每周可服2次。

（二）脊柱骨折

脊柱骨折表现为腰部疼痛、不能动作，由于瘀血内聚，多伴有腹胀、便秘等症状，并有轻度发热、口渴、食欲不振等。通常是由坠跌臀部着地，暴力向上传导，而人体在跌倒后向前倾斜，以致在胸腰椎交界段的脊椎造成以前方压缩为主的压缩性骨折。

食疗在早期有助于瘀血消散，改善全身情况，可选用三七蒸鸡、桃仁粳米粥、五灵脂茴香粉。脊柱骨折初期应使大便通畅，故宜食用有润肠作用或纤维素较为丰富的食物，可选用香油拌菠菜、核桃米糊、赤小豆竹笋汤；禁忌辣燥热食物，因其易致大便干结。脊柱骨折早期多见腹胀，可用萝卜陈皮汤、九制陈皮、制金橘；不宜进食豆类、面类等易胀气的食品。骨折后的中后期要重滋益肝肾，健筋壮骨；可按患者体质情况适量进食一些益肾温补食品，可选用板栗藕粉羹、杜仲猪腰。老年性脊椎压缩骨折常伴骨质疏松，可选用牛奶饮、黄豆炖猪脊骨、雀肉汤。

1.三七蒸鸡　鸡肉块150克，三七30克，盐适量。将三七打碎，与鸡块置于炖盅，隔水蒸60分钟，加盐调味，饮汤食肉。隔日一次。

2.桃仁粳米粥　桃仁15克，粳米100克，红糖适量。桃仁加水浸泡，研磨成汁，与粳米、红糖同入砂锅中，加水适量，用文火煮成稀粥。分次服。

3.五灵脂茴香粉　五灵脂50克，茴香5克，适量醋。将五灵脂、茴香研细末，置于钵中，加醋调匀，取适量敷于患处，用绷带包扎。每日一次。

4.香油拌菠菜　菠菜250克，白芝麻10克，盐、香油适量。菠菜洗净，开水烫熟，沥干切细，加芝麻、盐、香油适量拌食佐餐。

5.核桃米糊　核桃50克，黑芝麻50克，粳米50克，白砂糖适量。核桃、黑芝麻洗净晾干，与粳米、白糖同入破壁机，选米糊键，早晚服。

6.赤小豆竹笋汤　赤小豆100克，竹笋50克，盐适量。将赤小豆、竹笋洗净，同入砂锅中，加水适量，大火煮沸，文火煮20分钟，分次服食。

7.萝卜陈皮汤　萝卜200克，橘皮6克，蜂蜜50毫升。萝卜洗净切块，与橘皮同煮汤，取汁约250毫升，加蜂蜜调匀饮用。

8.雪梨金橘茶　雪梨1个，金橘4个。雪梨洗净去核，金橘洗净，同入养生壶中，加适量清水，煮沸2分钟，焖10分钟，代茶饮。

9.板栗藕粉羹　板栗肉100克，藕粉25克，糖桂花。板栗肉加水适量，大火煮沸后改小火焖熟，入藕粉调成羹状，加糖桂花少许拌匀。

10.杜仲猪腰　猪腰一对，杜仲10克，食盐适量。猪腰切开冲洗净，去白色筋膜，杜仲洗净，同入炖盅，隔水蒸40分钟，入食盐调味。隔日一次，可连服5次。

12.牛奶饮　牛奶200毫升，早晚各饮1杯。

13.黄豆炖猪脊骨　猪脊骨250克，黄豆100克，生姜3片，盐适量。将猪脊骨洗净，焯水备用，黄豆、姜洗净，同入砂锅中，文火炖熟，加食盐调味。隔日一次，可连续服食14天。

14.雀肉汤　麻雀2只，猪骨150克，蛋壳粉2克，生姜20克，食盐适量。麻雀洗净切块，猪骨洗净，焯水备用。与生姜同入砂锅中，文火炖熟，入盐调味。饮汤食肉，每周两次。

十三、脑震荡后遗症

脑震荡是指头部遭受外力打击后，即刻发生短暂的脑神经功能障碍为伤科的常见病证。临床表现为短暂性昏迷、逆行性遗忘以及头痛、恶心和呕吐等症状，神经系统检查无阳性体征。CT检查诊断为脑震荡患者有很小的血肿或小范围的脑挫裂伤。中医治疗从化瘀去痰、补益气血、补肾填髓入手，配合气功、针灸、锻炼等治疗，可取得很好的疗效。头部内伤的患者往往是思想顾虑很重，可致症状绵延不愈，应采用精神调摄、药食并重与适当锻炼，进行综合治疗，多可痊愈。

平素饮食须辨证施膳配合治疗，疗效方可事半功倍。伤后时时头痛者，可选用白芷鱼头汤、川芎天麻炖羊脑；伤后日久眩晕不止，可选用天麻蒸鲤鱼、蒸猪脑；伤后恶心呕吐者，可选用香砂藕粉羹、陈皮姜茶、桔饼茶；头晕作胀，心烦不安者，可选用西瓜荷叶茶、菊花茉莉茶；头晕心悸，夜寐不宁者，可选用莲子糊、玫瑰花炖羊心、桂圆荔枝蒸鸽子、虫草五味鸡汤。

1.白芷鱼头汤　白芷15克，鲢鱼头1个，生姜3片，食盐适量，黄酒20毫升。将鲢鱼头去鳃洗净，切大块，锅中加油烧热，放鱼头稍煎，加黄酒、生姜、适量水，煮沸后，入洗净白芷，文火炖30分钟，加食盐调味，饮汤食鱼。每隔两日一次。

2.川芎天麻炖羊脑 天麻15克，川芎9克，羊脑1只，食盐适量。将天麻、川芎洗净，与羊脑同入砂锅中，加适量水共煮40分钟，加食盐调味，可饮汤食羊脑。隔日一次。

3.天麻蒸鲤鱼 鲤鱼1尾，天麻15克，茯苓15克，陈皮10克。先将鲤鱼洗净，去鱼鳞、内脏，天麻、茯苓、陈皮洗净置鲤鱼腹内，放蒸屉内蒸30分钟，饮汤食鱼。隔两日一次。

4.蒸猪脑 猪脑1只，豆腐100克，姜末少许，盐适量。将猪脑、豆腐放入炖盅内，撒上姜末，隔水蒸30分钟，加盐调味。隔日一次。

5.香砂藕粉羹 木香2克，砂仁1克，藕粉50克，红糖适量。将砂仁、木香洗净晾干，研细末，与藕粉同入杯中混匀，用沸水冲泡，加红糖调味，可连服一月。

6.陈皮姜茶 陈皮9克，生姜3片，薄荷3克，红糖适量。将陈皮、薄荷、生姜洗净，入杯中，用沸水冲泡，加红糖调味，代茶饮。

7.桔饼茶 桔饼2个，用热水冲泡，代茶饮。

8.西瓜荷叶茶 鲜荷叶边10克，金银花10克，鲜扁豆花20克，鲜竹叶心10克，西瓜皮、丝瓜皮各50克。将鲜荷叶边、金银花、鲜扁豆花、鲜竹叶心洗净滤干水，西瓜皮、丝瓜皮洗净切小块，同入锅中，加水适量，煮沸后小火煮5~10分钟，去渣留汁，代茶饮。

9.菊花茉莉茶 菊花15克，茉莉花15克，薄荷6克。将菊花、茉莉花、薄荷洗净，放入杯中，用热水冲泡，代茶饮。

10.莲子糊 带芯莲子50克，桂圆肉30克，小米30克。将莲子、桂圆洗净，放入豆浆机，加适量水，开启米糊模式，临睡前服。

11.玫瑰花炖羊心 羊心1只，玫瑰花30克，盐适量。将羊心洗净切小块，玫瑰花洗净，加水煮10分钟，去渣取汁，与羊心同入炖盅，隔水蒸熟，加盐调味。分次服食。

12.桂圆荔枝蒸鸽子 鸽子1只，桂圆肉15克，荔枝肉15克，黑枣3个，莲子30克，枸杞5克，陈皮3克，黄酒10毫升。鸽子去毛及肠杂，洗净切小块，焯水备用。将桂圆肉、荔枝肉、黑枣、莲子、枸杞、陈皮洗净，与鸽子同入炖盅，加水蒸60分钟，至鸽肉酥烂，饮汤食鸽肉。每周两次。

13.虫草五味鸡汤 童子鸡1只，冬虫夏草10克，五味子9克，枸杞子15克，龙眼肉15克，淮山药30克，扁豆30克，板栗肉30克，生姜3片。将童子鸡去毛及肠杂，洗净切小块，焯水备用。将冬虫夏草、五味子、枸杞子、龙眼肉、淮山药、扁豆、板栗肉、生姜洗净，与鸡块同入炖盅，加水蒸60分钟，至鸡肉酥烂，饮汤食鸡肉。每周一次。

十四、颈椎病

颈椎病是中老年的常见病、多发病。因长期低头工作，或年老肝肾不足，筋骨懈惰，引起颈部韧带肥厚钙化、椎间盘退化、骨赘增生等，出现颈项板滞、颈肩臂指麻木疼痛，部分患者有头痛、头晕、耳鸣、恶心、呕吐或血压异常、视力模糊、下肢乏力等症状。外伤瘀阻、感受风寒、痰湿阻滞是产生本病的诱发因素。中医治疗首选理筋手法治疗，兼内服补肝肾、祛风寒、活络止痛的中药。平素饮食宜清淡、易消化，多食富含钙、硒、锌类的食物，忌厚味、辛辣刺激、烟酒等。

食疗应辨证施膳，颈椎病初期颈项板滞、僵硬不便者，可选用葛根煲猪脊骨、葛根五加粥；颈肩臂指麻木疼痛者，可选用伸筋草猪扇骨汤、归芎蚕蛹粥、乌蛇羹；头晕、恶心、呕吐者，可用苏子粥、木瓜陈皮粥；头晕头痛，血压异常者，可选用天麻鱼头汤、红糖蚯蚓；头晕目眩、乏力、面色不华者，可选用参枣粥、参芪龙眼粥；颈项不利、足软无力者，可选用栗子肉、壮骨汤、五子羊肉汤。

1.葛根煲猪脊骨 葛根50克，猪脊骨250克，生姜3片，食盐适量。葛根去皮切片，猪脊骨切段焯水，共入锅内加清水适量，文火煲熟，食盐调味。饮汤食肉，每周两次。

2.葛根五加粥 鲜葛根100克，刺五加15克，薏苡仁50克，粳米50克。将葛根洗净，切小块，刺五加洗净先煎2次，取汁，与葛根、薏苡仁、粳米同入砂锅中，加水适量，武火煮沸，文火熬成粥。早晚服食，可连续服14天。

3.伸筋草猪扇骨汤 伸筋草30克，当归10克，猪扇骨250克，生姜3片。将猪扇骨洗净切大块，焯水备用，与洗净的当归、伸筋草、姜片同入砂锅中，加适量水，煮至肉熟，加盐调味。饮汤食肉，可每周两次。

4.归芎蚕蛹粥 当归15克，川芎9克，蚕蛹15克，粳米50克。将当归、川芎洗净入锅中，加水适量，煎两次，去渣取汁，将药汁与洗净蚕蛹、粳米同煮，文火熬成粥，早晚服。隔日一次。

5.乌蛇羹 乌梢蛇1条，葱、姜、黄酒适量。将乌梢蛇去皮、内脏，洗净，切成长约5厘米段块，入砂锅中，加葱、姜、黄酒、清水，武火煮沸后，文火炖至熟烂，加盐调味。分次服食。

6.苏子粥 紫苏子10克，灶心土30克，粳米50克。将苏子、灶心土净制，入锅中加水煎，去渣留汁，与粳米同煮成粥，早晚服。

7.木瓜陈皮粥 木瓜30克，陈皮10克，丝瓜络15克，粳米100克。将木瓜、陈皮、丝瓜络洗净，入锅中加水煎两次，去渣留汁，与粳米同煮成粥。分次服食。

8.天麻鱼头汤 鳙鱼头1个，天麻30克，豆腐50克，生姜3片，食盐适量。将鳙鱼头洗净，切块，入锅中稍煎，与天麻、豆腐、生姜放炖盅内，加清水适量，隔水炖熟，加盐调味即可。隔日一次。

9.红糖蚯蚓 蚯蚓3条，放入盆内，待其排出污泥后，洗净切碎，鸡蛋2枚，将鸡蛋打散，倒入锅中与蚯蚓同炒，加盐调味服食。

10.参枣粥 生晒参3克，粳米50克，红枣5个。将生晒参研成细粉，红枣洗净去核，与粳米同入锅，加水适量，武火煮沸，文火熬成粥，再调入参粉。分次服食。

11.参芪龙眼粥 党参30克，黄芪30克，桂圆肉20克，枸杞子20克，粳米50克。将党参、黄芪、桂圆肉、枸杞子洗净，将党参、黄芪加水先煎两次取汁，汁与桂圆肉、粳米同煮沸，后文火煮成粥，入枸杞子搅拌均匀即可。分次服食。

12.栗子肉 板栗一斤，去壳皮，生食板栗肉，不拘时服。

13.壮骨汤 猪尾骨250克，杜仲15克，枸杞子10克，牛膝15克，淮山药30克，生姜

3片。将猪尾骨洗净，斩碎焯水备用，杜仲、枸杞子、牛膝、淮山药，姜片洗净，共入锅内，加水适量，武火煮沸，文火煎40分钟，加适量盐调味，饮汤食肉。每周一次。

14.五子羊肉汤 羊肉250克，枸杞子、菟丝子、女贞子、五味子、桑椹子、当归、生姜各10克，肉桂5克。将枸杞子、菟丝子、女贞子、五味子、桑椹子、当归、肉桂洗净，菟丝子、女贞子、五味子用纱布包，羊肉切成片焯水，共入砂锅内，加水、盐适量，武火煮沸，文火煮60分钟，饮汤食肉。

十五、肩关节周围炎

肩关节周围炎亦称肩周炎，多见于50岁以上者，故有“五十肩”之称。人过五旬，肾气不足，气血渐衰，筋骨失养，加之肩部劳损或受风寒湿邪侵袭，致气血不和，血不荣筋成病。初时临床表现为肩部周围略有酸痛，而后疼痛渐增，肩关节外展、外旋功能受限。严重者不能梳头、穿衣裤，严重影响生活。病程长者，肩臂肌肉出现萎缩，肩关节广泛粘连。后期肩部主动、被动活动均受限，犹如冻结状，故又称“冻结肩”。中医治疗首选推拿、针灸及功能锻炼，辅以药食内服。缓解期食疗以益气补肾，温经通络为主；急性期疼痛剧烈者，食疗以祛风除湿，散寒止痛为主。肩关节肿胀、发热、疼痛者，可用绿豆薏仁粥、赤小豆红糖水、柳芽茶；肩关节疼痛、恶寒者，可用追骨风酒、老姜外敷方；瘀肿疼痛者，可用白芍桃仁粥、乌鱼汤；缓解期体虚者，可用桑枝炖鸡汤、蛇肉汤、猪蹄筋汤、参芪甘草粥。

1.绿豆薏仁粥 绿豆100克，薏苡仁150克，白砂糖适量，先将绿豆、薏苡仁洗净浸泡后，入锅中加水煮烂，加白糖调味，分次饮服。隔日一次。

2.赤小豆红糖水 赤小豆150克，红枣10枚，红糖适量。先将赤小豆洗净浸胖，红枣洗净去核，同入锅中加水煮烂，加红糖搅匀，分次饮服。隔日一次。

3.柳芽茶 柳芽1克，茶叶2克。将柳芽、茶叶放入杯中，用沸水冲泡，代茶饮服。

4.追骨风酒 追骨风50克，酒100毫升。将追骨风洗净晾干，入酒内浸泡7日。每次服10毫升，每日一次。

5.外敷方

（1）老姜1000克，葱子500克，低度白酒250克。将老姜、葱子捣烂后，入锅内炒热，加白酒调匀，取适量敷痛处。

（2）老姜500克，大葱根50克，花椒250克，小茴香100克，白酒150毫升。将老姜和葱根切碎，捣成泥，小茴香和花椒捣成面，四味混匀，置于锅中用文火炒热，加白酒搅拌均匀，装入纱布袋中，敷于患处。以能耐受的温度为宜，盖上毛巾，外加棉被，使之发汗。第二天药袋用微波炉（烤箱）加热连续使用。每天晚上一次。连敷1个月可见效。

6.白芍桃仁粥 白芍15g，桃仁10g，粳米50g。将白芍洗净，水煎取汁；再将桃仁去皮尖，捣烂如泥，加水磨汁，去渣；用二味汁液同粳米煮为稀粥，即可食用。

7.乌鱼汤 乌鱼1条（约500克），竹笋100克，葱白3根，生姜5片，黄酒50毫升，盐适量。将黑鱼洗净去内脏，放入锅，加入洗净竹笋、生姜及适量水，文火煮熟，再加葱白、黄酒，入盐调味即可服食。

8.桑枝炖鸡汤　老桑枝100g，老母鸡1只，生姜3片，盐适量。将母鸡洗净切块，焯水备用，桑枝洗净切成小段，与鸡、姜片同入砂锅中，加水共煮至肉熟汤浓即可，加盐调味，饮汤吃肉。

9.蛇肉汤　乌梢蛇1条、胡椒、生姜、食盐各适量。将乌梢蛇洗净，切块放入锅中，入胡椒、姜片、适量水，文火炖熟，加盐调味，肉汤同食。每周一次。

10.猪蹄筋汤　猪蹄筋150克，银耳20克，冰糖25克。猪蹄筋洗净，切小块，银耳洗净，同入锅中，加水文火煮烂，冰糖调味。

11.参芪甘草粥　黄芪30克，党参30克，甘草15克，大枣10枚，粳米100克。黄芪、党参、甘草洗净，共煎取汁，入粳米、大枣同煮成粥，早晚服食。

十六、腰部劳损

腰部劳损是指腰部肌肉、筋膜、韧带软组织慢性损伤，是腰腿痛中最为常见的病症之一。常因长期在不良姿势下工作，或腰部肌肉韧带过久处于紧张状态，或腰背不慎感受风寒湿邪，以及反复多次腰部受损所致。临床表现为腰痛反复发作、时轻时重，喜双手捶打，劳作后加剧。中医治疗多以推拿、针灸、功能锻炼为主，内服药物辅助治疗，外加以辨证食疗。腰部冷痛，喜热敷，可用胡椒树根炖猪尾、茴香炖猪腰、良姜猪脊骨汤；腰部刺痛或灼痛，常喜用手捶打，可选用豨莶草猪腰汤、苡仁赤小豆猪脊骨汤；腰痛绵绵，时轻时重者，可选用杜仲炒猪腰、当归牛尾汤、鹌鹑枸杞杜仲汤、杜仲焖黄鳝、海参猪腰核桃汤。

1.胡椒树根炖猪尾　胡椒树根150克，小茴香10克，猪尾1条，盐适量。猪尾去毛洗净切段，焯水备用，胡椒树根洗净，切片。将猪尾、胡椒树根、小茴香放入砂锅中，加水适量，文火煮至猪尾熟，入盐调味，饮汤食肉。每周一次。

2.茴香炖猪腰　猪腰一对，小茴香30克，黄酒20毫升，生姜3片，食盐适量。将猪腰从中间切开，用清水冲洗干净，并将白色筋膜除净。与茴香、姜片、黄酒同入炖盅，加适量清水，隔水炖熟，食盐调味，饮汤食猪腰。

3.良姜猪脊骨汤　猪脊骨200克，高良姜20克，桑寄生30克，生姜3片，食盐适量。将猪脊骨洗净，斩小块，焯水备用，与洗净的高良姜、桑寄生，共入砂锅中加水大火煮沸，改文火炖40分钟至肉熟，加食盐调味，饮汤食肉。

4.豨莶草猪腰汤　豨莶草50克，猪腰一对，生姜3片，适量盐。将猪腰从中间切开，用清水冲洗干净，并将白色筋膜除净。与豨莶草、姜片同入砂锅中，加适量清水，文火炖熟，食盐调味，饮汤食猪腰。

5.苡仁赤小豆猪脊骨汤　猪脊骨150克，薏苡仁50克，赤小豆60克，生姜3片，盐适量。猪脊骨洗净，斩小块，焯水备用。薏苡仁、赤小豆洗净，与姜片同入砂锅中，加水，大火煮沸，文火炖40分钟至肉熟烂。分次服食。

6.杜仲炒猪腰 猪腰2个，杜仲10克，生姜3片，黄酒30毫升，盐适量。先将杜仲加水煎两次，去渣取浓汁50毫升。后将猪腰去筋洗净切片，用葱、姜、黄酒腌制，而后倒入锅中翻炒，倒入杜仲汁，加盐调味，趁温食之。

7.当归牛尾汤 牛尾1条，当归30克，杜仲12克，制何首乌15克，姜片3片，食盐适量。将牛尾去毛洗净，切成小段，焯水备用，与洗净的当归、杜仲、制何首乌、姜片共置于砂锅中，加适量水炖至熟烂，入盐调味，饮汤食肉。每周一次。

8.鹌鹑枸杞杜仲汤 鹌鹑1只，枸杞30克，杜仲15克。将鹌鹑去掉毛及内脏，与洗净的枸杞、杜仲入锅中，加水共炖熟，食肉饮汤。每日一次，连服5天。

9.杜仲焖黄鳝 黄鳝250克，杜仲15克，生姜3片，黄酒50毫升，盐适量。先将杜仲加水煎两次，去渣取浓汁50毫升。后将黄鳝切小段，用葱、姜、黄酒腌制，而后倒入锅中翻炒，倒入杜仲汁，焖15分钟，加盐调味，趁温食之。

10.海参猪腰核桃汤 海参50克，猪腰1只，核桃仁50克，姜片5片，食盐适量。先将海参洗净泡发切厚片，猪腰去筋洗净切厚片，与核桃仁、姜片同入锅中，加水炖煮30分钟，加盐调味。可连食3日。

十七、腰椎间盘突出症

腰椎间盘突出症是常见的腰腿痛疾患，好发于20～50岁的青壮年男性。临床可见腰部（腰骶部附近）疼痛及下肢放射性疼痛。腰椎下端棘突旁和棘突间有深压痛，并沿患侧的大腿后侧向下放射至小腿外侧、足跟部或足背外侧，多为单侧下肢痛。若椎间盘突出较大或位于椎管中央时，可为双侧疼痛。咳嗽、喷嚏、用力排便时，均可使神经根更加紧张而加重症状，步行、弯腰、伸膝起坐等牵拉神经根的动作也使疼痛加剧，屈髋、屈膝及卧床休息疼痛减轻。

查体可见：脊柱有不同程度的侧弯，腰部活动明显受限；直腿抬高试验阳性；并有不同程度的肌力减弱，皮肤感觉减退；脊椎旁有压痛，并可沿着坐骨神经向下肢放射痛；脊髓造影、CT、核磁共振摄片可明确诊断。

腰椎间盘突出症的治疗方法很多，轻症可选用理筋手法、药物、针灸等治疗；重症可选用麻醉推拿、骨盆牵引、手术等治疗。早期药物治疗宜活血舒筋。病久体虚者，宜补养肝肾，宣痹活络。平素应多食补益肝肾、强壮筋骨的食品，多食富含纤维素、保持大便通畅的食物。

食疗应辨寒热、阴阳、气血、缓急。急性发作期，腰腿疼痛较重者，可选用通络止痛酒；疼痛减轻，以麻木为主，可选用豨莶草桑枝泡酒、当归伸筋草猪骨汤；病久体弱，气血羸弱，肝肾亏损者，可用当归川芎牛肉汤、首乌粥、韭菜虾仁炒鸡蛋、肉苁蓉羊肉粥。

1.通络止痛酒 桂枝15克，牛膝20克，威灵仙30克，续断15克，桃仁10克，海风藤25克，全蝎5克，制没药10克，制乳香10克，低度白酒1000毫升。将以上中药洗净晾干，浸入白酒中，密封1周后饮用，每次20毫升，每日一次。

2.豨莶草桑枝泡酒 豨莶草500克，桑枝1000克，蚕砂100克，白酒100毫升。将豨莶草、桑枝洗净晾干，蚕砂入锅内略炒后，装入布袋。将豨莶草、桑枝与蚕砂药袋共置于白酒中，浸泡1周后饮用。每次20毫升，每日一次。

3. 当归伸筋草猪骨汤　猪脊骨15克，伸筋草30克，当归9克，生姜3片，食盐适量。将猪脊骨洗净切块，焯水备用，与洗净的伸筋草、当归、姜片同入砂锅中，文火炖至肉熟烂，饮汤食肉。每周2次。

4. 当归川芎牛肉汤　牛肉100克，当归15克，川芎9克，陈皮5克，盐适量。将牛肉洗净切块，焯水备用，当归、川芎、陈皮洗净，用纱布包好，与牛肉同入砂锅中，加适量水，大火煮沸，文火炖至牛肉熟烂，取出药包，加盐调味，趁热食。每周两次。

5. 首乌粥　制何首乌60克，粳米100克，红枣5枚，红糖适量。将制何首乌洗净，入锅中加水，煎两次，留汁，与粳米、红枣同入砂锅中，煮成粥，入红糖调匀。早晚食。

6. 韭菜虾仁炒鸡蛋　虾仁50克，韭菜250克，鸡蛋2枚，食盐、生抽适量。虾仁洗净，韭菜洗净，切成3厘米长备用，鸡蛋液中加入淀粉和麻油搅成蛋糊，方入虾仁拌匀。炒锅烧热倒入菜油，待油冒烟时倒入韭菜、虾仁翻炒，放入食盐、淋入生抽即可。

7. 肉苁蓉羊肉粥　羊肉150克，鲜肉苁蓉50克，枸杞子15克，粳米100克，姜丝、盐适量。先将羊肉洗净切块，焯水备用，与鲜肉苁蓉、枸杞子、姜丝同入砂锅中，加水同煮成粥，加盐调味。早晚服食，5天一个疗程。

十八、痹症

痹症指人体机表、经络因感受风、寒、湿、等引起的，以肢体关节及肌肉酸痛、麻木、重着、屈伸不利，甚或关节肿大灼热等为主症的一类病证。病情有渐进性或反复发作性的特点。当人体正气不足，风寒湿等邪气侵入机体经络，留于关节，导致经脉气血闭阻不通，不通则痛。根据感受邪气的相对轻重及临床特点，常分为行痹（风痹）、痛痹（寒痹）、着痹（湿痹）。若素体阳盛或阴虚火旺，复感风寒湿邪，邪从热化或感受热邪，留注关节，则为热痹。中医采用中药内服、物理疗法、针灸等辨证治疗，同时配合对症应用食疗，其疗效立竿见影。

游走疼痛，时而上肢，时而下肢，苔白为行痹，治宜祛风通络，散寒除湿，可选用白花蛇泡酒、防风桑枝粥、石楠茶。痛有定处，疼痛较剧，得热痛减，苔白为痛痹，治宜温经散寒，祛风除湿，可选用干姜薏米红糖水、胡椒根乌梢蛇汤。肌肤麻木，肢体关节重着，苔白腻为着痹，治宜除湿通络，祛风散寒，可选用木瓜酒、薏苡仁粥。关节灼热红肿，发热，口渴、舌红、苔黄燥为热痹，治宜清热通络，祛风除湿，可选用西河柳蜜汁饮、防己桑枝粥。痹久不愈，关节肿大，甚至强直畸形，舌有瘀点淤斑，苔腻，属痰瘀阻络，治宜化痰祛瘀，搜风通络，可选用桃红粥、当归茶。久痹，肢体倦怠，腰脊冷痛，舌淡，苔白属气血亏虚。治宜祛风除湿散寒，补益气血肝肾，可选用独活黑豆汤、桑椹酒、黄芪蛇羹、老桑枝煲母鸡。

1. 白花蛇泡酒　白花蛇（干）20克，丹参50克，白酒（53°）1000毫升。丹参、白花蛇洗净晾干，置于白酒中，浸泡7日，每晚临睡前服20毫升。

2.防风桑枝粥　防风10克，桑枝30克，粳米100克。将防风、桑枝洗净入锅中，加水煎两次，留汁，入粳米共煮成粥，早晚服食。

3.石楠茶　石楠叶10克。将石楠叶洗净，剪碎入杯中，沸水冲泡，代茶饮。

4.干姜薏米红糖水　干姜10克，炒薏苡仁50克，红糖25克。将薏米仁、干姜洗净，入锅中加水适量，煮烂成粥，调入红糖服食。每日1次，连服1个月。

5.胡椒根乌梢蛇汤　乌梢蛇250克，胡椒根30克，盐适量。乌梢蛇洗净切段，胡椒根洗净切片，同入砂锅内加水适量，文火炖45分钟，加盐调味，饮汤食肉。

6.木瓜酒　木瓜500克，白酒（53°）2000毫升。将木瓜洗净晾干，入白酒中，浸泡7日，每晚临睡前服20毫升。

7.薏苡仁粥　当归10克，白芍15克，苍术10克，麻黄6克，薏苡仁50克，粳米50克。将当归、白芍、苍术、麻黄洗净入锅中，加水煎煮两次，去渣留汁，与薏苡仁、粳米共煮成粥，早晚各一次。

8.西河柳蜜汁饮　西河柳50克，蜂蜜20毫升。将西河柳洗净入锅中，加水煎煮两次，取汁兑入蜂蜜，每日1次，连服14日。

9.防己桑枝粥　防己12克，桑枝30克，薏苡仁60克，赤小豆60克。将防己、桑枝洗净，入锅中煎煮两次，留汁与薏苡仁、赤小豆同入砂锅，文火煮40分钟成粥，分次服食。

10.桃红粥　桃仁6克，红花5克，当归尾9克，川芎9克，威灵仙9克，粳米100克。将桃仁、红花、当归尾、川芎、威灵仙洗净，入锅中加水煎煮，去渣留汁，与粳米同入砂锅中，煮成粥，早晚服食。

11.当归茶　当归15克，红花5克，玫瑰花20克。将当归、红花、玫瑰花洗净，入杯中，加沸水冲泡，代茶饮。

12.独活黑豆汤　独活15克，黑豆60克，黄酒20毫升。将独活、黑豆洗净，入锅中加水，煎煮两次，取汁兑入黄酒，每晚临睡前温服10毫升。

13.桑椹酒　鲜桑椹500克，鲜桑枝1000克，红糖150克，白酒2000毫升。将桑枝洗净，切段，与桑椹、红糖同入白酒中浸泡一个月，每晚临睡前服10毫升。

14.黄芪蛇羹　黄芪50克，蛇肉500克，五加皮30克，生姜10克，黄酒20毫升，盐适量。将蛇洗净，去头尾及内脏，加黄酒、生姜一同焯水，黄芪、五加皮洗净，与蛇肉同入砂锅中，加水文火炖60分钟，加盐调味，饮汤食肉。每周一次。

15.老桑枝煲母鸡　（干）老桑枝60克（鲜品120克），母鸡一只（约500克），食盐少量。母鸡洗净，切块，桑枝洗净，切段，同入砂锅中，加水适量，文火炖至鸡肉熟烂，饮汤食肉。

第五节　五官科病证的食疗应用

眼、耳、鼻、咽、喉位居头部，为外在器官，易受外邪的侵袭而致病，中医认为五官九窍通过经络的沟通与五脏六腑有密切联系，而且与人体的精气血津液等基本物质息息相关，因此根据中医药的整体观念和辨证论治的理念通过食疗来调理身体功能，扶正祛邪，可用于五官科病证的预防、保健和治疗。在欧洲和非洲常用的药食同源的食物中，有一些可应用于五官科常见病证的预防保健和辅助治疗。下面介绍几种常见五官科病证的食疗应用。

一、红眼病

急性卡他性结膜炎，是由细菌感染引起的一种急性眼部传染病，俗称“红眼病”，发病急，可传染，多为双眼先后发病。主要特点是目赤（结膜充血明显），眵多（有脓性或黏液性分泌物）。

本病中医眼科叫“暴风客热”，为外感风热之邪，客留肺经，上犯白睛（结膜）所致，症见患眼流泪、灼热感、异物感或刺痛，由于分泌物多，常使上下睫毛黏在一起，早晨起床睁眼困难；白睛红赤（结膜充血）、眵多（结膜囊大量黏液性或黏液脓性分泌物），舌红苔黄或薄黄。治宜祛风清热，可参考选用以下的食疗应用。

1.薄荷茶 ①薄荷煎服，取适量薄荷，放入砂锅中，加水后熬制5分钟左右，即可饮用；②薄荷泡水，取适量薄荷，放入杯中，倒入热水后，直接饮用。能够起到疏风散热的功效。

2.桑菊茶 菊花10克，桑叶10克，绿茶5克，开水冲泡20分钟后，代茶饮之。能疏风、清热、明目。

3.清炒西瓜翠衣 西瓜翠衣，姜、葱及佐料适量；将西瓜皮外层之青皮去掉，切成小条，用油爆炒佐餐。用于热盛于风。

4.绿豆粥 绿豆200克，生黑豆100克，薏苡仁100克，赤小豆150克，甘草6克，同煮粥，随时食用。治疗期间应禁酒、戒烟，不饮浓茶、咖啡，禁食辛辣上火之品。

5.绿豆汤 冬桑叶15克，杭菊花15克，绿豆60克，白糖20克；将绿豆洗净与中药二味共煎汤；清水三碗煎至一碗，去药渣加白糖，即可饮用，2次/日。用于风热证。

6.桑白皮苡仁粥 蜜炙桑白皮50克，薏苡仁20克，粳米100克；桑白皮以水浸泡，熬煎两次，弃渣留汤，加入薏苡仁、粳米，煮至熟烂。用于余邪滞留证。

二、睑腺炎

睑腺炎是细菌侵入眼睑腺体而导致的急性化脓性炎症，又称“麦粒肿”。本病特征为在眼睑内或外有局部红肿硬结、触痛并可成脓，患处呈红、肿、热、痛等急性炎症的典型表现。上、下眼睑均可发生，但以上睑多见。

本病属中医眼科“针眼”范畴，为风热之邪客袭眼睑，气血不畅而成；或为过食辛辣，脾胃积热，上攻胞睑，营卫失调，气血凝滞所致；若脾胃虚弱，余邪未清，蕴伏之邪挟风上扰则致反复发作。新病者症见眼睑红肿，局部硬结，触痛；若成脓则硬结变软，顶端出现脓点；可伴发热、头痛、口渴、便秘溲赤；舌红苔薄黄或黄。若反复发作者症见眼睑硬结红肿疼痛不甚，疖肿反复发作，或经久难消；可伴有面色少华，倦怠乏力；舌淡苔白。新病者治宜疏风清热、泻火解毒、消肿止痛（若能配合局部热敷效果更好）；反复发作者治宜健脾益气、托毒祛邪。睑腺炎可参考选用以下的食疗应用，但若病情严重或者已经化脓者，要注意及时去医院就诊，积极配合医生进行治疗，必要时要切开排脓。

1.菊花甘草汤　白菊花50克，生甘草5克，水2碗，将2味药材浸泡30分钟，煮沸10分钟，去渣，趁温热时代茶频饮，1剂/日。疏风清热、消肿止痛，用于证属风热袭表者。

2.菊花米粥　组成的材料主要为菊花，粳米；把菊花去除杂质然后磨成菊花末待用；把准备好的粳米洗净然后加入冰糖少许，加水煮至半熟之后调入菊花末继续煮，待粥稠停火，盖紧焖5分钟待服；2次/日，稍温服食。疏风清热，用于属风热外袭型睑腺炎。

3.金银花露　金银花适量，用水浸泡后，煎煮蒸馏即得；服金银花液每次15~20毫升，3次/日。清热解毒，用于证属风热毒邪外客者。

4.猪油炒苦瓜　组成的材料为苦瓜、猪油、葱、姜、盐；烧热锅，放猪油，烧至油九成热时，将苦瓜倒入，加葱、姜、盐，爆炒至熟即成，佐餐食用。清热解毒，用于属热毒上攻型睑腺炎。

5.清炒牛蒡叶　鲜嫩牛蒡叶250克，佐料适量；牛蒡叶洗净，切成小块，急火爆炒，加入黄酒、调料拌匀停火。1剂/日，佐膳，分餐食之。疏风散热、清热解毒，用于风热毒盛型睑腺炎。

6.凉拌蒲公英　鲜嫩蒲公英200克，香油、精盐、味精等调料各适量；用水1大碗煮沸，将蒲公英在沸水中氽1分钟捞出，切成小段，加入以上调味品，做菜；亦可选蒲公英500克，洗净，绞取汁饮用。清热解毒、消肿散结，用于睑腺炎症见目赤肿痛之热毒诸症。

7.黄花菜汤　黄花菜、马齿苋各30克；黄花菜、马齿苋洗净，放入锅中，加水适量，煎煮即可。饮汤吃菜，每次服汤液200毫升，2次/日，早、晚服用。清热解毒、散结消肿，用于睑腺炎红肿较甚者。

8.菠菜菊花汤　菠菜籽30克，野菊花40克；菠菜籽、野菊花洗净，放入锅，加水600毫升，煎至300毫升，滤汁即可。每次饮服150毫升，2次/日。清热解毒，用于热毒型目赤肿痛者。

9.金针菜瘦肉汤　组成的材料是金针菜和猪瘦肉；金针菜和猪瘦肉同煮汤，加入调料，佐餐食用。清热泻火、解毒消肿，用于属热毒上攻型，症见眼睑局部红肿，硬结较大，灼热疼痛，口渴喜饮，便秘溲赤。

10.栀子仁粥　栀子仁6克（捣为末），白菊花15克，粳米50克；粳米煮粥，临熟时下栀子仁末和白菊花，搅匀，趁温服之。佐餐，1剂/日。清热解毒、凉血和胃，用于睑腺炎证属心肝火旺，症见目赤肿痛者。

11.夏枯草煮鸡蛋　夏枯草120克，鸡蛋1~2个，薄荷20克；夏枯草、鸡蛋加水适量同煮，蛋熟去壳，继煮，再加入薄荷，煮约10分钟即可；吃鸡蛋喝汤，1剂/日。清肝明目，用于睑腺炎证属病久邪盛正已虚者。

12.薏米参叶粥　薏苡仁（鲜者更佳）50克，人参叶6克，粳米100克；人参叶水煎，取液200毫升，薏苡仁、粳米淘净，放入锅中，加人参叶煎液及水适量，烧至沸后，文火炖至熟烂，供食用。健脾益胃、利湿，用于睑腺炎证属脾胃虚弱，症见病久或反复发作者。

13.拔丝山药　山药500克，白糖150克；将山药洗净去皮，切成块，放入开水中烫过，沥干水分，置油锅内炸至五成熟，皮呈黄色捞出；炒锅内放油50毫升，文火烧至四成熟，放入白糖，至金黄色起泡时，倒入山药，将锅离火炒匀，即可食用。和胃健脾、固肾益精，用于睑腺炎证属脾胃虚弱、正虚邪实，症见目赤肿痛反复发作者。

14.山药茯苓糕　组成的材料包括茯苓（去皮）、山药、大枣和蜂蜜；洗净大枣煮熟，去皮、核，留肉备用，然后把准备好的茯苓研细粉，与山药、枣肉两种材料拌匀，蒸成糕，熟后淋上蜂蜜即可食用。此食疗方法健脾益气，用于脾胃虚弱型睑腺炎。

三、其他眼科疾病的食疗应用

1.胡萝卜粥　原料：胡萝卜，粳米。制法：将胡萝卜洗净切碎，与粳米同入锅内，加清水适量，煮至米开粥稠即可；本粥味甜，易变质，需现煮现吃，不宜多煮久放。功效：健脾和胃、下气化滞、明目、降压利尿，适用于夜盲症以及高血压、消化不良、久痢、小儿软骨病、营养不良等症。

2.川芎茶调散　组成：川芎12克，荆芥12克，白芷6克，羌活6克，细辛3克，防风4.5克，薄荷12克，甘草（炙）6克。用法：上药共为细末，做成散剂，每服6克，2次/日，饭后清茶（绿茶）调服。功效：疏风止痛，用于外感风邪头痛，症见偏正头痛或巅顶疼痛、恶寒发热、目眩鼻塞等。

3.胡萝卜炒鸡蛋　食材：胡萝卜1根，鸡蛋3个，葱少许，淀粉适量，食盐1茶匙。做法：胡萝卜刨丝或者切片，葱切葱花，鸡蛋打散之后加少许盐，特别是要加少许淀粉（这样可以最大限度地保住胡萝卜素）；锅里放油（尽量多一点），胡萝卜下锅炒，变成胡萝卜油，沥油，油待用，锅中加一半胡萝卜油，爆香葱花，放入鸡蛋，倒入胡萝卜拌炒，鸡蛋嫩嫩的就可以了，出锅后，淋上剩下的一半胡萝卜油。功效：健脾和胃、滋肝明目，适用于干眼症、夜盲症、小儿角膜软化等维生素A缺乏症以及营养不良等症。

四、枸杞叶在眼科疾病的食疗应用

枸杞子，有滋补肝肾、益精明目的功效，可用于肝肾亏虚之眼目昏花。枸杞叶，有补虚益精，清热止渴，祛风明目，生津补肝的功效，可用于眼科的目赤昏痛、障翳夜盲。因为枸杞子的膳食做法已广为人知，在此主要介绍枸杞叶的食疗应用。

（1）和羊肉作羹，益人，除风，明目。

（2）若多渴可煮作饮，代茶饮之。

（3）发热诸毒烦闷，可单煮汁解之，能消热解毒。

（4）患眼风障赤膜昏痛，取叶捣汁注眼中。

（5）全株清肝肾，降肺火。应用于视力减退或夜盲。如枸杞叶猪肝汤。材料：枸杞叶200克，猪肝200克，枸杞子20粒，各种调味品可根据个人的口味进行添加。做法：先将所有的材料都洗干净，然后把猪肝放到盐水中浸泡30分钟，切成片，加入香油、盐、鸡精等调味品腌制30分钟，去掉其腥味；然后在滚开的水中放入猪肝，等其变颜色之后立即捞出来待用；另取一锅，加入姜丝、香油、水；等水开了之后加入枸杞叶和枸杞子，加入焯过水的猪肝，搅拌均匀，最后加入鸡精、食用盐再烧开就可以了。此汤具有抗氧化、抗衰老，预防缺铁性贫血等养生保健功效，同时又有祛风明目、生津止渴等功效。

（6）凉拌枸杞叶　材料：枸杞叶250克，红椒半个，食用油、盐、糖等调味品可依据自己的口味适当添加。做法：先将枸杞叶洗干净，然后去掉其中粗的部位，接着烧开水，将枸杞叶放到沸水中焯2分钟捞起，放到凉水中浸泡15分钟，再捞出来装盘，将红椒切成丝倒入香辣油等调味品搅拌均匀就可以了。凉拌枸杞叶吃起来特别清爽，如果是夏季吃更能发挥其养生保健功效。

（7）枸杞叶炒鸡蛋　材料：枸杞叶250克，红椒半个，胡椒粉、食用油、淀粉、盐、糖等调味品可依据自己的口味适当添加。做法：枸杞叶洗净放入沸水中焯烫1～2分钟（沸水中加1勺盐与1勺食用油），捞出过凉水，用手稍稍挤压一下以去除苦汁；鸡蛋在碗中打散，红椒切成小丁与枸杞叶一同放入蛋液中，倒入胡椒粉、淀粉、糖、盐搅匀并调好味；油锅烧热倒入食用油烧至6成热，下入拌好料的枸杞叶，当蛋液周边结块时，立马铲动翻边，枸杞叶和蛋两面成熟即可关火。

五、猪肝在眼科疾病的食疗应用

猪肝具有补血、明目、护肤和补充营养等功效。猪肝适宜人群：贫血、眼睛发涩、视疲劳、长期用眼（如过度使用手机、电脑工作者等）、夜盲和营养不良者等。猪肝禁忌人群：肝病、心血管疾病（如冠心病、高血压、高脂血症等）和肥胖体质者等。因为猪肝含有丰富的维生素A等营养物质，有明目的作用，适量食用能帮助保护视力，缓解视疲劳，还可帮助改善夜盲症等，因此猪肝可应用于眼科的食疗。

（1）煮食　将猪肝放入锅中，加入适量清水煮熟，加入少量调味汁，淋在猪肝上即可。

（2）煮粥　将猪肝切块，在锅中放入白米，加入适量清水熬制八成熟，加入猪肝，搅拌均匀，小火焖20分钟即可。

（3）煮汤　如菠菜瘦肉猪肝汤。食材：猪肝、猪肉、菠菜。做法：猪肝切片洗好，用姜、油、盐、生粉（淀粉）、料酒腌一下；瘦肉切片用盐、淀粉、油腌一下；锅中少油放姜丝炒香，加入适量水，倒入猪肝、瘦肉烧开后捞出浮沫；捞出浮沫后，倒入菠菜重新烧开煮熟，加入盐调味即可。菠菜瘦肉猪肝汤具有以下功效作用：缓解视力疲劳，补充维生素等；预防和缓解缺铁性贫血，补铁补血，补肝明目；增加人体的免疫能力，抗衰老，抗氧化等。

六、伤风鼻塞

伤风鼻塞是指因感受风邪引起的以鼻塞为主要特征的鼻病。本病主要症状有鼻塞、鼻痒、喷嚏、流涕；四季均可发病，以冬春两季多见。俗称“伤风”或“感冒”。现代医学的“急性鼻炎”和“过敏性鼻炎急性发作”可参考本病的食疗应用。

首次提出“伤风鼻塞”的是金元时期的《医世得效方》卷十：“茶调散治伤风鼻塞声重”。本病多由感受风邪所致，初起以风寒居多，常易寒郁化热；亦可直接因风热之邪引起。初起鼻痒、喷嚏、流涕、鼻塞，随着病情发展，鼻塞加重，鼻涕常由清涕渐转为黏涕，鼻部灼热感，嗅觉减退；全身可有发热、恶风、头痛、咳嗽等。

中医耳鼻咽喉科学按“外感风寒”和“外感风热”两证进行辨证论治。外感风寒：多见于冬季，鼻塞较重，鼻涕多而清稀，说话鼻音重，恶寒重、发热轻、无汗、口不渴，舌淡，苔薄白，脉浮紧。外感风热：鼻塞时轻时重，鼻痒气热，喷嚏、涕黄稠，发热恶风、头痛、咽痛、咳嗽、咯痰不爽、口渴喜饮，舌质红，苔微黄，脉数。外感风寒治宜疏风散寒，宣通鼻窍；外感风热治宜疏风清热，宣通鼻窍。可参考选用以下的食疗应用。

1.生姜茶 ①生姜3~5片，开水1杯（200~300毫升），泡茶喝（也可加入适量红糖或饴糖），2~3次/日；②生姜10~15克，葱白、蒜白各3~5根，沸水冲泡或煎煮10分钟后饮用，则辛温散寒解表之效更佳。疏风散寒，用于伤风鼻塞、感冒初起和过敏性鼻炎发作证属外感风寒者。

2.生姜白芷藿香茶 生姜3~5片配伍白芷、藿香、薄荷各5~10克和甘草3克制成生姜白芷藿香茶，水煎服，1~2次/日。疏风散寒、宣通鼻窍，用于感受风寒引起的感冒、急性鼻炎、过敏性鼻炎和鼻窦炎等症初起；还可将其熬煮之后的汁液用棉布敷在鼻梁位置，可以帮助缓解鼻炎的症状。

3.豆腐鲩鱼头汤 豆腐120克（切块），鲩鱼头1个，芫荽15克，淡豆豉30克，葱白30克。将豆腐、鲩鱼头、淡豆豉先煮熟，再放芫荽、葱白煮沸一下，便可食用。疏风散寒、宣通鼻窍，用于伤风鼻塞、感冒初起属外感风寒者。

4.芫荽葱白粥 芫荽30克，葱白2根，大蒜1根，粳米60克，先将粳米煮粥，熟时将大蒜、芫荽、葱白放入粥内煮沸一下，然后调味便可食用。疏风散寒、宣通鼻窍，用于伤风鼻塞、感冒初起属外感风寒者。

5.辛夷白花汤 辛夷、白芷、桃仁、红花各10克，干姜、细辛各5克，葱、蒜各2根，加水适量煎煮20分钟后即可服用，具有活血解表、温通鼻窍的功效，对于风寒或虚寒性感冒鼻塞不通者有较好的疗效。

6.薄荷茶 煎服。取适量薄荷，放入砂锅中，加水后熬制5分钟左右，即可饮用；泡水，取适量薄荷，放入杯中，倒入热水后，直接饮用。疏风散热，用于伤风鼻塞、感冒初起和过敏性鼻炎发作证属外感风热者。

7.薄荷瘦肉汤 薄荷与川芎、石膏、白芷配伍，加猪瘦肉煎汤服用，薄荷需后下。用于外感风热或者外感风寒入里化热引起的伤风鼻塞、咽喉疼痛、头痛等症状；或者风热上攻，头晕目眩；以及风热感冒或者过敏引起的鼻塞、流鼻涕。

8.川芎茶调散　川芎12克，荆芥12克，白芷6克，羌活6克，细辛3克，防风4.5克，薄荷12克，甘草（炙）6克，上药共为细末，做成散剂。每服6克，2次/日，饭后清茶（绿茶）调服。此散有疏风止痛的功效，用于外感风邪头痛，症见偏正头痛或巅顶疼痛、恶寒发热、目眩鼻塞等。

9.白菜萝卜汤　白菜心250克，白萝卜100克，水煎，加红糖适量，吃菜饮汤。疏风散热，用于伤风鼻塞、感冒初起证属外感风热者。

10.丝瓜藤萝卜汤　丝瓜藤60克，白萝卜250克（切片），水煎取汤去渣，加适量白糖服。疏风散热，用于伤风鼻塞、感冒初起证属外感风热者。

11.桑菊薄荷饮　桑叶、菊花、辛夷、白芷各10克，薄荷5克，沸水冲泡10分后饮用，具有辛凉解表之功效，主治风热感冒之鼻塞。

12.莱菔蛋花汤　萝卜250克洗净切碎取汁待用，鸡蛋1～2枚打匀起沫后倒入沸水锅中，加姜丝少许，葱花、蒜叶各1把，待水煮开后将萝卜汁兑入再煮开即可。具有解表发汗、补虚通气之功效，主治感冒初起的鼻塞。

七、鼻窒、鼻槁

鼻窒是指以反复、交替、间歇或持续鼻塞为主要特征的鼻病，类似于现代医学的“慢性鼻炎”。鼻窒多由伤风鼻塞失治，或治疗不彻底，邪毒未清，留滞鼻窍为患；以鼻塞为主要症状，鼻塞呈交替性、间歇性或持续性，部分患者有嗅觉减退、头晕、头痛、咽部不适等症状。

鼻槁是以鼻内干燥、黏膜萎缩、鼻腔宽大为主要特征的鼻病，类似于现代医学的“干燥性鼻炎”或“萎缩性鼻炎”。鼻槁是一种发展缓慢的鼻病，以女性多见；在干寒地区和干燥环境中的人群发病较多；其症状在秋冬季节比在春夏季节重。鼻槁内因多以肺、脾、肾虚损为主，外因多为燥热邪毒侵袭，以致伤津耗液，鼻失滋养，加之邪灼黏膜，黏膜干枯萎缩而为病；症状为鼻内干燥，甚则鼻咽干燥感，可有灼热微痛，鼻塞，嗅觉减退，鼻气腥臭，脓涕鼻痂多。

中医耳鼻咽喉科学对鼻窒和鼻槁总的治疗原则是扶正祛邪通鼻窍，可参考选用以下食疗应用。

1.白芷银花茶　白芷、防风各5克，金银花15克，白糖适量。金银花、白芷、防风入锅，加水煎后取汁，加白糖调味，当茶饮用。疏风清热、宣肺通窍，适用于鼻窒肺经风热证。

2.二花鸡汤　鸡脯肉300克，菊花5朵，辛夷花10克，调料适量。将鸡脯肉洗净，切片，用淀粉拌匀备用；锅中加清水适量煮沸后，下调味品及鸡片，文火煮熟后，下二花、味精适量，再煮一、二沸即成；每日1剂。清热散邪、宣肺通窍，用于肺经郁热之鼻窒。

3.苍耳子茶　苍耳子12克，辛夷、白芷各9克，薄荷4.5克，葱白2根，茶叶2克；上药共为粗末，每日1剂，煮茶频饮。宣肺通鼻，用于邪实所致的鼻窒。

4.椰子鸡　新鲜椰子肉150克，榨汁；黑枣20枚，去核；鸡肉200克，切块；枸杞子50克，洗净；以上各料同碗隔水蒸熟，加调味品后食之。健脾滋阴、益气通窍，适用于鼻窒伴黏稠鼻涕多、头胀重、大便溏薄等。

5.川芎猪脑汤　猪脑2副，川芎15克，辛夷花10克；猪脑洗净，剔去筋膜，将川芎、辛夷花煎水取汁，入猪脑和盐、胡椒，炖熟，分两次服食。行气活血、补脑通窍，用于气滞血瘀之鼻窒。

6.桃仁粥　桃仁10克，当归6克，粳米50克；桃仁去皮尖研碎，当归煎水取汁，与粳米一起如常法煮粥，一次服食。活血化瘀，养胃利窍；用于气滞血瘀之鼻窒。

7.红糖芫荽饮　红糖60克，芫荽适量；将芫荽洗净，切碎，与红糖一起用沸水浸泡，热饮。疏风散邪、益脾通窍，用于肺脾气虚之鼻窒。

8.枣泥豆包　大枣（去核）250克，白扁豆1000克，面粉1000克；扁豆水煮，至软时加入去核之大枣再煮，至水将尽豆能捣碎时离火，趁热将扁豆、大枣做成泥状，作馅；面粉和好发酵，发好后加适量苏打或碱揉匀，擀皮，包进扁豆枣泥，做成豆包（大小不拘）蒸熟，作主食。健脾利湿，养胃利窍；用于肺脾气虚之鼻窒、鼻槁。

9.黄芪鸡　生黄芪120克，母鸡1只（750～1000克），芫荽20克，佐料适量；母鸡去毛，净膛，将黄芪纳入鸡腹中缝合，放锅中，锅中加水并葱、姜等佐料，放火上炖，将熟时放入芫荽，做正餐主菜食之。益气健脾，固表通窍；用于肺脾气虚之鼻窒、鼻槁。

10.辛夷花黑鱼汤　辛夷花3朵，鲜黑鱼1尾（约500 克），豌豆苗50克，鸡汤适量，盐、味精、葱、姜、酒等调味品适量。将辛夷花切成丝备用；洗净的黑鱼两侧各剁几刀，放入沸水中煮一煮，去皮，再入油锅略煸，加入鸡汤，入豌豆苗，入调味品煮熟；撒上辛夷花，淋上香油即可；吃鱼喝汤。健脾补虚，通鼻窍；用于肺脾气虚之鼻窒、鼻槁。

11.扁豆芡实山药粥　扁豆、山药、芡实各30克，大米60克；将扁豆、山药、芡实、大米同煮粥。健脾补虚，适用于脾胃虚弱之鼻窒、鼻槁。

12.参芪粥　党参、黄芪各15克，生姜10克，白芷6克，大米100克。先将党参、黄芪、生姜、白芷浸泡30分钟，然后水煎取汁，加入大米煮至成粥。补肺气、通鼻窍，适用于肺气虚弱之鼻窒、鼻槁。

13.当归红枣羊肉粥　羊肉500克洗净加水煮，水一开倒去水；当归50克纱布包裹，红枣10数枚，粳米150克加水适量煮开后，加入煮过的羊肉，文火至羊肉烂，粥即成。具有养血、活血、温通、补虚的功效，对于体虚经常感冒、鼻塞者有较好的疗效。

14.银耳羹　银耳干10克，水发，文火煮烂，加鸡蛋清1～2个，边搅边煮，煮成银耳羹，每日食用。具有润肺补气的功效，适用于鼻槁伴口唇干燥。

15.柠檬茶　新鲜柠檬1只，切片，用2片，加冰糖少许，沸水冲泡，代茶饮用。本方具有润燥功效，适用于鼻槁伴口唇干燥、鼻黏膜容易出血。

16.丝瓜藤煲猪瘦肉　取近根部的丝瓜藤3～5克洗净，猪瘦肉60克切块，同放锅内煮汤，至熟加少许盐调味，饮汤吃肉。五次为一疗程，可连用1～3个疗程；清热消炎、解毒通窍，适用于鼻窒急性发作，鼻槁见鼻流脓涕、脑重头痛等。

17.黄花菜鱼头汤　取大头鱼100克，洗净后用热油两面稍煎待用；将大枣15克去核洗净，用黄花菜30克、白术15克、苍耳子10克、白芷10克、生姜3片共放沙锅内与鱼头一起煎汤，待熟吃肉饮汁。扶正祛邪、补中通窍，适用于鼻槁，或感冒频繁者。

八、鼻鼽

鼻鼽是指以突然和反复发作的鼻痒、喷嚏、流清涕为主要特征的鼻病。本病可以常年发作，也可为季节性发作。随着生活环境变化，发病率逐年增高，以青壮年为主，且有低龄化倾向。西医学的变态反应性鼻炎或称过敏性鼻炎可参考本症辨证应用食疗。

鼻鼽又名鼽嚏、鼽水。鼻鼽内因多为脏腑亏损，正气不足，卫表不固；外因多为感受风邪、寒邪或异气之邪，肺气不能宣降而致。鼻鼽发病与肺、脾、肾三脏密切相关，多为本虚标实之证。

鼻鼽以突然和反复发作的鼻痒、喷嚏、流清涕为主要症状，部分患者有鼻塞、嗅觉减退、眼睛发痒、哮喘等症状。

鼻鼽的食疗应用如下。

1.苍耳子茶　苍耳子10克，白及10克，葱白13根，茶叶适量。以上四味清洗干净，然后用开水冲泡，每天坚持喝，通鼻窍，用于各型鼻鼽。

2.生姜汤　生姜6片，葱白6段，共煮汤，加红糖适量，趁热饮用。温中散寒通窍，适用于淋雨风吹着凉后鼻鼽发作者。

3.辛夷豆腐汤　辛夷15克，豆腐250克，同时煮，喝汤吃豆腐，每日一次。散风寒、通鼻窍，用于鼻塞、头胀痛、流涕的鼻鼽外感风寒者。

4.神仙粥　糯米100克，生姜5克，连须葱白7根，米醋10毫升。糯米与生姜加水煮粥，粥将熟放入葱白，最后加米醋，稍煮即可。每日1～2次，趁热服食。疏风通窍，适用于风寒型鼻鼽。

5.豆豉汤　豆豉10克，煮汤，去渣，加入红糖10克，趁热饮用。散寒通窍，适用于鼻鼽见鼻塞畏寒。

6.菊花粥　菊花、桑叶各15克，粳米60克。将菊花、桑叶加水煎煮，去渣、取汁，放入粳米煮粥，同时服用，每日一次。清宣肺气、通利鼻窍，适用于头胀痛、流脓涕及嗅觉功能障碍的鼻鼽或鼻渊属肺经蕴热者。这个食疗方法，夏天用得尤其多，不但可以治鼻疾，而且还可以清火。

7.黄芩炖猪肚　黄芩15克，猪肚250克，葱段、生姜片、酱油、食盐、味精各适量。将猪肚洗净、切丝；黄芩洗净并包纱布，与葱段、生姜片、酱油共放入砂锅中，加适量水，共炖至猪肚烂熟，去药包，调入食盐、味精即成。佐餐食用，每周两次。清肺，适用于鼻鼽而有肺火征象者。

8.红枣苍耳汤　红枣（大枣）10枚，苍耳子9克，将以上二味加适量清水煎煮，水沸即可，饮汤食枣。每日1剂，7日为1个疗程。补中益气、通窍止涕，适用于鼻鼽属脾气虚弱者。

9.山药枣泥糕 山药100克，大枣10克，糯米粉250克。将山药切块，大枣去核，放入锅内蒸软；大枣去皮，将山药、枣泥捣成泥状待用；再将糯米粉加水和软面，放入蒸糕模型中，在中间加一层山药枣泥，共同蒸制成糕，可常服食。补肺健脾，适用于脾肺气虚型鼻鼽。

10.山药苡米柿饼粥 山药60克，薏苡仁（苡米）60克，柿饼30克。山药、柿饼切碎，与薏苡仁同煮烂为糊粥，每日服食1～2次。补脾益肺，适用于脾肺气虚型鼻鼽。

11.薏苡粳米粥 薏苡仁15克，莲子肉10克，炒白术10克，粳米一杯。将薏苡仁与莲子肉用水浸泡一晚，第二天锅中放水，白术放入一纱布袋，一同煮粥。健脾益气、固涩利湿，适用于脾胃气虚型鼻鼽。

12.花生粥 花生（不去衣）45克，粳米100克，同煮为粥，加冰糖适量，食用。补脾胃、去湿邪，适用于鼻鼽属脾胃虚弱者。

13.茯苓包 茯苓30克，煮水3遍，去渣，留汤，和面粉250克，猪瘦肉和葱姜拌为馅，制作包子。每日食用数只。补脾益气固卫，适用于鼻鼽属脾虚见面色黄胖、大便溏稀者。

14.鳝鱼煲猪肾 黄鳝250克，猪肾100克。将黄鳝洗净，切段，猪肾洗净去筋膜，同煲熟，调味即可。佐餐食用。补益脾肾，适用于鼻鼽属肾虚型者服用。

15.生姜核桃饮 生姜3克，核桃仁10克。将生姜洗净切成片待用；核桃仁放入锅中加水500毫升，煮沸20分钟后，放入生姜片，再煮5分钟即可。每日服用2剂，不拘时服。发散风寒、补肾温肺，适用于肺肾阳虚型鼻鼽。

16.加味山药饼 山药250克，补骨脂30克，面粉250克，红糖适量。将补骨脂炒后研末，山药去皮捣烂研成泥，与面粉加适量水及红糖和匀，烙成薄饼。随意服食，可常服。温肺益肾，适用于肺肾阳虚型鼻鼽。

17.黄芪粥 黄芪400克，白术230克，防风240克，桔梗120克，甘草60克，米20克（一天用量）；除了米之外，将其他材料磨成粉，拌匀，放入干燥有盖容器保存备用；将400毫升水和20克米放入锅里，大火煮沸，再用小火煮20分钟；将10克磨粉放入锅里，小火煮沸，灭火盖上盖等5分钟即可。益气固表，用于体虚易感冒、鼻鼽等。

九、鼻渊

鼻渊是指以鼻流浊涕，量多不止为主要特征的鼻病。常伴有头痛、鼻塞、嗅觉减退等症状。气候变化时容易发病。本病有虚实之分，实证起病急，病程短；虚证病程长，缠绵难愈。西医学急、慢性鼻窦炎等病可参考本病辨证施治。

本病中医又有“脑漏”“脑崩”“脑泻”等病名。鼻渊首见于《素问·气厥论》：“鼻渊者，浊涕下不止也。”

鼻渊的病因病机，实证多因外邪侵袭，肺、脾胃、肝胆等脏腑失调，郁热或湿热上蒸鼻窍而为病；虚证多由久病肺脾气虚，浊蒙清窍所致。

鼻渊的症状，以鼻流脓涕，量多不止为主要症状，常伴有鼻塞、嗅觉减退等症状。症状可局限于一侧鼻窦，但常双侧同时发生。部分患者有明显头痛，且局限于前额、鼻根部、颌面部、头顶部、眼球后或枕后部等，有一定时间规律。

鼻渊可参考如下的食疗应用。

（1）菊花10克，茉莉花5克，用沸水冲泡，饮用；或用此两味药煎沸时的蒸气熏鼻窍。芳香通窍，适用于鼻渊实证鼻塞明显者（急性鼻窦炎或急性鼻炎）。

（2）苍耳子粥　苍耳子10克，粳米50克，蜂蜜适量；先煮苍耳子，去滓取汁；米入药汁中煮成粥，加蜂蜜调匀；早晚各服1次。润肺通鼻，适用于鼻渊实证（慢性鼻窦炎或慢性鼻炎）。

（3）柏叶猪鼻汤　生柏叶15克，金钗石斛6克，柴胡3克，猪鼻肉30克。以上材料刮洗干净，加水3碗，煎成大半碗，去渣取汁；加入蜂蜜30克、30°米酒15克，和匀。分次饮之,3剂为1疗程，连服3个疗程。消炎通窍、养阴扶正，适用于鼻渊实证鼻流臭涕者（慢性鼻窦炎）。

（4）芎芷炖猪脑　猪脑1副（洗净剔去红筋），川芎、白芷各6克，辛夷花10克；先煎3味中药，取汁半碗，倒入炖盅内，加入猪脑，沸水炖熟，饮汤吃猪脑。祛邪通窍，适用于鼻渊实证（慢性鼻窦炎）。

（5）辛夷煮鸡蛋　辛夷花15克，入砂锅内，加清水2碗，煎取1碗；鸡蛋2个，煮熟去壳，刺小孔数个；将砂锅复火上，倒入药汁煮沸，放入鸡蛋同煮片刻即可，饮汤吃蛋。通窍止脓涕、祛头痛、滋养扶正，适用于鼻渊实证流脓涕者（慢性鼻窦炎），此方也可用于鼻鼽（过敏性鼻炎）。

（6）芥菜粥　芥菜头适量，粳米（或白米）50克；将芥菜头洗净，切成小片，同米煮粥；晨起作早餐食。健脾开胃、通鼻利窍，适用于鼻渊虚证慢性发病者（慢性鼻窦炎）。

（7）菟丝子9克，枸杞子15克，乌龟壳12克，山药9克，牛膝10克；同煎水，去渣；代茶饮用。益肾祛腐通窍，适用于鼻渊虚证鼻流脓涕者（慢性化脓性鼻窦炎）。

鼻渊也可辨证选用鼻室、鼻鼽的食疗方。在应用食疗时，并可配合选用以下外用方。

（1）鼻渊散1方　黄连、辛夷花各3克，冰片0.6克，共研细末，取适量药末吹入鼻腔，2～4次/日。祛邪通窍，适用于鼻渊（急性鼻窦炎）。

（2）鼻渊散2方　鱼脑石粉9克，辛夷6克，细辛3克，冰片0.9克，共研细末，3次/日吹鼻。祛邪通窍，适用于鼻渊（慢性鼻窦炎）。

（3）鼻渊点鼻液　麻黄、辛夷、甘草、茶叶各等量，水煎后过滤，3次/日点鼻。祛邪通窍，适用于鼻渊（慢性鼻窦炎）。

十、喉痹

喉痹包括具有咽喉部红肿疼痛为特点的多种咽喉部急、慢性炎症，分为急喉痹和慢喉痹。

（一）急喉痹

急喉痹是指以发病急骤，咽部红肿疼痛为主要特征的疾病，现代医学的急性咽炎可以参考本病进行辨证施治。根据病因，本病又有“风热喉痹”“风寒喉痹”之别。急喉痹发病，或感受风热，或感受风寒，或脾胃热盛，皆致邪结咽喉。

急喉痹在临床按病因病机分为“外感风热证”“外感风寒证”和“肺胃热盛证”来论治。急喉痹症见起病急，咽痛灼热，病情重者有吞咽困难及恶寒、发热等。

急喉痹的食疗应用如下。

（1）凉拌苏叶菜　紫苏叶60克、葱30克、青椒10克、盐和香油适量。上三味食材洗净并为碎末，加食盐、香油等调料稍加搅拌即可食用，可为正餐之凉拌菜。疏散风寒、发汗解表、通阳利咽，适用于风寒外袭之急喉痹。

（2）橄榄酸梅汤　鲜橄榄（带核）60克，酸梅10克，白糖适量。将鲜橄榄（青果）、酸梅稍捣烂，放砂锅中，加清水3碗置火上，煎煮成1碗，去渣加白糖调味即可饮服，2次/日。清热解毒，生津止渴，适用于急喉痹之咽喉肿痛、烦渴、咳嗽痰血等。橄榄乌梅茶：把3克乌梅、6克橄榄和4克绿茶一起放在壶中，加入适量水煎煮，过滤渣取出汁，加入适量白糖搅拌均匀，代茶饮用。利咽化痰、消肿止痛，适用于急喉痹。亦可将50克橄榄、10克酸梅浸泡1天，然后煎煮，加白糖调服；每日1剂，连用3～5天；适用于扁桃体红肿引起的咽喉疼痛。

（3）苋菜150克，白糖50克；将苋菜洗净，捣烂取汁，加白糖调匀，分2次饮服，1剂/日，连用3～5天。利咽消肿，可用于急喉痹咽喉肿痛。

（4）金银花茶　取金银花20克，绿茶5克，用沸水冲泡。可适量加些冰糖调味，2次/日，连服3天。清热解毒，适用于急喉痹属外感风热证。蜜糖银花露：取金银花、蜜糖各30克；煎煮金银花，水约两碗，放凉后去渣，服用前加入蜂蜜，调匀后饮用，2次/日。清热解毒、疏散风邪、利咽通便，适用于急喉痹属外感风热证。

（5）金银花粥　金银花60克，薄荷30克，水煎15分钟，去渣留汁，加粳米50克，如常法煮粥，晨起食之。疏散风热、解毒利咽，适用于风热喉痹。金银花橄榄茶：金银花10克，薄荷5克，橄榄5颗。金银花及橄榄加600毫升水煮沸后，再放薄荷，转小火煮5分钟，去渣后饮用。金银花抗病毒，橄榄缓解疼痛，薄荷疏风清热、消炎；适用于风热感冒伴咽喉红肿发炎、疼痛。注意：金银花、薄荷为凉性药材，常四肢冰冷的虚寒体质者，饮用后如出现腹泻症状，就要停用。

（6）凉粉草60克，粉葛120克，加清水500毫升，煎至200毫升，去渣留汁，加白糖少许调味，口服30毫升/次，3次/日。清热解毒、生津止渴，适用于风热喉痹。

（7）雪梨1只，洗净去皮，切成片状，置锅内，加清水100毫升，煎至50毫升时，放入白砂糖适量调味，然后在雪梨水中调入山豆根粉1克即成，每日3次送服。清热润肺、利咽消肿，适用于风热喉痹。

（8）绿茶12克、蝉蜕5克，共入茶壶，沸水冲泡，随泡随饮。清热利咽，适用于风热喉痹失音（急性咽喉炎）。

（9）银牛利咽饮　金银花6克，牛蒡子6克，甘草3克，胖大海3克。先将牛蒡子、甘草加水200毫升，煮开10分钟后，用药汁冲泡金银花、胖大海，加盖后5分钟即可。清热解毒、利咽消肿，适用于急喉痹属肺胃热盛证。

（10）陈皮蜜青榄　陈皮3克，金银花6克，青榄10克，蜂蜜100克。青榄稍拍扁后放入蜜、金银花、陈皮，置密封瓶内，约14天后即可食用。清热消炎、利咽润嗓，适用于急喉痹属热证者。

（11）西洋参蒸梨　西洋参补气养阴、清热生津，雪梨生津润燥、清热化痰，西洋参与梨蒸食对肺热咽喉肿痛、咳嗽、痰多等有显著作用。

（12）鱼腥草煮猪骨　鱼腥草又称侧耳根，具有清热解毒、消痈化脓、利尿通淋的功效；猪骨具有清热降火、强腰补膝、强筋骨的功效。猪骨与鱼腥草炖菜对化脓性急喉痹有效，也对肺痈、吐脓、肺热哮喘等疾病有明显的治疗作用。

（13）牛蒡子粥　牛蒡子20克、大米50克，清洗干净，放入锅中，加清水适量，浸泡30分钟后，再水煎2小时熬成粥汁，调入白糖适量，每天早晚空腹喝2次，可连服1个月。疏散风热、清利咽喉、解毒透疹、止痛消肿，适用于外感风热之急喉痹反复发作引致慢喉痹咽喉上火肿痛。但须注意，牛蒡子性寒，滑肠，有通便作用，故大便溏薄者慎用。

（14）罗汉果、胖大海、桔梗、甘草、金银花，各适量一起煮茶或泡茶饮用。清热利咽，适用于急、慢喉痹，干咳恶心，喉咙不舒服，还经常咽干咽痛，有时早上刷牙还会干呕等。

（15）蒲公英1克，决明子5克，甘草3克，陈皮3克，胖大海1克，胎菊2克。食材洗净，放进养生壶，加入600毫升清水，煮10分钟；或者开水冲泡10分钟。清热利咽、化痰止咳，适用于急、慢喉痹见咽喉干痒、总是咳嗽等。

（16）经霜老丝瓜　将一条经霜老丝瓜洗净，取其一节约50克，将其皮、瓤、籽一起切碎放入碗内，加水适量，上锅蒸30分钟，蒸完后加1汤匙蜂蜜；去瓜皮、瓤、籽，趁热慢慢喝下，1次/日。丝瓜皮退火毒、消热肿，丝瓜瓤清热化痰、通经活络，丝瓜籽退热降火，而丝瓜经霜后清凉的药性更强些，共奏清热、降火、消肿、止痛之效，适用于急、慢喉痹。亦可将生丝瓜3条，切片放入碗中捣烂，用纱布挤汁，一次顿服；连用2～3次；可用于咽炎、扁桃体炎引起的咽喉疼痛。

（17）罗汉果1个，胖大海2颗，共同用沸水冲泡当茶饮用。清热解毒、化痰止咳、养声润肺，适用于急、慢喉痹咽痛及声嘶等。

（18）点地梅30克，水煎300毫升，待温后分早、中、晚各含服1次（即每次将煎好的汤药饮含于口中约1分钟咽下，直至将100毫升汤药服完）。清热解毒、滋阴降火、滋润咽喉，适用于急、慢喉痹，症见咽喉部干燥、疼痛、刺痒、异物感、发音声嘶，甚则咽喉部充血、水肿，伴畏寒、发热等。

（二）慢喉痹

慢喉痹是以反复咽部微痛、咽干咽痒、异物感，或喉底颗粒肿起为主要特征的疾病。现代医学的慢性咽炎可参考本病进行辨证施治。

慢喉痹也有“虚火喉痹”“阴虚喉痹”之称。慢喉痹的发生，常因急喉痹反复发作，或嗜好烟酒、辛辣，或长期接触烟尘等有害气体；或温热病后，或劳伤过度，脏腑虚损，咽喉失养而为病。

慢喉痹症见：咽干，咽痒咳嗽，咽部轻微疼痛、灼热感或有异物不适感等。慢喉痹在临床按病因病机分为“肺肾阴虚证”“脾胃虚弱证”“脾肾阳虚证”和“痰瘀互结证”来论治。

慢喉痹的食疗应用如下。

（1）萝卜加蜂蜜　取白萝卜（削皮）23个，洗净切片，加水250毫升，放于铁锅中煮沸1015分钟，然后取汁待冷后加入适量的优质蜂蜜搅匀即可。每次适量慢慢漱喉并咽下，2～3次/日，服用3～4天。利咽消肿，适用于慢喉痹咽喉肿痛等不适症状。

（2）金银花15克，桔梗20克，青果15克，陈皮10克，甘草10克；以上5味加入1000毫升水，煮开，温火再煮45分钟，去渣取汤即可；每次适量兑蜂蜜喝，3次/日。清热行气利咽，适用于慢喉痹。

（3）金银花、麦冬、玄参、薄荷、胖大海、甘草各适量，开水泡代茶饮，可加少许蜂蜜。清热养阴，适用于慢喉痹见咽喉干痒、疼痛等。

（4）玄麦甘桔汤　玄参、麦冬、桔梗各15克，甘草5克，加入适量瘦猪肉一起煎煮喝汤，或四味中药适量泡茶饮用。润肺生津、清热利咽、滋阴化痰，适用于慢喉痹，经常觉得咽喉干痒、疼痛、有异物感。

（5）桔梗茶　将10个桔梗放入壶中，冲入500毫升沸水，闷5～10分钟，等变温后即可当茶饮用，可加入蜂蜜调味。宣肺利咽，适用于慢喉痹之咽部不适。桔梗汤：桔梗3克，甘草6克；以水300毫升，煮取210毫升，去滓，分二次温服。宣肺利咽、清热解毒，适用于风热喉痹或慢喉痹复感风热。

（6）莲子心薄荷茶　莲子心、薄荷叶各适量，泡茶喝。清心解郁，适用于因情志不畅而导致慢喉痹反复发作，饮食上可多吃些苦瓜，凉拌、清炒都可以。

（7）橘红青果茶　橘红、青果、薄荷、甘草、罗汉果各适量，将五味药材用开水一起闷泡成茶饮用。本茶汤滋润喉咙，清除炎症，止咳化痰，消除喉咙异物感；慢喉痹者每天喝几杯，喉咙清爽舒适。

（8）川贝炖雪梨　润肺止咳，适用于慢喉痹反复咽干、咳嗽者。

（9）陈皮甘草茶　陈皮1块，甘草3克，泡茶喝。陈皮理气健脾、燥湿化痰，甘草清热解毒、祛痰止咳；适用于慢喉痹咽痒咽痛、咳嗽痰多者。

（10）罗汉雪梨汤　罗汉果1个，雪梨1个。将雪梨1个，去皮、核，切碎块；罗汉果半个，洗净；共放锅中，加800毫升水，水煎30分钟即可。代茶频服，1剂/日。清热滋阴、润喉消炎，适用于急、慢喉痹有阴虚内热之症的咽痛、咽干、音哑、咽喉部异物感、咳痰不爽等。

（11）增液利咽茶　玄参15克，生地15克，麦冬15克，石斛10克，木蝴蝶5克；共研粗末，装瓶备用；每天取药末6克/次，加冰糖少许，泡水代茶饮，反复冲泡数次，直到无药味时弃之。滋阴清热利咽，适用于慢喉痹属阴虚证，症见咽喉红肿热痛，声嘶音哑，咽喉如物梗阻，吞之不下，吐之不出，舌质淡红，苔少。但需注意，增液利咽茶中的药物多为养阴之品，故凡脾胃虚寒便溏、舌苔厚腻者慎用。

（12）麦门冬白木耳茶　麦门冬、玄参各10克，白木耳5克；将材料加入600毫升滚水冲泡，焖10分钟后即可饮用。滋阴降火，适用于阴虚型慢喉痹，或因烟酒或辛辣食物刺激咽喉部黏膜，造成黏膜受损而疼痛。注意：麦门冬、玄参为凉性药材，有软便功效，肠胃功能不佳、有腹泻症状的人不宜饮用。

（13）枸杞子粥　枸杞子15克、糯米150克；枸杞子以文火加米熬制成粥即可，每天服用1碗。滋阴润喉，适用于肺肾阴虚型慢喉痹见咽喉干燥者。

（14）参麦养阴茶　太子参10克，麦冬10克，五味子6克，生地10克，玄参10克，薄荷3克，茉莉花茶适量。先将前5味分别捣碎后，合入薄荷、茶叶，置于带盖茶杯中，以开水冲泡30～60分钟后，代茶不拘时频频含饮之；可反复泡饮，每天1剂，至愈为度。益气养阴、生津润燥、清利咽喉，适用于气阴亏虚、兼肝气郁结之慢喉痹，症见热病耗阴咽痛。对热病或大病之后，阴虚津枯之咽部干痒，灼热燥痛，饮水后痛可暂缓，异物感明显，夜间多梦，耳鸣眼花，舌质红少津，脉细数者，疗效较好；也适合咽部淋巴滤泡增生明显的慢性咽炎患者饮用。

（15）蜜枣甘草汤　蜜枣8枚，生甘草6克。加清水2碗，煎至1碗，去渣即可；当饮料服用，2次/日。补中益气、润肺止咳，适用于脾胃虚弱型慢喉痹之咽干喉痛、咳嗽等。

（16）山药炖排骨　山药补中益气、健脾健胃、解渴生津、益肺，猪排骨养阴润燥。山药炖排骨能提高人体免疫功能、抵抗病毒、增强免疫力，可缓解和预防脾胃虚弱型慢喉痹，并对虚劳咳嗽、痰湿咳嗽、脾虚咳嗽有很好的疗效。

（17）虫草炖老鸭　补脾益肾、温阳利咽，适用于肾虚型慢喉痹，伴咳嗽、呕逆等。

（18）海带（水发）500克，白糖250克。将海带漂洗干净，切丝，放入锅内加水适量，煮熟后捞出放在小盆内，加入白糖腌制一天后食用；食用2次/日，50克/次；可用于慢喉痹之咽喉疼痛。

十二、耳疖

耳疖是指发生于外耳道的疖肿，是以外耳道皮肤局限性红肿疼痛为主要特征的耳病。现代医学外耳道疖肿、外耳道炎等可参考本病进行辨证论治。

耳疖在古代医籍中有“耳疔”“黑疔”等别称。耳疖的病因病机，一为多因挖耳损伤局部皮肤，致风热邪毒乘机侵犯，壅塞耳窍而发病；二为热毒壅盛，引动肝胆火热上攻，内外邪热，蒸灼耳窍，致耳道红肿、疼痛。

耳疖患者多有挖耳史。耳疖症状：耳痛剧烈，张口、咀嚼时痛增；当疖肿堵塞耳道时，听力可减退，全身可有发热、恶寒、头痛等，疖肿溃破后，则症状减轻。

中医耳鼻咽喉科一般按“风热邪毒侵袭”和“肝胆火热上蒸”两证进行辨证论治。“风热邪毒侵袭”治以“疏风清热、解毒消肿”，“肝胆火热上蒸”治以“清泻肝胆、消肿排脓”。耳疖虽是小病，但患者也饱受病痛的折磨，严重还会影响患者的听力，所以患者在患病初期就应该采取措施遏制病情的发展。

治疗耳疖的方法有很多，其中可采用的一种方法是用食疗的方式来治疗耳疖，下面为大家介绍耳疖的食疗应用。若耳疖已成脓，未自行溃破者，不要私自处理，应及时到医院由专科医生做切开排脓（切口须与外耳道纵轴平行）。

（1）新鲜野菊叶30克，加水煎成浓汁澄清备用。取药液待其温度适宜时，冲洗外耳道，3～4次/日，7～10天为1疗程。清热解毒，适用于风热邪毒型耳疖。

（2）黄连适量，将黄连加水煎成浓液，过滤备用。取药液，等到其温度适中时，冲洗外耳道，3～4次/日，7～10天为1疗程。清热燥湿、泻火解毒，适用于风热邪毒型耳疖。

（3）金银花茶　绿茶叶2克、干金银花1克；沸水冲泡6分钟后，每于饭后饮1杯。疏散风热、清热解毒，适用于外感风热所致的耳疖。

（4）夏桑菊茶　采用适量的夏枯草、桑叶和野菊花，加适量的清水煎煮，然后去掉残渣，加入适量的红糖，用来代茶品饮用。疏风清热、解毒消肿，适用于风热邪毒侵袭型耳疖、脓耳。

（5）苦瓜汁　取生苦瓜一条，然后捣成泥状，加入适量的红糖，搅拌均匀，静置1小时后过滤服用。清热解毒，适用于邪热外侵引起的耳疖。

（6）苦瓜绿豆瘦肉粥　取适量苦瓜、绿豆、猪瘦肉，常规煮粥食用。清热解毒、散疖、消肿，适用于邪热外侵引起的耳疖、脓耳。

（7）蒲公英粥　鲜蒲公英90克（干品45克）、粳米100克；先将蒲公英洗净切碎，加水煎煮，去渣取汁，与淘洗干净的粳米一同入锅，加水适量，先用旺火烧开，再转用文火熬煮成稀粥，分餐食用。清热解毒、消肿散结；适用于热毒侵袭所致的耳疖；也可用于其他部位皮肤疖肿，见局部皮肤潮红，次日肿痛，根脚很浅，舌红者。

（8）凉拌马齿苋　马齿苋500克，洗净，放入沸水中烫数分钟，取出略挤干，切碎，加入香干末、糖、盐、味精、麻油拌和，分次佐餐服用，也可空腹服。清热解毒，适用于热毒侵袭所致的耳疖或其他疖肿，疖未成脓时，局部潮红，也可用于夏天预防疖肿。

（9）海带绿豆糖水　海带60克（切丝）、绿豆150克，同煮汤，加适量红糖调味食用。补心、利尿、软坚、消痰、散瘿瘤，夏天食用可预防热邪所致的耳疖，也可用于小儿暑天热痱疖毒、高血压、脚气水肿、颈淋巴结核、单纯性甲状腺肿、痰热咳嗽等症。

（10）绿豆160克、黄豆80克，红糖120克，煎煮常食有助于外邪侵袭所致的耳疖、脓耳的预防和治疗。

十三、脓耳

脓耳是以耳内流脓、鼓膜穿孔、听力下降为主要特征的耳病。现代医学的急、慢性化脓性中耳炎可参考本病辨证施治。

历代对于本病的命名较多，如脓耳、聤耳、耳疳、底耳、耳痈、耳湿、耳中生毒等。

脓耳的病因病机，一为风寒、风热或风湿之邪侵袭人体，外邪循经上壅于耳而致病；

二为外邪侵袭，风热邪毒或风寒化热，引动肝胆之火，内外邪热交结，火热邪毒结聚，气血壅阻，上壅于耳窍而成脓耳；三为饮食不节，思虑过度，脾胃受伤，运化失调，水湿不化，泛滥于上，聚于耳窍而成脓耳；四为肾虚精亏，耳窍空虚，邪毒乘虚入里，正不胜邪，邪滞耳窍，久蕴蚀骨，反复流脓，缠绵不愈。

脓耳初发者多有感冒史或鼓膜外伤史。脓耳实证以耳内疼痛、流脓、听力下降为主要症状，可伴有发热、恶寒、头痛等；脓耳虚症为耳内流脓日久不愈，听力下降等。

中医耳鼻咽喉科一般对脓耳按“外邪侵袭”“肝胆湿热”“脾虚湿困”和“肾元亏损”四证进行辨证论治。“外邪侵袭”治以“疏风清热、解毒通窍”；“肝胆湿热”治以“清肝泻火、利湿排脓”；“脾虚湿困”治以“健脾渗湿、补托排脓”；“肾元亏损”治以“补肾培元、祛湿化浊”。

脓耳的食疗应用如下。

（1）鲜马齿苋30～60克，捣汁或水煎，加入少量白糖或蜂蜜饮用。清热解毒，适用于风热邪毒侵袭所致的脓耳。

（2）菊花苦丁茶　菊花与苦丁茶以4：3的比例，一起晒干搓碎，每次取5克，冲开水泡茶喝，每天30～40克。清热解毒，适用于风热邪毒侵袭所致的脓耳。

（3）苦瓜，切片，煮后滤渣取汁，加入适量白糖（或冰糖），搅拌待溶解，代茶饮用。清热解毒，适用于风热邪毒侵袭所致的脓耳。

（4）夏天选择西瓜150克、番茄100克，分别用消毒纱布包裹挤压绞汁，二液合并，代茶随量饮用。清热消暑，适用于暑热外邪侵袭所致的脓耳。

（5）银菊茶　金银花、菊花各适量，使用开水冲泡，每天用此来代茶饮。清热解毒，适用于肝胆火盛或邪热外侵引起的耳疖、脓耳。

（6）白菜薄荷芦根汤　大白菜根、芦根、薄荷各适量。把以上三味药物处理干净，放入锅内水煎15～30分钟，去掉药渣趁热分2次服下。辛凉发散、疏风清热，适用于肝胆火盛或邪热外侵型耳疖、脓耳（化脓性中耳炎）。

（7）槐花、菊花、绿茶各3克，沸水冲泡，代茶频饮。清泄肝火，适用于肝胆湿热所致的脓耳。

（8）银花苡米粥　取适量的金银花、柴胡、鳖甲和苡米，加上适量的红糖。金银花、柴胡、鳖甲煎煮后去除残渣，然后加入苡米、红糖跟小米一起煮粥服用。清肝泻火、利湿排脓，适用于肝胆湿热型脓耳。

（9）淮山药18克、扁豆20克、白术15克，适量的红糖。先用白术煎汤，去渣后加入其他三味，煮熟后食用，每日1剂，连续使用7～8日。健脾化湿，适用于脾虚湿困脓耳。

（10）鸽肉木耳汤　准备1只肉鸽和适量水发黑木耳。首先把肉鸽宰杀去毛、去内脏洗净，然后加入水发黑木耳，放入锅内同时放汤炖酥，出锅之前调味后佐餐用。补肾培元，适用于属肾元亏损、邪毒停聚型脓耳。

（11）乳鸽肉饼　乳鸽肉、猪瘦肉、黄酒、生粉等四种食材。把适量乳鸽肉与猪瘦肉共剁成肉泥，然后盛入容器内加入适量的黄酒、生粉和匀，做成圆饼上锅内蒸熟食用。补肾培元，适用于属肾元亏损、邪毒停聚型脓耳。

（12）枸杞9克、知母9克、龟板12克、何首乌9克，四味用纱布包裹，煎汤，去渣后加入粳米50克煮粥，加入适量红糖调味，每天食用1～2剂，连用10～45日。滋养肾阴，适用于肾虚脓耳。

十四、耳鸣耳聋

耳鸣是指患者自觉耳内有鸣响的感觉而周围环境中并无相应声源；耳聋是指不同程度的听力障碍，轻者听力下降，重者全然不闻外声。现代医学的突发性聋、噪声性聋、药物中毒性聋、老年性聋及原因不明的感音神经性聋、混合性耳聋、耳鸣等可参考本病辨证施治。

耳鸣与耳聋的病因病机及辨证治疗基本相似，两症常合并出现，耳内鸣响严重者妨碍正常听觉，日久或可致听力下降，故一般合并论述。

耳鸣耳聋的病因病机包括外邪侵犯、肝火上扰、痰火壅结、气滞血瘀、肾精亏损和脾胃虚弱。耳鸣患者以耳鸣为主要症状，可为单侧亦可为双侧，部分患者可有听力下降；耳聋患者以听力下降为主要症状；根据不同的证型兼有相应的症状表现。

中医耳鼻咽喉科对耳鸣耳聋一般按“外邪侵犯”“肝火上扰”“痰火壅结”“气滞血瘀”“肾精亏损”和“脾胃虚弱”六种证型来进行辨证论治，分别治以“疏风清热、散邪通窍”“清肝泄热、开郁通窍”“清火化痰、和胃降浊”“活血化瘀、通络开窍”“补肾益精、滋阴潜阳”和“健脾益气、升阳通窍”。

耳鸣耳聋可参考以下的食疗应用。

（1）菊花粳米粥　取菊花、粳米各适量，先将菊花煎汤，再将菊花汤与粳米同煮成粥，每天食用。疏散风热、清肝明目，适用于老年人眩晕耳鸣、风热头痛、肝火目赤等症。

（2）荷叶粥　荷叶10克（鲜品加倍，效果更佳），大米100克。将大米煮成粥后，再放入荷叶，略煮即可，每天食用。清热泻火，适用于风热所致的头晕耳鸣。

（3）金银花12克、柴胡9克、鳖甲15克、薏苡仁18克，适量的红糖。前三味煎汤去渣，然后加入薏苡仁和红糖煮粥，一天吃一次。疏风清热、散邪通窍，适用于由外邪侵犯所致的耳鸣耳聋。

（4）芹菜粥　连根芹菜120克，粳米250克；将芹菜洗净，切碎，与粳米一起加水煮粥；早晚分食，1剂/日，连用数剂。清肝泻火，适用于肝火上扰所致的耳鸣耳聋（突发性耳聋）。

（5）天麻菊花汤　取天麻、菊花、鲜芦根、冬瓜皮各适量，直接加水煎汤，每天饮用1～2次。清肝聪耳明目，适用于肝阳上亢所致的耳鸣耳聋。

（6）竹茹陈皮粥　竹茹10克、陈皮10克、粳米50克。将陈皮切成细丝备用；将竹茹加水煎煮，去渣取汁，用其汁与粳米一起煮粥，待粥成熟时，将陈皮丝加入，稍煮即可，早晚分食。清热化痰、和胃除烦，适用于痰火壅结所致耳鸣耳聋（突发性耳聋）。

（7）栀子窝头　细玉米面500克，黄豆粉150克，白糖200克，桂花酱5克，栀子粉25

克。将上述五种物体倒在一起搅拌均匀，加入适量的温水，揉成面团，揉成圆条，然后拉成每个50克小面团，做成窝头，用旺火蒸熟，每天食用。清心泻肝、解毒，适用于火热毒邪所致的耳鸣耳聋（突发性耳聋）。

（8）山药粥　山药20克，粳米100克，同煮成粥，每天食用。健脾补肾，适用于脾肾不足所致的耳鸣耳聋、神疲乏力、大便溏泄等。

（9）枸杞子粥　枸杞子10克，粳米100克，同煮成粥，每天食用。补益肝肾、聪耳明目，适用于肝肾亏虚所致的耳鸣耳聋。

（10）芝麻粥　准备适量芝麻，微炒后研成泥状，加大米煮粥食用。滋补肝肾、养血生津，适用于肝肾亏虚引起的腰膝酸软、头晕耳鸣。

（11）桑椹蜜膏　准备适量新鲜桑椹，洗干净，放入锅中煎30分钟后，把汁水倒出，重复三次；然后将三次煎汁全部倒回砂锅，煮至浓稠再加入蜂蜜，每天适量服食。补肾安神，适用于肾精亏损所致的耳鸣耳聋、失眠。

（12）莲子粥　取适量莲子、粳米；先将莲子煎汤，再将莲子汤与粳米同煮成粥，每天食用。益精气、强智力、聪耳目、健脾胃，适用于肾精亏损的老年性耳鸣耳聋。

（13）肉苁蓉炖羊肾　准备适量羊肾、肉苁蓉；将羊肾洗净，切细丁和肉苁蓉一起放入砂锅内，加水适量，文火炖熟；加胡椒、味精、食盐适量，调味服食。填精补肾、充耳窍，适用于肾虚者耳鸣耳聋。

（14）木耳瘦肉汤　取适量黑木耳、瘦猪肉、生姜，加水适量，文火炖煮30分钟即可，喝汤食肉。补肾纳气、补而不滞，适用于肾不纳气所致的耳鸣耳聋。

（15）羊肉粥　取适量瘦羊肉，切成小块，加入适量粳米，同煮成粥食用。也可以适当加入山药、当归、生姜等。温补强壮，适用于老年人阳虚畏寒、腰膝酸软、头晕眼花耳聋。

（16）莲肉红枣扁豆粥　取莲子肉、红枣、白扁豆、粳米各适量，直接加水常法煮粥，每天食用。益精气、健脾胃、聪耳目，适用于脾胃虚弱所致的耳鸣耳聋。

（17）紫菜萝卜汤　准备适量胡萝卜、紫菜、花生油；先放入花生油烧热，放入切成片的胡萝卜炒制，加水适量，文火炖煮10分钟，出汤前放入紫菜，可加入适量盐、鸡精调味。本汤富含维生素，可以长期食用，改善听力。

参考文献

［1］余香，陈小龙．药食同源中药材的作用与宜忌［M］．北京：中国医药科技出版社，2022.

［2］何清湖，潘远根．中国药膳学［M］．北京：中国古籍出版社，2017.

［3］郑小吉．常用中草药识用图谱［M］．北京：人民卫生出版社，2020.

［4］张伯礼，吴勉华．中医内科学［M］．北京：中国中医药出版社，2018.

［5］汪受传，虞坚尔．中医儿科学［M］．北京：中国中医药出版社，2014.

［6］王者悦．中国药膳大辞典［M］．北京：中医古籍出版社，2017.

［7］土荣华，陈永超．小食疗，大健康［M］．上海：上海科学技术文献出版社，2011.

［8］刘焕兰，邝杰钊．现代中医养生方法与保健食疗［M］．广州：广东教育出版社，2002.

［9］余茂基．进补百问［M］．上海：上海大学出版社，2003.

［10］张以山，明建鸿．中国热区水果药用通鉴［M］．北京：中国医药科技出版社，2020.

［11］易蔚，邓沂．中医药膳学［M］．西安：西安交通大学出版社，2022.

［12］许慧艳，刘岩．中药药膳技术［M］．北京：中国医药科技出版社，2021.

［13］孙平，于雅婷．水果食疗营养速查全图鉴［M］．南京：江苏凤凰科学技术出版社，2022.